高血压病个体化治疗与调养

张揆一　郑秀华　编著

金盾出版社

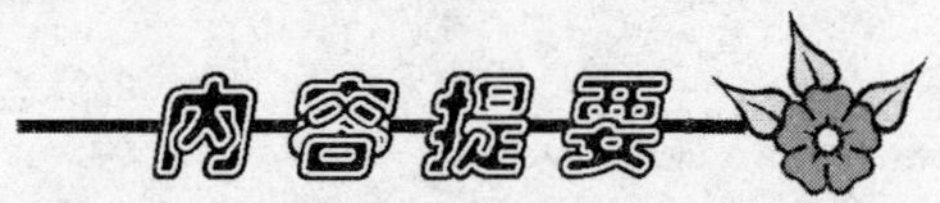

本书分为三章，第一章高血压病个体化治疗基础知识，主要介绍高血压病的诊断与防治。第二章高血压病个体化药物治疗，介绍了高血压病的个体化药物治疗，包括单味药治疗、联合药物治疗、中药治疗、并发症及特殊人群的治疗。第三章高血压病个体化生活调养，包括心理调养、饮食调养、运动锻炼、生活环境等。其内容集科学性、知识性、实用性为一体，突出老百姓急需知道的防治高血压病知识，看得懂、用得上、效果好，是一本防治高血压病的参考用书。

图书在版编目(CIP)数据

高血压病个体化治疗与调养/张揆一，郑秀华编著.—北京：金盾出版社，2014.2

ISBN 978-7-5082-8633-4

Ⅰ.①高… Ⅱ.①张…②郑… Ⅲ.①高血压—诊疗 Ⅳ.①R544.1

中国版本图书馆 CIP 数据核字(2013)第 187565 号

金盾出版社出版、总发行

北京太平路 5 号(地铁万寿路站往南)

邮政编码:100036 电话:68214039 83219215

传真:68276683 网址:www.jdcbs.cn

封面印刷:北京凌奇印刷有限责任公司

正文印刷:北京军迪印刷有限责任公司

装订:兴浩装订厂

各地新华书店经销

开本:850×1168 1/32 印张:9.25 字数:188 千字

2014 年 2 月第 1 版第 1 次印刷

印数:1～8 000 册 定价:23.00 元

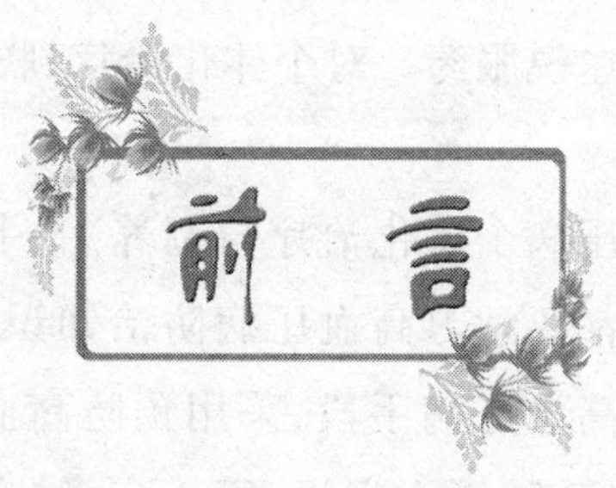

前言

目前，我国有两亿高血压病患者，占全球高血压病总人数的1/5。高血压危害极大，主要表现在对人体各器官（心、脑和肾）的损害。可使全身小动脉硬化，使心、脑、肾等重要器官发生缺血、缺氧、功能受损；容易造成脑出血、脑卒中；形成动脉瘤，一旦破裂即有生命危险。高血压使心脏负荷加重，发生心室肥大，导致高血压性心脏病、冠心病、心力衰竭、心律失常，所以，高血压病及其并发症是全人类的大敌。在我国心肌梗死、脑梗死已成为第一位死亡原因。

更为严重的是目前高血压人群存在有：①三高。患病率高，每10个成年人中就有2人患有高血压。致残率高，我国每年有150万人新发脑卒中，脑卒中患者已有600万，75%不同程度丧失劳动力，40%重度致残。死亡率高，心脑血管病占我国城市人口死亡因素构成41%，北京已达51%。②三低。知晓率低：城市为36.3%，农村为13.7%。服药率低：城市17.4%，农村5.4%。控制率低：血压控制到<140/90毫米汞柱者，城市4.2%，农村0.9%。③三个误区。不愿意服药：宁用降压帽、降压手表、降压腰带。血压不高不服

药:没有症状不服药,血压正常就停药。不按医嘱服药:按广告服药,按道听途说服药。对个体化治疗、联合用药,知之甚少。

编写《高血压病个体化治疗与调养》一书的目的是唤醒广大群众,人人都要学习高血压病防治知识、认识高血压病危害、了解治疗高血压病手段、采用预防高血压病方法。减少因高血压病导致的心力衰竭、冠心病、脑卒中和肾衰竭等的主要危害,最大限度地降低心脑血管病死亡率和病残率。

该书共分三章:第一章为高血压病个体化治疗基础知识,主要讲述了高血压病诊断和防治基本知识。第二章高血压病个体化药物治疗,介绍了高血压病的个体化治疗、单药治疗与联合用药、常用药分类、中药治疗、并发症治疗及特殊人群的治疗。第三章为高血压病个体化生活调养,包括心理调养、饮食调养、运动调养、自我管理与生活调养。该书的特点是科学性、新颖性、通俗性相结合,突出老百姓急需知道的高血压病防治实用知识,看得懂、用得上、效果好。该书适合初中以上文化程度的广大群众,是一部家庭防治高血压病的优秀读物,也是基层医务工作者的重要参考书。

作　者

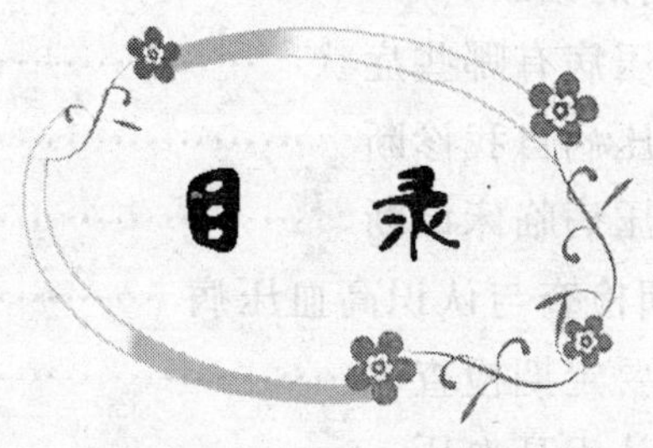

第一章　高血压病个体化治疗基础知识

一、高血压病防治基本知识

（一）高血压病是怎么回事

高血压病，指以体循环收缩压和（或）舒张压持续升高为主要临床表现，伴或不伴有多种心血管危险因素的综合征。高血压分为原发性高血压和继发性高血压。

1. 原发性高血压

（1）定义：原发性高血压是以动脉血压升高，尤其是舒张压持续升高为特点的全身性、慢性血管疾病，头痛、头晕、乏力是较常见的一般症状，晚期病人常因心、肾、脑等脏器出现不同程度的器质性损害而有相应的各种临床表现。

（2）危害：原发性高血压也称高血压病，是一种独立的疾病，有着自己的病因、发生发展转归的规律和临床表现。临床上主要表现为动脉血压的升高。占人群高血压患者的95％以上，主要依据排除了其他疾病导致的高血压后，才能诊断为原发性高血压（高血压病）。动脉血压的升高，主要是因外周小动脉阻力增高所致，同时有不同程度的血容量和心排血量的增加。晚期常导致心、脑、肾等脏器受累，发

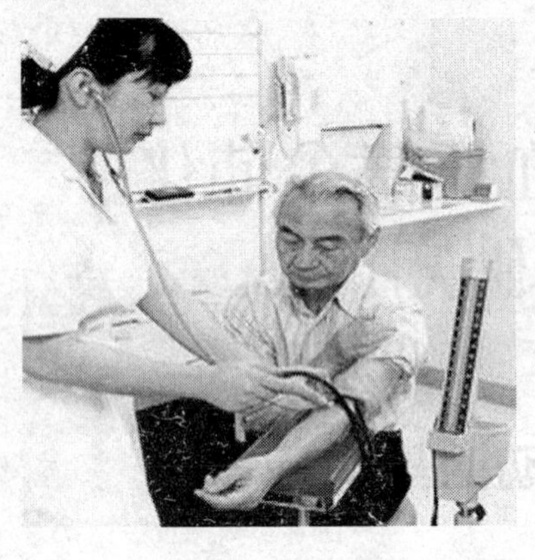

生高血压心脏病、心力衰竭、肾功能障碍、脑出血等严重并发症。原发性高血压患者致死原因，为脑血管意外、心血管意外和肾功能不全。我国以脑血管意外为多见，心力衰竭和尿毒症次之；欧美国家以心力衰竭多见，脑血管意外和尿毒症次之。原发性高血压的治疗，主要是降低血压同时防止并发症的发生。高血压是多种心、脑血管疾病的重要病因和危险因素，影响重要脏器（心、脑、肾）的结构与功能，最终导致这些器官的功能衰竭，迄今仍是心血管疾病死亡的一个主要原因。

(3)标准：1979 年，我国采用 1979 年世界卫生组织(WHO)建议的血压判别标准：①正常血压，收缩压≤140 毫米汞柱，舒张压≤90 毫米汞柱。②成年人高血压，收缩压≥160 毫米汞柱，舒张压≥95 毫米汞柱。③临界高血压，指血压介于上述二者之间，收缩压 141～159 毫米汞柱。舒张压 91～94 毫米汞柱。

2. 继发性高血压

(1)定义：继发性高血压，是指继发于其他疾病或原因的高血压。血压升高仅是这些疾病的一个临床表现。是指由某些确定的疾病或病因引起的血压升高，患病率＜5%。继发性高血压尽管所占比例并不高，但绝对人数仍相当多，而且不少继发性高血压，如原发性醛固酮增多症、嗜铬细胞瘤、肾血管性高血压、肾素分泌瘤等，是可以通过手术得到根治或改善。

(2)诊断提醒:及早明确诊断能明显提高治愈率或阻止病情进展。临床上凡遇到以下情况时,要进行全面详尽的筛选检查:①中、重度血压升高的年轻患者。②症状、体征或实验室检查有怀疑线索,如肢体脉搏搏动不对称性减弱或缺失,腹部听到粗糙的血管杂音,近期有明显怕热、多汗、消瘦、血尿或明显蛋白尿等。③降压药联合治疗效果很差,或者治疗过程中血压曾经控制良好,但短期内又明显升高。④急进性和恶性高血压患者。继发性高血压的临床表现、并发症与原发性高血压相似。

(3)导致继发性高血压的主要疾病

①肾实质病变。急性肾小球肾炎,多见于青少年,有急性起病链球菌感染史,有发热、血尿、水肿史,鉴别并不困难。慢性肾小球肾炎与原发性高血压伴肾功能损害者不易区别,但反复水肿史、明显贫血、血浆蛋白低、蛋白尿出现早,而血压升高相对轻、眼底病变不明显,有利于慢性肾小球肾炎的诊断。糖尿病肾病,无论是1型或2型,均可发生肾损害而有高血压、肾小球硬化、肾小球毛细血管基膜增厚为主要的病理改变,早期肾功能正常,仅有微量白蛋白尿,血压也可能正常;病情发展,出现明显蛋白尿及肾功能不全时血压升高。

②肾动脉狭窄。可为单侧或双侧性。病变性质可为先天性、炎症性或动脉粥样硬化性,后者见于老年人,前两者主要见于青少年。凡进展迅速的高血压或高血压突然加重,呈恶性高血压表现,药物治疗无效,应怀疑本症。本症多有舒张压中、重度升高,体检时可在上腹部或背部肋脊处

闻及血管杂音。大剂量断层静脉肾盂造影、放射性核素肾图有助于诊断，肾动脉造影可明确诊断。

③嗜铬细胞瘤。肾上腺髓质或交感神经节等嗜铬细胞瘤，可间歇或持续分泌过多的肾上腺素和去甲肾上腺素，出现阵发性或持续性血压升高。凡血压波动明显，阵发性血压增高伴心动过速、头痛、出汗、苍白症状，对一般降压药物无效，或高血压伴血糖升高、代谢亢进等表现者应疑为本病。

④原发性醛固酮增多症。本症系肾上腺皮质增生或肿瘤分泌过多醛固酮所致。临床上以长期高血压伴顽固的低血钾为特征，可有肌无力、周期性瘫痪、烦渴、多尿等。血压多为轻、中度增高。实验室检查有低血钾、高血钠、代谢性碱中毒、血浆肾素活性降低、尿醛固酮排泄增多等。螺内酯（安体舒通）试验阳性具有诊断价值。超声、放射性核素可做定位诊断。

⑤库欣综合征。系肾上腺皮质肿瘤或增生分泌糖皮质激素过多所致。除高血压外，有向心性肥胖、满月脸、水牛背、皮肤紫纹、毛发增多、血糖增高等特征，诊断一般并不困难。

⑥主动脉缩窄。多数为先天性血管畸形，少数为多发性大动脉炎所引起。特点为上肢血压增高，而下肢血压不高或降低的反常现象。在肩胛间区、胸骨旁、腋部可有侧支循环动脉的搏动和杂音，或腹部听诊有血管杂音。胸部X线摄影可显示肋骨受侧支动脉侵蚀引起的切迹。

（二）人体血压的有关知识

1. 收缩压和舒张压是咋回事 由于心脏射血是间断性

的，因此在心动周期中，心室内压和动脉血压随着心室的收缩和舒张发生较大幅度的变化，呈现周期性波动。动脉血压一般由收缩压、舒张压、脉压差和平均动脉压组成。动脉内这种压力周期性波动引起的动脉血管搏动，称为脉搏。心室收缩时，血液射入动脉，主动脉压急剧升高，动脉扩张，在收缩期的中期达到最高值，这时的动脉血压值称为收缩压（高压）。心室舒张时，主动脉压下降，动脉弹性回缩，继续推动血液前进，在心舒末期动脉血压的最低值称为舒张压（低压）。收缩压和舒张压的差值称为脉压（脉搏压），一个心动周期中每一个瞬间动脉血压的平均值，称为平均动脉压。简略计算，平均动脉压大约等于舒张压加 1/3 脉压。

2. 正常血压与异常血压值如何区分

(1)正常血压：即收缩压 90～120 毫米汞柱，舒张压 60～80 毫米汞柱为正常。就血压对人体的影响而言，这是人最理想的血压水平，又称为“绿色血压”。

(2)正常高值：收缩压 130～139 毫米汞柱或舒张压 85～89 毫米汞柱，这个水平高于正常血压，是高血压的“灰色地带”，已经接近高血压水平，以后发生高血压的可能性明显增大，称为“灰色血压”

(3)异常血压：即收缩压≥140 毫米汞柱和（或）舒张压≥90 毫米汞柱就是高血压。收缩压<90 毫米汞柱，或舒张压<60 毫米汞柱，就是低血压。无论高血压还是低血压，都是对身体有害，是“红色血压”。

3. 血压值随昼夜更迭而变化 血压容易受许多因素的影响而变化，如体力活动的量度、情绪紧张的程度、周围环境的变化，以及不同的生理、病理状况等。但对血压值影响较为明显的因素之一，是每一天时辰的变化。

健康人如果处于一般正常生活节奏中，血压清晨开始呈上升趋势。早晨起床活动后迅速上升，如果此时血压过高，称为"黎明现象。"在上午 8：00～10：00 达到高峰(第 1 峰)；然后血压轻度下降，12：00～14：00 呈现"午间谷"，下午 16：00～18：00 可再次轻度升高(第 2 峰)；从 18：00 起开始缓慢下降，夜间睡眠时血压下降可达 20%左右，称为"夜间谷"，夜间 0：00～3：00 处于最低谷。血压峰谷压差高达 40～50 毫米汞柱。24 小时血压波动趋势呈"双峰单谷"的"勺型"。但有部分表现为"双峰双谷"(12：00～14：00 时呈现午间谷)时相，这可能与睡眠习惯有关。

这种昼夜 24 小时的血压波动，主要与人体血浆去甲肾上腺素水平的变化及压力感受器的敏感性有关。血浆中去甲肾上腺素水平的波动与血压波动是平行的，压力感受器敏感性高，神经抑制有效时其血压波动就小，反之，血压波动就大。通常认为"中午血旺，血压最高"的说法是错误的。

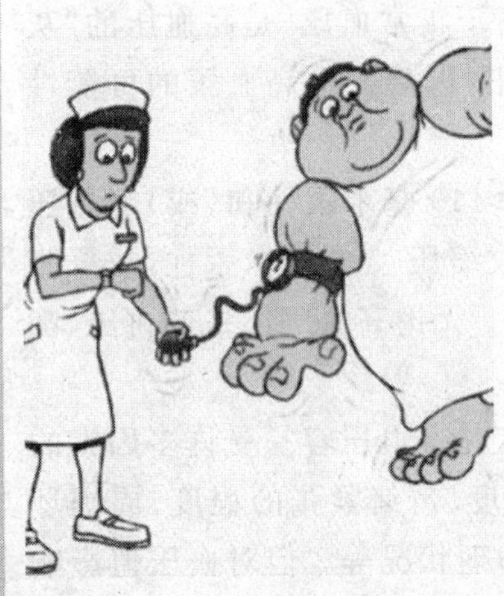

白天血压高于夜晚，夜间血压下降，其值大于白天血压值的 10%，呈勺形曲线，这对适应机体的活动、保护心脑血管起着重要作用。老年人由于压力反射敏感性较低，血压波动就较大。睡醒时血压可上升 5 毫米汞柱左右，起床走动后血压进一步升高，此时最易诱发冠心病猝死。

4. 血压随着年龄而变化 血压有随年龄增长而递增的趋势，见表1。

表1 国人不同年龄平均正常血压参考值(单位:毫米汞柱)

年龄(岁)	收缩压(男)	舒张压(男)	收缩压(女)	舒张压(女)
16～20	115	73	110	70
21～25	115	73	110	71
26～30	115	75	112	73
31～35	117	76	114	74
36～40	120	80	116	77
41～45	124	81	122	78
46～50	128	82	128	79
51～55	134	84	134	80
56～60	137	84	139	82
61～65	148	86	145	83

动脉血压都随年龄的增长而逐渐升高，收缩压的升高比舒张压的升高更为显著；新生儿的收缩压仅为40毫米汞柱左右。出生后第一个月内，收缩压很快升高，到第一个月末可达到80毫米汞柱。以后，收缩压继续升高，到12岁时约为105毫米汞柱。在青春期，收缩压又较快地上升，17岁的男性青年，收缩压可达120毫米汞柱。青春期以后的成年，收缩压随年龄增长而缓慢升高，35岁起每5岁增加4毫米汞柱，60岁时收缩压约140毫米汞柱；平均舒张压自30岁起，每5岁增加约1.5毫米汞柱。

并非所有人的血压都随年龄增长而上升。有人认为，幼年时基础血压水平的高低和以后随年龄增长而上升的血压幅度之间存在正比关系，即原来血压偏高者以后上升快，偏低者上升慢，甚至降低。老年人血压更易波动，精神上的微小刺激也可使血压升高。原因是动脉硬化使血管弹性降低，不能很好适应心脏排血量的变化。因此，对老年人的血压值应多测几次，排除其波动性所致血压值的高低变化，方能得到一个较为可靠的血压数值。一般来说，女性在绝经期前动脉血压比同龄男性低，绝经期后动脉血压升高。

5. 血压随着季节而变化 有一部分高血压患者，到夏天就需要减药或者停药，但是到了冬天就要加药，其中一个很重要的原因是血压与季节有关。这是因为形成高血压的原因是外周小动脉痉挛，小动脉痉挛刚开始可以复原，久了以后小动脉管壁变厚，阻力增高，血压也就高了。

一般冬季要比夏季收缩压高 12 毫米汞柱，舒张压高 6 毫米汞柱。冬天寒冷，人体内的肾上腺素水平升高，体表血管收缩以减少热能的散发；与此同时肾上腺素又能使心率加快、心排血量增加，这样几方面就会导致血压的升高。有证据表明，气温每降低 1℃，收缩压升高 1.3 毫米汞柱，舒张压升高 0.6 毫米汞柱。夏天炎热，体表血管舒张，阻力下降，血流增加；夏天人体出汗、血容量下降也会使血压下降。有些高血压患者在冬天常会因寒冷刺激，导致血压急剧上升而发生脑卒中。另外一些高血压患者，在夏天没有适当调整降压药物，则会发生低血压现象。还有，冬天天气寒冷，人体需要维持同样的体温，身体代谢是增加的；冬天相对要比夏天运动少一些，这些都会对血压有影响。所以不用太担心，即使一个正常人夏天血压也会低一些。但是如果冬天已经超过正常范围了，就需要改变生活方式，如果改变生活方式后血压仍然高就要吃药治疗了。

6. 高血压具有三高三低特点

三高是指：①患病率高。1991 年我国高血压患病率为 11.88%，患病人数 9 000 万；1998 年为 1.2 亿，平均每 11 人或每 3 个家庭有 1 名高血压患者，目前已经超过了 2 亿。②致残率高。目前我国有脑卒中患者 600 万，其中 75%不同程度丧失劳动力，40%重度致残；每年有 150 万人新发脑卒中。③死亡率高。心脑血管病占我国城市人口死亡因素构成原因的 40%左右。

三低是指：①知晓率低(44.7%)。②服药率低(28.2%)。③控制率低(8.1%)。据 1991 年调查结果表明，对高血压的知晓率城市为 36.3%，农村 13.7%；服药率低，城市为 17.4%，农村 5.4%；控制率低，血压控制到 140/90 毫米汞柱以下者，城市为 4.2%，农村 0.9%。

（三）高血压病的危害何在

1. 引发脑卒中　高血压病的主要直接并发症是脑血管病，尤其是脑出血。一组 312 例住院的原发性高血压患者经 15～18 年长期随访，由于心、脑、肾并发症死亡 97 例，占全部死因 74.6%。在 596 例老年人高血压前瞻性 27 个月随访观察研究中，心、脑血管病累积发生率为 68.79%，脑血管病累积发生率 36.91%。研究表明，血压越高并发症发生率越高。上海市宝山区＞15 岁的5 456人中，在随访 9 年内，高血压病患者发生脑血管病，约占整个人群脑血管病发生人数的 70%，其确诊高血压患者脑血管病的相对危险性，是正常血压者的32倍，临界高血压高达9倍。

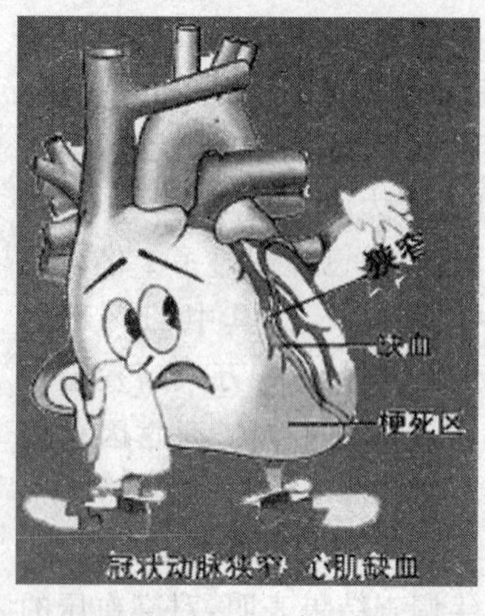

冠状动脉狭窄 心肌缺血

2. 引起心脏猝死 心脏性猝死(SCD)是临床上最为紧急的状态。表现为突然发生呼吸、心跳骤停，意识丧失，常于1个小时内死亡。高血压因左心室负荷增加，而致左心室肥厚，易患心律失常、冠心病，是猝死的高危因素。冠心病猝死约占全部心血管病猝死的90%。

3. 引起肾脏病尿毒症 长期高血压可导致肾小动脉硬化。导致肾功能减退，引起夜尿，多尿，尿中含蛋白、管型及红细胞。尿浓缩功能低下，酚红排泄及尿素廓清障碍。出现氮质血症及尿毒症。

临床观察，15%的高血压病患者可直接转为尿毒症。我国1998年的统计，高血压病人占总人口的10%，也就是说，每10个人中就有1个高血压病患者，其中有1.5个人会成为尿毒症患者。

4. 导致心脑肾多种病 高血压病还可导致心、脑、肾和血管多种病变，发生左心室肥厚、充血性心力衰竭、主动脉夹层、慢性肾衰竭等严重威胁生命与健康的并发症。

(1)高血压病可致肾功能不全：由于肾小球小动脉的硬化，使大量肾单位(即肾小球和肾小管)，因慢性缺血而发生萎缩，并继以纤维组织增生，这种病变称为“高血压性肾硬化”。残存的肾单位则发生代偿性肥大、扩张。在肾硬化时，患者尿中可出现较多蛋白和较多的红细胞。在疾病的晚期，由于大量肾单位遭到破坏，以致肾脏排泄功能障碍，体内代谢终末产物，如非蛋白氮等，不能全部排出而在体内潴留，水盐代谢和酸碱平衡也发生紊乱，造成体内中毒，出现尿毒症。

(2)心、脑、肾损害为常见的并发症：高血压病病人如果不能很好地治疗，常常会引起心、脑、肾损害。心脏早期损害表现，可有心室肥厚，晚期出现心脏扩大，心力衰竭征象，如合并冠心病常有心绞痛发作。肾脏早期损害可有蛋白尿，少量红细胞和管型，晚期进一步发展为氮质血症及尿毒症、贫血、水肿、酸中毒等一系列症状。高血压病常见神经系统并发症是脑梗死和脑出血，死亡率很高。而肾衰竭不仅见于重症高血压，有些轻型高血压也会发生。

(3)小动脉硬化：最常见于心、脑、肾。高血压病早期，仅有全身小动脉痉挛，而血管壁尚没有明显器质性改变，此时应及时治疗，高血压病完全可以治愈或被控制。若血压持续增高多年不降，动脉壁由于长期缺氧、营养不良，动脉内膜通透性增高，内膜及中层被血浆蛋白渗出，渗入管壁的血浆蛋白，逐渐凝固发生透明样变，血管壁因透明变性而发生硬化。硬化的小动脉管壁日渐增厚而失去弹性，管腔逐渐狭窄甚至闭塞，从而导致血压特别是舒张压的持续性升高。小动脉硬化病变常见于肾、脾、脑、肝、心、胰、肾上腺、甲状腺、横纹肌及视网膜等器官组织中，各脏器血管病变程度不大一样，通常以心、脑、肾等处的病变最为严重，故脑出血、心力衰竭、肾衰竭是高血压病晚期最常见的严重并发症。

(四)高血压病的分级和分期

1. 按血压高低进行分级 见表2。

表2 我国高血压病分级(2011年标准)(单位:毫米汞柱)

类 别	收缩压	舒张压
正常血压	<120	<80
正常高值	120～139	80～89
高血压	≥140	≥90
1级高血压(轻度)	140～159	90～99
2级高血压(中度)	160～179	100～109
3级高血压(重度)	≥180	≥110
单纯收缩期高血压	≥140	<90

2. 按器官损害程度进行高血压分期

一期:无器质性改变的表现。

二期:至少有下列器官损害表现之一。

(1)心:左心室肥厚(X线胸片、心电图、超声心动图检查证实)。

(2)眼底:视网膜动脉普遍或局限性狭窄。

(3)肾:微量蛋白尿和(或)血浆肌酐浓度轻度升高1.2～2.0毫克/分升。

(4)血管:动脉粥样硬化斑块(颈动脉、主动脉、髂动脉和股动脉)的超声和放射学证据。

三期:由于靶器官损害出现症状和体征。

(1)心:心绞痛、心肌梗死、心力衰竭。

(2)脑:脑卒中、短暂性脑缺血发作(TIA)、高血压脑病、血管性痴呆。

(3)肾:血浆肌酐浓度>2.0毫克/分升,肾衰竭。

(4)眼底:视网膜出血和渗出伴或不伴有视盘水肿。

(5)血管:主动脉夹层动脉瘤,动脉栓塞。

重度:随时有脑出血、心力衰竭、肾衰竭的危险;进入失代偿期,随时可能发生生命危险。

3. 高血压分级和分期有何意义

(1)了解什么是正常血压:正常血压是人类健康的标志。在正常血压中可分为正常值和正常高值,后者提醒要当心发展成为高血压。

(2)控制轻型高血压:轻型高血压(收缩压140~159毫米汞柱,舒张压90~99毫米汞柱)占高血压2/3以上,即高血压人群中绝大多数属轻型高血压。研究指出,轻型高血压也有发生心脑血管病的危险,且治疗肯定有效。由于长期药物治疗的不良反应、医疗费用和较低的依从性,使人们对药物治疗轻型高血压发生争议。因而,单纯非药物治疗措施控制轻型高血压引起人们的极大兴趣。迄今有多项研究证明,非药物措施治疗轻型高血压有效,已被列为主要治疗手段。目前,无论是《我国人群高血压检出和防治方案建议》还是《WHO/ISH轻型高血压处理准则》都将非药物措施列为轻型高血压前3~6个月的首选或基础治疗。

(3)治疗中重度高血压:目前,国内外学者都主张对中、重度高血压在积极、有效的药物治疗同时,坚持配合非药物措施。它可减少降压药的剂量和服药次数,明显增强降压效果,有利于高血压的控制(特别是顽固性高血压),间接减轻降压药的不良反应，也是某些高血压治疗过程中，药物减量或停药必不可少的手段之一。对大多数中重度高血压患者有效。

(4)减少心血管并发症：高血压既是一种疾病，又是一种危险因素。多数高血压病人最终将导致心、脑、肾等靶器官损害和并发脂质、糖代谢紊乱及胰岛素抵抗等。高血压病人在降压治疗同时，积极地、及早地针对易患因素进行非药物措施干预，可预防、减轻、延缓靶器官损害和并发症的发生。

(五)儿童青少年也患高血压

很多人认为高血压是成年人的疾病，儿童青少年是不会患高血压的。其实不然，儿童青少年正处于生长发育时期，血压随年龄递增而升高。由于肥胖、膳食热能摄入过多、久坐少动，以及遗传因素和家族史、种族差别等，可能引起儿童、青少年发生高血压。近年来儿童、青少年高血压的患病率在逐年升高，越来越引起社会的重视。

10 岁以上儿童血压正常值计算公式：收缩压(毫米汞柱)＝100＋(年龄×2)，舒张压＝收缩压×2/3。儿童青少年各年龄段正常血压见表 3。

表 3　儿童青少年各年龄段正常血压

年　龄	收缩压(毫米汞柱)	舒张压(毫米汞柱)
新生儿	70～82	30～38
2～6 月	70～100	30～45
7～12 月	80～106	35～45
1～2 岁	85～105	40～50
3～7 岁	85～105	55～65
8～12 岁	90～110	60～75
13～18 岁	90～120	60～80

1. 儿童青少年高血压危害性　大多数可发展为成年人原发性高血压；部分可引起儿童、青少年头痛、头晕、眩晕症状，并造成器官损害，尤其是心、肾损害。因此，对其要有足够的重视，进行积极的预防和治疗。

2. 儿童青少年高血压诊断标准　世界卫生组织确定青少年儿童高血压的诊断标准为：＞13 岁为 140/90 毫米汞柱，＜13 岁为 135/85 毫米汞柱。我国拟定的标准为：2～5 岁＞130/80 毫米汞柱，6～11 岁＞135/85 毫米汞柱，年长儿＞140/90 毫米汞柱。据估计我国儿童青少年的高血压发病率为 1%～3%。专家指出，儿童血压正常值因年龄不同而异。年龄愈小血压愈低。目前认为血压高于相同年龄段收缩压（高压）或舒张压（低压）20 毫米汞柱，或学龄前儿童＞110/70毫米汞柱，学龄儿童＞120/80 毫米汞柱，要考虑高血压。

小儿原发性高血压占高血压患者的 20%～30%，近年来有增加的趋势；继发性高血压占 65%～80%。在小儿继发性高血压中，肾脏疾病占79%，其次为心血管疾病、内分泌疾病、神经系统疾病和中毒等。

3. 儿童高血压怎样确诊　儿童高血压早期往往没有自觉症状，当血压上升显著时，孩子会出现头痛、恶心、头晕、眼花甚至呕吐症状。婴幼儿不会说话，则表现为烦躁哭闹、尖声哭叫等。儿童血压过高会影响发育，严重者出现偏瘫、视力受损、心脑肾受损，甚至出现心力衰竭、尿毒症等，严重危害生命健康。

儿童高血压的诊断现在还没有统一标准，凡符合下列条件者可予确诊：①确诊高血压数值。②确定高血压的病因。③明确靶器官损害程度。

儿童高血压的诊断标准，通常认为高于该年龄组血压百分位数值，或高于平均值加2个标准差。例如，新生儿90/60毫米汞柱，婴幼儿＞100/60毫米汞柱，学龄前儿童＞110/70毫米汞柱，学龄期儿童＞110/80毫米汞柱，数次测量均数值一致的话，即可诊断为儿童高血压。

4. 儿童高血压非药物治疗　首先，要调整饮食结构和控制饮食。应多使用动植物蛋白质如鸡蛋、瘦肉、鱼、豆制品等，既保证了儿童青少年生长发育的需要，又限制了脂肪的摄入。尤其要少吃含饱和脂肪酸的动物脂肪，如奶油蛋糕、汉堡包、炸鸡块、炸薯条等，均属垃圾食品。美国儿童因吃肯德基、

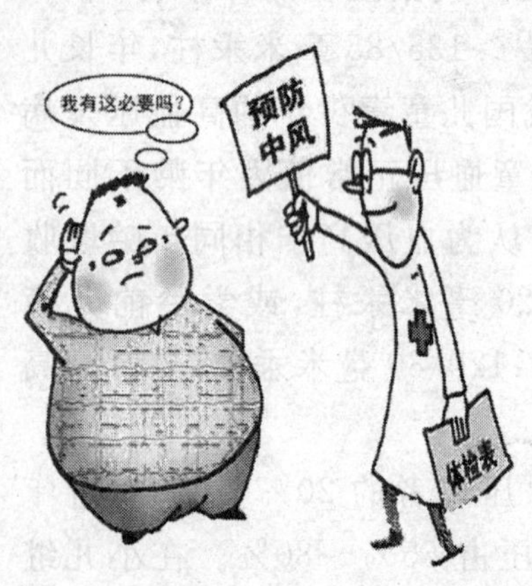

炸薯条等而普遍成为胖墩，家长们联名提出状告肯德基，指出孩子们吃这些东西，不仅毁灭了几代人，还可能毁灭了整个国家。其次，要减肥。体重与血压直接有关，肥胖者高血压的发生率比正常体重者高＞3 倍。预防及治疗高血压首先应当减肥，必须在增加运动量的基础上进行饮食结构的调整。如果非药物治疗能做到长期坚持，形成规律和养成良好的生活方式，不但能使升高的血压降下来，还可以避免成年后发生高血压。

专家提醒：对于少数血压持续升高的中、重度青少年高血压，不但要积极采取非药物治疗，还需要在医生的指导下应用降压药物。

5. 什么是青春期高血压 当人进入青春发育期，也就是十三四岁时，其血压已开始接近成年人。此时如果处于安静状态，血压＞140/90 毫米汞柱，就可以认为是青春期高血压。

青春期高血压，一般是青少年发育过程中的暂时现象。据医学家观察，大多数患青春期高血压的青少年体格发育都较好，各器官功能也大多正常。平时无明显的症状表现，只有在运动量过大或过度疲劳时才表现有轻微的头晕、乏力等症状。血压主要以收缩压明显增高，可达 140～150 毫米汞柱，而舒张压多在正常范围内。

引起青春期高血压的主要原因：一是青春发育期时，身体各器官系统迅速发育，心脏也随着发育，心收缩力大大提高，此时血管发育却往往落后于心脏，导致血压增高。二是青春发育时期内分泌腺发育增强，激素分泌增多，神经系统兴奋性提高，自主神经调节功能不平衡，也会产生血压增高现象。三是青少年在迎考复习等特定环境下，由于精神高度紧张，大脑皮质功能紊乱，皮质下血管舒缩中枢失去正常调节，引起小动脉紧张性增强，外周循环阻力增加亦使血压增高。

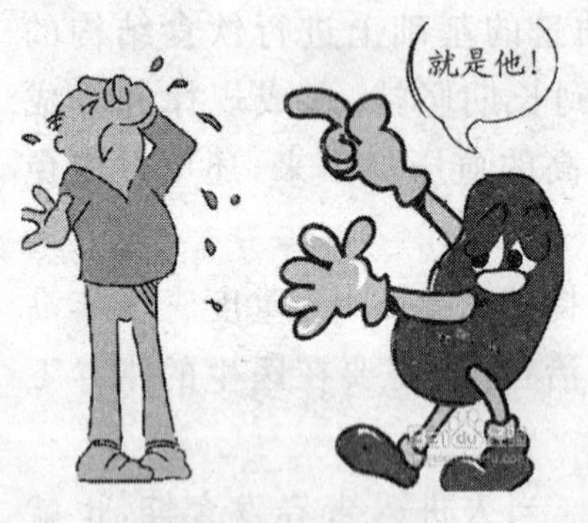

青春期轻度高血压，虽然在相当长时间内无任何自觉症状，但它能在机体内慢慢地破坏血管、心脏、肾脏和大脑，不少人因此会在没有任何不适的情况下出现血管破裂、堵塞或心脏病突发而猝死。研究表明，人到十三四岁时，在高度紧张的情况下，患有青春期高血压病的致命性心脏病突发率要比正常人高 2 倍以上。因此，对青春期高血压绝对不能掉以轻心。由于青春期高血压的发生是暂时性的，过了青春期，心血管系统发育迅速趋于平衡，血压就会恢复正常。因此，一般不主张过早应用降压药物，但必须通过建立良好健康的生活方式来达到使血压恢复正常的目的。

(六)直立性与白大衣高血压

1. 直立性高血压是咋回事

(1)定义：所谓直立性高血压是指患者在站立或坐位时血压增高，而在平卧位时血压正常。这种高血压在国内高血压患者中占 4.2%，国外报道占 10%。

(2)特征：直立性高血压的特点是一般没有高血压的特

征，多数在体检或偶然的情况下发现，血压多以舒张压升高为主，且波动幅度较大。个别严重者可伴有心悸、易疲倦、入睡快等。血液检查血浆肾素活性较正常人高，甚至超过一般高血压病患者。

(3)机制。直立性高血压的发生机制，一般认为与静脉、静脉窦的“重力血管池”过度充盈有关。人体心脏水平面以下部位的静脉和静脉窦，在受到血液重力影响时，会胀大起来，医学上将这些静脉或静脉窦称为“重力血管池”。当人平卧时这些血管池不受什么影响，但在站或坐位时，由于淤滞在下垂部位静脉血管池内的血液过多，使回流心脏的血流量减少，心排血量降低，从而导致交感神经过度兴奋，全身小血管，尤其是小动脉长期处于收缩或痉挛状态，造成血压升高。有些人对这种反应特别敏感，所以可产生直立性高血压。

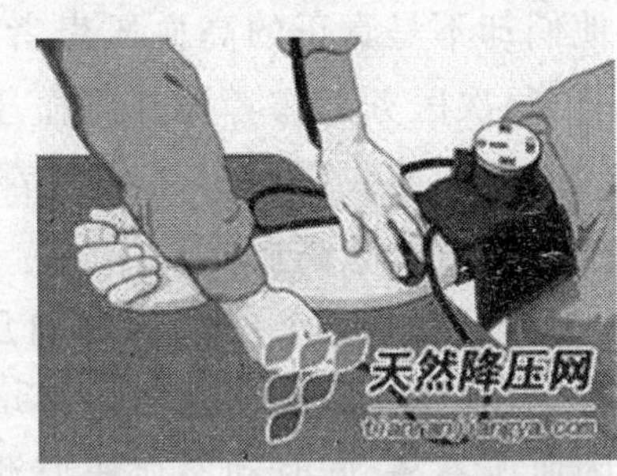

(4)治疗：对于直立性高血压，一般不用降压药物治疗。若使用降压药，如利尿药等，不但不能降压，反而会激发血压进一步升高。因此，主要治疗方法是加强体育锻炼，提高肌肉丰满度，个别症状明显者，可适当服用吡拉西坦(脑复康)、肌苷、B族维生素、谷维素等，对神经加以调节即可。

(5)预后：直立性高血压一般预后较好，没有远期不良后果，但在诊断时，应明确是否为直立性高血压，以免采用不必要或错误的治疗措施，影响患者的身心健康。

2. 什么是白大衣高血压

(1)定义:白大衣高血压也称“门诊高血压”“诊室高血压”。指的是有些人在家测血压是正常的,而在医院或医务工作者测血压时却偏高,甚至达到高血压诊断标准,实际上他们却不是真正的高血压患者。而是因为他们害怕得高血压,每次医务工作者为其测血压都十分紧张,导致血压偏高的假象。而我国医务工作者都穿的是白色的工作服,所以被称为白大衣高血压!

(2)症状:①白大衣高血压是指未经治疗的高血压患者,呈现诊室中所测血压始终增高,而在诊室以外环境时日间血压不高,同时动态血压监测正常。有人认为称“单纯诊室高血压”更为合适。②难控制性白大衣高血压是“白大衣”高血压的另一种表现,为接受降压治疗的患者呈现“白大衣效应”,患者的实际血压值测得过高,又称诊室血压高,动态血压监测正常。这是与“白大衣高血压”截然不同的两个概念。

(3)治疗:意见不一。①实验表明,白大衣性高血压(WCH)患者具有功能性心血管异常者,抗高血压治疗可对此有所改善,WCH患者可从抗高血压治疗中受益。在选药上可根据患者的具体情况,选用β受体阻滞药、血管紧张素转换酶抑制药和钙离子拮抗药。②许多专家认为,白大衣性高血压可能不需要抗高血压治疗,即使经过治疗也只是降低诊室血压,对动态血压则影响较小。

(4)预后:研究认为,单纯“诊室高血压”不能被认为是完全正常的血压,需要对其进行认真的随访。另有研究认为,此病出现心血管危险的可能性与轻中度高血压相近,需要较长时间的随访。一项 54 年的随访试验表明，半数以上的白大衣性高血压发展为持续性高血压，其心血管病发生率和死亡率与靶器官损害密切相关，血压并不能对预后提供较好的预测价值。

(5)预防。①预防高血压的主要危险因素，做到合理膳食，减轻体重，限制饮酒，进行适当的体力活动。②注意生活方式的调整和防止紧张，正确对待及设法缓解各种心理压力。

(七)哪些肾脏病和药物会引起高血压

1. 肾病会引起高血压　患肾脏病之所以会引起肾性高血压原因有两个：一是因为肾素作怪。二是抗升压的物质分泌减少。当肾实质发生病变时，前列腺素合成分泌减少，而肾素分泌却极度增加，二者平衡失调导致血压升高。但并不是所有的肾脏疾病都会引起高血压。那么，哪些肾脏疾病会引起高血压呢？

(1)急性肾小球肾炎：因肾小球滤过率下降、钠滤过减少，但肾小管重吸收钠功能尚正常，因而发生管球失衡致体内水、钠潴留引起高血压，急性肾小球肾炎患者 80%～90% 有高血压。

(2)慢性肾小球肾炎：因钠水潴留、容量增加所致，但某些患者特别是肾小管病变严重者，亦可因肾缺血致血浆肾素活性增加而致高血压。慢性肾小球肾炎高血压的发生率为 23%～70%，随着肾实质病变发展，肾功能逐渐减退，高血压的发生率增加。

(3)肾间质小管病变：如慢性肾盂肾炎伴肾功能不全，

各种原因引起的间质性肾炎，大约半数可出现高血压。此外，肾结核、梗阻性肾病等均可引起高血压。

(4)先天性成人型多囊肾：由于周围肾组织损伤致高血压。

(5)移植肾：出现排异反应可发生高血压。

(6)慢性肾衰竭：肾衰终末期患者，80%～90%有高血压。

高血压是一个发病率非常高的疾病。肾脏病也是一个发病率比较高的疾病，在我国大约有9%的人患有某种肾脏病。除了两种疾病都具有高发性外，高血压和肾脏病还有着千丝万缕的关系，一个人既有高血压又有肾脏病的概率相对也会比较高。

2. 哪些药物可以引起高血压　药源性高血压，是指由于药物的使用，导致患者血压升高并超过正常范围，或者高血压患者在使用药物治疗的过程中，血压进一步升高或使本已降至正常的血压出现反跳，有的甚至出现高血压危象。药源性高血压属于一种继发性高血压，是由于药物本身的药理作用、毒副作用、药物相互作用所致。因此，药源性高血压在大多数情况下是可以预见的，采取措施是可以防止的。那么，哪些药物可引起高血压呢？

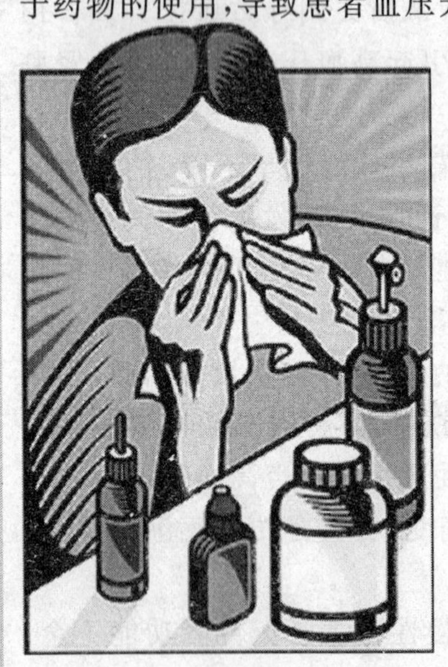

(1)激素类药物:如泼尼松、地塞米松、氢化可的松、甲基或丙基睾丸素等。这些药物可引起水钠潴留,导致循环血量增加,而发生高血压。甲状腺激素类药物则能兴奋神经系统,引起血压升高。

(2)镇痛药物:如吲哚美辛、吡罗昔康、保泰松等,除了引起水钠潴留外,还可抑制前列腺素合成,使血管趋向收缩而致高血压。

(3)避孕药物:通过增进肾素-血管紧张素系统的活性,可使血管收缩,并刺激肾上腺皮质激素释放而造成高血压。

(4)麻黄碱:属拟交感药物,可使心脏排血量增加,小动脉收缩,长期大剂量应用可引起血压升高。含麻黄碱的药物如百喘朋、止咳定喘膏、麻黄碱、呋喃西林滴鼻液等也同样有升高血压作用。

(5)喘息定:成分为异丙肾上腺素,可以使血管收缩,血压升高。解热镇痛药保泰松、吲哚美辛也可发生可逆性高血压。

(6)其他药物:能引起高血压的药物,还有肾上腺素、去甲肾上腺素、利他林、多塞平及中药甘草等。

因此,在服用这些药物时,应经常测血压。一旦发现血压有升高趋向,应根据情况减量或停药,或加用其他降压药。服优降宁时应忌食含酪胺食物;对于服用降压药物后,血压已正常的高血压病人,可逐渐减量,切忌骤然停服降压药,以免产生严重后果。

专家提醒:某些降压药也可引起高血压,如常用的甲基多巴、胍乙啶等,当静脉注射时就有引起高血压的可能。特别值得注意的是,在服用降压药物帕吉林时,如果进食含有酪胺的食物,如干酪、动物肝脏、巧克力、牛奶、红葡萄等,血压不但不降,反而会明显升高,甚至发生高血压危象,脑出血;而突然停用某些降压药物,如普萘洛尔、可乐定、甲基多巴等,也可引起同样严重后果。

(八)老年高血压病有哪些特点

1. 何谓老年性高血压 根据世界卫生组织(WHO)高血压的诊断标准,年龄 60 岁以上,血压值持续或非同日 3 次以上血压测量,收缩压≥140 毫米汞柱和(或)舒张压≥90 毫米汞柱者称为“老年性高血压病”。老年性高血压病作为高血压病的一种特殊类型,近年来对其研究与防治受到重视。流行病学调查提示,老年性高血压病患者,其糖尿病、主动脉硬化、心肌梗死、脑卒中、间歇性跛行的发病率和心血管病死亡率,以及老年人总死亡率高于同龄血压正常人。且收缩压随年龄增长而增高,发生脑卒中、冠心病、心力衰竭较舒张压升高的危险性更大。另外,老年性高血压病在临床表现、治疗及预后等方面具有某些特殊性。老年性高血压病大多属于轻型,恶性或急进型者罕见。老年性高血压病比年轻者较多合并其他慢性病,尤其是糖尿病。

2. 老年高血压病发病特点

(1)病程漫长,发病隐匿:病程大多长达十几年至几十年不等,进展缓慢,同时由于老年人机体对升高的血压多具有较高的耐受能力,因而症状多不典型,甚至很多患者以并发症的出现为首发症状而就诊,造成病情的延误。

(2)多以单纯收缩压升高为主,脉压增大:由于大动脉粥样硬化,弹性降低,周围小血管管径变小,周围循环压力增高，出现单纯收缩期高血压。

(3)血压波动范围大，昼夜节律异常，更易发生直立性低血压合并晨峰高血压：也可表现为夜间血压下降不足10%或饭后血压明显下降。此外，单纯收缩期血压增高发生的几率虽然不高，但会加重大动脉硬度，使脉压差进一步增大，因而其危害更大，这也是老年高血压病的重要特征。

(4)靶器官并发症多：如脑卒中、冠心病、肾衰竭、糖尿病、高脂血症等严重并发症，病情危重，病死率很高。

(5)β受体敏感性降低及交感神经活性降低：老年高血压病患者对β受体阻滞药的疗效均减弱。

(6)左心室肌肥厚：据学者调查研究证实，老年高血压病患者伴有左心室肥厚者猝死及心肌梗死发生率是不伴有左心室肥厚者的5倍。且逆转左心室肥厚可以改善高血压病和冠心病的自然病程，对高血压病的治疗有重要意义。

3. 老年高血压病治疗对策 应遵循合理用药、小剂量给药、缓慢增量的原则；个体化用药，避免骤然停药，以免导致血压反跳。在无危险因素及靶器官损害情况下，首选非药物治疗，通过调节饮食，适量运动等控制血压。若2～3个月后血压控制仍不理想者应予以药物治疗；有危险因素及靶器官损害的患者应早期药物治疗。先选用单一种类的药物，自小剂量起，密切观察疗效及不良反应，随时调整。

药物联合降压治疗有利于血压在相对较短的时间内降至正常，并可减少药物不良反应的发生。选择药物时，应注意采用不同机制的降压药物，可选用利尿药与其他几种药物的联合来增强疗效，但需注意其对血钾、血糖、血脂及血尿酸代谢方面的影响。目前，多采用的联合降压方案为利尿药与β受体阻滞药、利尿药与ACEI或ARB的联合,钙离子拮抗药与β受体阻滞药、ACEI或ARB的联合,用药时应注意从小剂量开始逐渐加量,不可过度降压,以免发生危险,还要定期进行血压监测,根据患者病情及时合理地调整用药,达到良好的降压目的。

(九)高血压病可引起的并发症及危害

1. 高血压性心脏病

(1)高血压性心脏病:高血压患者的心脏改变主要是左心室肥厚和扩大,心肌细胞肥大和间质纤维化。高血压导致心脏肥厚和扩大,称为高血压性心脏病。高血压性心脏病是高血压长期得不到控制的一个必然趋势,最后或者可能会因心脏肥大、心律失常、心力衰竭而影响生命安全。

(2)冠心病心绞痛:长期的高血压可促进动脉粥样硬化的形成和发展。冠状动脉粥样硬化会阻塞或使血管腔变狭窄,或因冠状动脉功能性改变而导致心肌缺血、缺氧、坏死而引起冠心病。冠状动脉粥样硬化性心脏病是动脉粥样硬化导致器官病变的最常见类型,也是严重危害人类健康的常见病。

对于高血压不稳定性心绞痛、劳力性心绞痛患者,医院常为病人采用支架治疗。

(3)心肌梗死:心肌梗死是指由缺血时间过长导致的心肌细胞死亡,是心肌灌注供给与需求失衡的结果。心肌缺血在临床上常可通过患者的病史和心电图改变而发现。急性心肌梗死常需支架治疗。临床症状包括静息或用力时胸骨后剧烈疼痛或上肢、下颌、上腹部的不适感,持续20分钟以上不缓解，有时伴呼吸困难、大汗、恶心或晕厥。这些症状并非心肌梗死特异性的临床表现，因而常被误诊。心肌梗死有时表现为不典型症状，甚至没有任何症状，仅能通过心电图、心脏标志物升高或影像学检查发现。

(4)心力衰竭：心力衰竭是各种心脏结构或功能性疾病导致心室充盈及(或)射血能力受损而引起的一组综合征。由于心室收缩功能下降射血功能受损，心排血量不能满足机体代谢的需要，器官、组织血液灌注不足，同时出现肺循环和(或)体循环淤血，临床表现主要是呼吸困难，无力而致体力活动受限和水肿。该病的治疗应包括防止和延缓心力衰竭的发生，缓解临床心衰的症状，改善其长期预后和降低死亡率。

2. 脑血管意外

(1)脑出血：脑血管意外又称脑卒中，其病势凶猛，致死率极高，即使不致死，大多数也会致残，是急性脑血管病中最凶猛的一种。高血压病患者血压越高，脑卒中的发生率也就越高。高血压病患者的脑动脉如果硬化到一定程度时，再加上一时的激动或过度的兴奋，如愤怒、突发事故、剧烈运动等，会使血压急骤升高，脑血管破裂出血，血液便溢入血管周围的脑组织。此时，病人会立即昏迷，倾倒在地，俗称“中风”。

(2)脑梗死：脑梗死分为动脉粥样硬化性血栓形成性脑梗死(脑血栓形成)、栓塞性脑梗死(脑栓塞)、腔隙性脑梗死、无症状性脑梗死。可见脑梗死包含脑血栓。

脑梗死是指由于脑供血障碍引起脑组织缺血、缺氧而发生坏死、软化形成梗死的脑血管疾病。临床上最常见的类型有脑血栓形成和脑栓塞，其中脑动脉壁由于动脉粥样硬化或其他因素造成管腔狭窄，甚至闭塞而导致局灶脑梗死，称为脑血栓形成。由身体其他部位的栓子脱落，如颅外动脉壁的粥样硬化斑块脱落的血栓碎片或心脏的附壁血栓脱落的碎片或心脏瓣膜的赘生物脱落，进入脑循环，导致某一脑血管阻塞而形成局灶性脑梗死称为脑栓塞。

脑血栓是在脑动脉粥样硬化和斑块基础上，血液浓稠度较高，血管堵塞及血流缓慢、血压偏低的条件下，血液的有形成分附着在动脉的内膜形成血栓。临床上以偏瘫为主要临床表现。多发生于50岁以后，男性略多于女性。

(3)短暂性脑缺血：短暂性脑缺血发作(TIA)，也叫一过性脑缺血发作或小卒中。

短暂性脑缺血发作，是指在短时间内脑血流量减少引起的脑功能障碍，每次犯病的时间持续不长，通常是数秒钟、数分钟或数小时，最长不超过24小时。往往因症状来得快，消失也快，恢复后不留任何后遗症而易被人忽视。实际上，小卒中症状虽轻，但后果严重，如不及时治疗，据统计，有25%～40%患者在5年内将发生严重的脑梗死，而威胁病人生命。因此，医学专家们常常把它看成是脑血管病的先兆或危险信号。

(4)高血压脑病：主要发生在重症高血压病患者中。由于过高的血压超过了脑血流的自动调节范围，脑组织因血流灌注过多而引起脑水肿。临床上以脑病的症状和体征为特点，表现为弥漫性严重头痛、呕吐、意识障碍、精神错乱，严重的甚至会昏迷和抽搐。

3. 高血压性肾损害

(1)小动脉性肾硬化症:本病有两种病变:一是缺血性病变,与良性小动脉性肾硬化症相似;二是节段坏死增生性病变,出现纤维素样坏死、微血栓形成、系膜细胞增生,乃至出现新月体。恶性高血压的肾实质病变进展十分迅速,很快导致肾小球硬化、肾小管萎缩及肾间质纤维化。

①良性小动脉性肾硬化症。为西方国家导致终末期肾衰竭的第二位疾病(约占25%),我国发病率也在日益增多。小动脉性肾硬化症主要侵犯肾小球前小动脉,导致入球小动脉玻璃样变,小叶间动脉及弓状脉肌内膜增厚。如此即造成动脉管腔狭窄,供血减少,进而继发缺血性肾实质损害,导致肾小球硬化、肾小管萎缩及肾间质纤维化。

②恶性小动脉性肾硬化症。是恶性高血压引起的肾损害。既往恶性高血压几乎都引起肾损害,但是随着诊治手段的进展,近代仅63%～90%恶性高血压患者发生恶性小动脉性肾硬化症。

本病也主要侵犯肾小球前小动脉,但是病变性质及程度与良性小动脉肾硬化症不同。可见入球小动脉、小叶间动脉及弓状动脉纤维素样坏死,以及小叶间动脉和弓状动脉高度肌内膜增厚(高度增生的基质及细胞成同心圆排列,使血管切面呈“洋葱皮”样外观),故动脉管腔高度狭窄,乃至闭塞。

(2)慢性肾衰竭:高血压病对肾脏的损害是一个严重的并发症,其中高血压病合并肾衰竭约占10%。高血压病与肾脏损害可以相互影响,形成恶性循环。一是高血压病引起肾脏损伤;二是肾脏损伤会加重高血压病。一般到高血压病的中、后期，肾小动脉发生硬化，肾血流量减少，肾浓缩尿的能力降低，此时会出现多尿和夜尿增多现象。急骤发展的高血压可引起广泛的肾小动脉弥漫性病变，导致恶性肾小动脉硬化，从而迅速发展成为尿毒症。

4. 高血压性眼病

(1)高血压性视网膜病变：约70％的高血压病患者可能发生。慢性进行性约占90％，年龄愈大、病程愈长、血压愈高，其眼底改变的发生率愈高，以中老年人为多。高血压性视网膜病变，其水肿、渗出、出血影响到黄斑部者，对视力损害明显。个别病例可因大出血进入玻璃体而致失明。视力、乳头有水肿者，亦影响视力。如视网膜病变出现Ⅲ级以上者，其生命预后不良。

(2)高血压性眼底改变：高血压病是一种常见的心血管系统疾病，我国群体发病率为5.11％，病人中约70％有眼底改变。眼底阳性率与性别无关，但与病人年龄有比较密切的联系，年龄愈大阳性率愈高。临床常见的呈慢性经过的高血压病患者中，眼底阳性率与病程长短呈正比，病程时间较长者，眼底阳性率亦较高。血压增高程度与眼底阳性率基本平行，舒张压增高对眼底病变的作用更为显著。眼的屈光状态对高血压病眼底阳性率有一定影响，远视眼高于正视眼，近视眼则低于正视眼。眼底病变的程度与高血压病时间长短及其严重程度密切相关，随着血压下降和控制，眼底出血、渗出等病变也逐渐好转，一般效果很好，但到晚期效果较差。

5. 高血压相关疾病

(1)高血压病与高胆固醇血症：高血压病与高血脂对动

脉粥样硬化形成和发展的影响是一个相辅相成的关系。过高的血压会使血管内皮功能失调,血管通透性增加,胆固醇脂蛋白聚集,由于脂肪物质过多的黏附在血管壁上,引起动脉粥样硬化;过多的脂肪黏附在血管壁上,使管腔变小,血管阻力增加,从而使心脏的压力负荷增加,心脏的射血受阻,血压升高,最终出现心脏血管、脑血管的损害,导致心血管病的发生。

我国同时有高血压病和高胆固醇血症的患者在≥35岁的人群中超过2 500万,并且这些患者患心肌梗死和脑卒中的几率,高于只有高血压和只有高胆固醇血症的危险之和,即1+1>2。去年公布欧洲最大规模的里程碑高血压病研究(ASCOT)结果显示,在已经严格控制血压的患者,加用阿托伐他汀、立普妥10毫克/日治疗3年,可在降压治疗降低39%脑卒中和16%心肌梗死的基础上,进一步大幅降低36%的心肌梗死和27%的脑卒中。因此,在继续关注高血压病的同时,必须重视胆固醇,"两手都要抓"。

(2)高血压病与糖尿病:高血压病与2型糖尿病关系密切,近40%的2型糖尿病患者同时有高血压病,而5%~10%的高血压病患者中同时有2型糖尿病。高血压病与糖尿病是独立但又关系密切的疾病,恰似"狼"与"狈"的关系。

高血压病与糖尿病的关系很复杂,常同时存在。但是,有的人先发生糖尿病,有的人先发生高血压病。一些患者患糖尿病十余年后尿中出现白蛋白,血压逐步升高。在高血压病患者群中高胰岛素血症及糖耐量异常(又称"胰岛素抵抗"状态)比正常血压者明显要多。这部分患者随着时间延长,其中一些人将逐步发展成2型糖尿病。高血压病患者要注意保护肾脏，当合并糖尿病时更要注意保护肾脏，因为高血压加上高血糖，更易损伤肾脏，发生蛋白尿，加快肾功能的恶化。保护肾脏除降血糖外更重要的是充分控制高血压。

二、高血压病的病因有哪些

（一）遗传因素有什么根据

大约半数高血压病患者有家族史，可能与遗传性肾排钠缺陷有关。高血压病是不是遗传性疾病，多年来一直为人们广泛关注，许多人对此进行了深入细致的研究，结果发现：

食盐过多
口味过重
遗传
吸烟
精神紧张
压力大
高血压
肥胖
酗酒
缺乏运动

高血压患病原因示意图

①双亲血压均正常者，子女患高血压病的几率是3%；父母一方患高血压病者，子女患高血压的几率28%；双亲均为高血压病者，子女患高血压病的几率45%。②高血压病患者的亲生子女和养子女生活环境虽一样，但亲生子女较易患高血压病。③孪生子女一方患高血压病，另一方也易患高血压病。④在同一地区，不同种族之间的血压分布及高血压患病率不同。⑤高血压病产妇的新生儿血压要比正常血压者为高。⑥动物实验研究已成功建立了遗传性高血压鼠株，

繁殖几代后几乎100%发生高血压。⑦嗜盐、肥胖与高血压发病有关的因素也与遗传有关。

以上证明,遗传因素在原发性高血压的发病中起重要作用。但是,除了遗传因素外,高血压发病还与其他因素有关,遗传因素必须与环境因素综合作用,才会导致血压升高。

(二)肥胖是主要危险

高血压病被称为“沉默的杀手”。研究者对忻州市>18岁的4 212名居民进行了调查结果显示,该市人群肥胖率为27.75%。超重肥胖人群的高血压发病率为57.06%,明显高于体重正常人群发病率(27.79%)。认为超重肥胖是人群高血压发病的主要危险因素。

1. 肥胖症与高血压病的关系 在儿童和青年期即已存在。危险随年龄和体重的增加而增加。血压随着年龄的增长而增加的人,其体重的增加对高血压起重要作用。如随着年龄增长而体重不增加,就很少甚至没有与年龄相关的血压增加。高血压发病相对危险性随体重指数[BMl=体重(千克)÷身高(米)的平方(kg/m^2)]而改变:年龄越小上升越快,年龄越大则上升越慢。

2. 肥胖症易发高血压病原因 肥胖者脂肪组织增多,耗氧量加大,心脏做工量大,促使心肌肥厚,左心室负担尤其加重,久之易诱发高血压病。而高胰岛素血症、胰岛素抵抗(IR)也是肥胖者患高血压病的一个重要原因。

(三)食盐过多引发高血压

摄入食盐<2克/日,几乎不发生高血压;3～4克/日,高

血压发病率 3%,4～15 克/日,发病率 15%,>20 克/日发病率 30%。

人每天仅需 0.5 克氯化钠就可满足生理需要,但实际上每天日常生活中,人的摄盐量多大于 10 克。资料显示,人群平均血压水平与食盐有关,人均摄盐量高的地区,高血压病的发病率高;人均摄盐量低的地区,相对发病率低。发病率北方高于南方,北方以面食为主食,而面食者摄盐量较米食者高。

摄盐过多导致高血压,可能是通过提高交感神经张力而使外周血管阻力增加所致。应该注意的是,高血压病患者在严格限制食盐量后,仅 1/3 患者血压下降,说明高血压病人群中,存在着盐易感型和非盐易感型两种类型,摄盐过多致使血压升高,主要反映在盐敏感的个体中。饮食中钾与钙的摄入不足也可引起血压升高,反之,高钾、高钙饮食可能降低高血压病的发病率,动物实验也有类似的发现。目前市售的平衡盐(含有钾、钙等物质)有望改善与盐敏感型有关的人群的高血压病发病状况。食品中牛奶、鱼类、豆类含钙量高,菠菜、苋菜、芹菜、毛豆、豌豆、蚕豆、土豆、香蕉、杏、梅等含钾丰富,平时应多摄入。

(四)环境与职业因素

1. 环境因素 噪声工作环境,过度紧张的脑力劳动均易发生高血压,城市中的高血压发病率高于农村。高血压是遗传易感性和环境因素相互影响的结果。环境因素很早就起了作用,胎儿营养不良导致出生时体重偏低,此种低体重婴儿以后发生高血压的几率增加,即使产后增加喂养亦不能改变其8岁时的血压水平，提示已经出现持久性的疾病标记。体重超重、膳食中高盐和中度以上饮酒，是国际上已确定的与高血压发病密切相关的危险因素。

2. 体重指数 国人平均体重指数(BMI)中年男性和女性分别为21～24.5和21～25，近10年国人的BMI均值及超重率有增加趋势。BMI与血压呈显著的正相关，前瞻性研究表明，基线BMI每增加1，高血压发生危险5年内增加9%。我国人群每周至少饮酒1次者男性30%～66%，女性2%～7%。每日饮酒量与血压呈正相关。男性持续饮酒者较之不饮酒者4年内高血压发生的危险增加40%。

(五)烟酒与精神紧张

高血压是在人类进化过程中，由逐渐形成的不良生活方式引起的疾病，这一观点已得到医学界的广泛认同。

1. 刺激 外界刺激引发高血压：当病人处于长期反复的强烈的精神紧张、焦虑、烦躁状态，或多年从事注意力须高度集中的职业者，大脑皮质兴奋抑制过程易平衡失调，引起全身小动脉痉挛，外周阻力增加。所以，随着社会竞争加剧，长期承受精神上的过度负荷，很容易得高血压。

2. 吸烟 吸烟容易导致高血压，吸烟是一个重要危险因素。烟草中的尼古丁会使小动脉收缩。有高血压家族史的人也容易患高血压。

3. 嗜酒 嗜酒是高血压危险因素，专家主张，人们可以喝点红葡萄酒，因为红葡萄皮中的白藜芦醇有益于心血管。但嗜酒，尤其是经常饮白酒，量又较大(酒精量＞15克/日)肯定是有害的。近20年来，我国＞15岁人群高血压患者猛

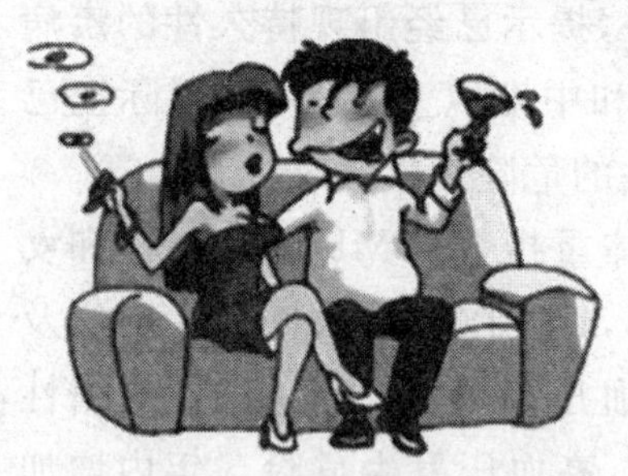

增，与人群饮酒率的增加密切相关。

4. 生活 健康文明的生活方式对预防高血压具有至关重要的作用。可以把健康文明的生活方式简单归纳为四句话，合理饮食，适当运动，戒烟限酒，心理调适。摒弃不良生活方式不但可使药物治疗更为有效，而且有助于病变逆转，减少并发症。

（六）年龄因素与高血压

高血压发病率随年龄增长而增高，＞40 岁者发病率高。高血压可以在人生各个年龄段出现，但老年人患高血压最多。北京市调查结果：65～74 岁的老年人，高血压的发病率＞40％，而全国人口的高血压发病率是 10％左右，其中＜20 岁者患病率为 3.11％；20～29 岁为 3.91％；30～39 岁为 4.95％；40～49 岁为 8.60％；50～59 岁为 11.38％；60～69 岁为 17.23％。由此看来，随着年龄的增长，患高血压的几率就增大。

为什么老年人易患高血压呢？动脉血压受血管阻力大小和弹性的影响，人过中年，全身的血管开始衰退，血管发生硬化，有的管腔变得狭窄，动脉血管的弹性减退。再加上随着年龄的增长，心脏的功能下降，机体代谢缓慢，血管阻力明显增大，致使血压升高。医学研究发现，中老年人即使不患高血压，其血压测量值也随年龄增长而增高，从 40 岁开始，每增加 10 岁，收缩压就增高 10 毫米汞柱。因此，年龄增长与高血压是密切相关的。

在全国进行的高血压流行病学的调查中，总是把年龄作为主要的调查因素。对于平素身体健康而年龄已过 40 岁的人士，奉劝你多多保重身体，适当注意自己的血压变化，以防高血压病的发生。

三、高血压病的诊断

确定有无高血压时，应在安静环境下进行，一般取坐位，测右上肢血压，必要时应同时测量左上肢及下肢血压。有时检查者由于精神紧张或情绪激动，可出现暂时性加压反应。所以，血压升高应连续数日多次测血压，有>2 次血压升高，方可谓高血压。

(一)高血压病有哪些症状

1. 高血压病有哪些早期信号 高血压的早期症状具有隐蔽性，加上很多人对高血压知识了解不多，自我保健意识不强，直到高血压发展到一定程度或引起较严重的临床症状时，才到医院就诊。有人把高血压比喻成“无声杀手”，因为它不像有些病，先让人感到痛苦，从而使人警觉。我们经常看到有的人突发脑卒中或心肌梗死，转眼就告别人世，这叫“猝死”。这些人大部分都是高血压所致。其实，高血压并非无任何症状可循，早期高血压信号有：

(1)枕后头胀痛：高血压的机械作用使血管异常扩张，刺激动脉壁的痛觉感受器，引起头痛。

(2)阵发性眩晕：中医把高血压归属于“眩晕”，形象地概括了高血压发作时以头晕、眼花为主要表现。主要是长期血压升高导致血管弹性变差，管壁变硬，加之动脉粥样硬化，若合并高血脂，血黏度增高，均会影响血流通畅。长此以往，人体始终得不到足够的血氧供应，诱发眩晕。

(3)胸闷不舒畅：这是由于患者的心脏，受高血压的影响发生了功能变化。如果长期随血压升高，总有一天会疲惫不堪，致使左心室扩张或心肌肥厚，进而发生心肌缺血和心律失常。如此恶性循环，会出现胸闷心悸、呼吸困难等严重情况。

(4)肢体麻木不仁：中医学认为，肢体麻木多因气血亏虚或肝风内动或痰湿瘀血阻络所致。高血压病患者因血管舒缩功能紊乱或动脉硬化等原因，会引起肢体局部供血不足，特别是长期高血压得不到良好控制就容易损伤脑血管，激发脑血管意外，出现肢体麻木。

总之，一旦没有任何原因出现头晕、头痛、胸闷、肢体麻木等症状，都要考虑是否高血压在作祟。最好及时测量血压，警惕和预防高血压的发生。发现有高血压倾向，应及早做进一步检查，以便明确诊断，接受早期治疗。

2. 高血压病常见的主要症状　高血压病通常没有特别的症状，故如不测量血压容易造成误诊。特别值得注意的是，高血压病病人的症状并非与血压的高低成正比，有些病人血压不太高，症状却很多，另一些病人血压虽然很高，但症状却并不明显。所以，了解高血压病的常见症状是最关键的。

(1)头痛：痛的部位常在后脑或两侧太阳穴，并且是跳动性的，这是高血压病头痛的特点。很多病人头痛常在晨起时明显，洗脸或早餐后减轻，运动或精神疲惫后加重。头痛剧烈伴有恶心、呕吐感，可能是向恶性高血压转化的信号。

(2)头晕：不少病人除头痛外，常伴头晕、耳鸣、烦躁不安等症状。女性患者出现眩晕：较多，可能会在突然蹲下或起立时发作。

(3)手指麻木、肌肉酸痛等：有一些病人常会有手指麻木及颈、背部肌肉酸痛、紧张等症状，故有时被误诊为神经炎、风湿痛。

(4)失眠：多为入睡困难、早醒、睡眠不踏实、易做噩梦、易惊醒。这与大脑皮质功能紊乱及自主神经功能失调有关。

(5)耳鸣：双耳耳鸣，持续时间较长。

(6)心悸气短：高血压会导致心肌肥厚、心脏扩大、心肌梗死、心功能不全，这些都是导致心悸气短的原因。

(7)肢体麻木：常见手指、脚趾麻木或皮肤如蚁行感，手指不灵活。身体其他部位也可能出现麻木，还可能感觉异常，甚至半身不遂。

(二)高血压病自我诊断

1. 自我测量血压的意义 自我测量血压能够了解自己的血压水平。据专家解析，在我们国家，有相当一部分高血压病病人是"凭着感觉走"的，即自己平时不测血压，仅仅凭感觉来判定。比如今天觉得自己头晕，就估量血压高了；如果没有什么感觉，就以为血压正常而自行停药，实际上很多时候，这些病人的血压并未降低，只是他们不觉察而已。专家指出：自我测量血压有助于判断高血压病的种类，还可用于评估治疗效果，预测心血管病发生危险等。另外，自我诊断血压还有助于对“白大衣高血压”、隐蔽性高血压、难治性高血压的判断。

一般状况下，家庭自我测量血压的数值比诊所测量值偏低5毫米汞柱。家庭自我测量血压的均值135/85毫米汞柱，相当于诊所测得的血压值140/90毫米汞柱。如果非同日多次家庭自我测量血压的均值≥135/85毫米汞柱，就可考虑为高血压病。

总体而言，大部分高血压病病人都需要自我测量血压，尤其是治疗依从性不好的病人，必须坚持自我测量血压。欧洲高血压学会建议，自我测量血压的适用对象包含：可疑白大衣高血压、可疑隐蔽性高血压、抗高血压治疗指导、老年高血压、难治性高血压、糖尿病、妊娠等。专家提醒：糖尿病病人如果伴随高血压，则属于高危病人。如果再伴随另外危险因素，就是非常高危的病人，很轻易发生心脑血管病。这类病人必须自我测量血压。而对于精神抑郁或焦虑、擅自修改治疗方案的病人，不建议自我测量血压。由于焦虑的病人一看到自己的血压高了，往往过于紧张，甚至擅自加药。

2. 如何进行自我测量血压

(1)血压计的选择：病人在进行自我测量血压之前，需由医护职员培训相关操作技能，包括施用方法、误差校对、测量步骤、器械保存等相关内容。专家解析：可用于自我测量血压的血压计有3种，即水银血压计、无液血压计和电子血压计(自动化血压计)。水银血压计的优点是价钱便宜，但对于老年人来说，操作起来比较麻烦，而且携带不便利。无液血压计轻便，易于携带，但测量的正确性较差，而且数值偏低。专家建议，老年病人应施用经过国际标准认证的上臂式电子血压计。只要是经过欧洲高血压学会、英国高血压学会、美国医疗器械联合会3家协会认证的电子血压计，才是比较准确的。

(2)测量时精神要放松：在测量前，受检者要精神放松，最好休息5分钟，排空膀胱，不饮酒、咖啡和浓茶，并要停止吸烟。室内要保持安静，室温最好保持在20℃左右。量血压前，先将血压计袖带内的气体排空，再将袖带平整缚于右上臂，不可过松或过紧，以免影响测量值的正确性。气袋中部对着肘窝的肱动脉(大部分血压计都在袖带上标出了这个位置)，袖带下缘距肘窝2～3厘米。受测手臂应放在与右心房同一水平(坐时手臂应与第四肋软骨在同一水平，卧时放在腋中线水平)外展45°。测压时不讲话，不活动肢体。第一次测量完成后应完全放气，至少等1分钟后，再重复测量1次，取2次的均值为所得到的血压值。

(3)确认高血压的条件：最好在安静房间里测量，至少不在同一日有3次超过正常值，方可确定。自测血压应预备一个记录本，记录的内容包括测量的日期、时间、测量值等，以备日后查询。如果需要天天观察血压变化，应在同一时间，采用相同体位，用同一血压计测量同一侧手臂的血压，这样测得的结果才更为可靠。

另外，血压在一天中不是恒定不变的，测血压最好选在早上6～8时或傍晚6～8时，能够大致了解一天中的血压最高点，对了解血压状态及药效作用有积极意义。

(三)高血压病临床诊断

1. 高血压病的临床诊断标准 目前我国已将血压升高的标准与世界卫生组织 1978 年制订的标准统一,即 3 次检查核实后,按血压值的高低分为正常血压、临界高血压和诊断高血压。

(1)正常血压:收缩压 90~120 毫米汞柱,舒张压 60~80 毫米汞柱,而又非低血压者,应视为正常血压。

(2)临界高血压:收缩压在 141~159 毫米汞柱(18.8~21.2 千帕)和舒张压在 91~95 毫米汞柱(12.1~12.5 千帕)之间者。

(3)确诊高血压:收缩压 160 毫米汞柱和舒张压≥95 毫米汞柱者。

这里需要提醒的是,血压正常与否是人为划的界限,它会随着对血压的进一步认识而不同。过去认为随着年龄的增长,收缩压和舒张压均有增高的趋势,不同的年龄组数值是不同的,尤以收缩压更明显。资料表明,无论处于哪个年龄组,收缩压超过 160 毫米汞柱都会增加脑卒中、心肌梗死和肾衰竭的危险性和死亡率。160 毫米汞柱(21.3 千帕)的收缩压是个危险的标志。因此,将 160 毫米汞柱作为确诊高血压的界点是有道理的。

资料显示,心肌梗死原因是多方面的,有人认为降压程度不够是一个重要原因。只有当舒张压降至 80 毫米汞柱(10.7 千帕)以下,才可能减少冠心病心肌梗死的发生和死亡。可见,现在的血压值仍然可能偏高。当然还需要更多的临床资料和试验进行验证,以便确定更合理、更全面的血压界点和确定正常血压界点的实际意义。

2. 高血压病应与哪些病鉴别

(1)慢性肾脏疾病:慢性肾脏病早期均有明显的肾脏病变的临床表现,在病程的中后期出现高血压。肾穿刺病理检查有助于诊断慢性肾小球肾炎;多次尿细菌培养和静脉肾盂造影对诊断慢性肾盂肾炎有价值。糖尿病肾病者均有多年糖尿病病史。

(2)肾血管疾病:肾动脉狭窄是继发性高血压的常见原因之一。高血压特点为病程短,为进展性或难治性高血压,舒张压升高明显(常>110 毫米汞柱),腹部或肋脊角连续性或收缩期杂音,血浆肾素活性增高,两侧肾脏大小不等(长径相差>1.5 厘米)。可行超声检查、静脉肾盂造影、血浆肾素活性测定、放射性核素肾显像、肾动脉造影等以明确。

(3)嗜铬细胞瘤:高血压呈阵发性或持续性。典型病例常表现为血压的不稳定和阵发性发作。发作时除血压骤然升高外,还有头痛、心悸、恶心、多汗、四肢冰冷和麻木感、视力减退、上腹或胸骨后疼痛等。典型的发作可由于情绪改变如兴奋、恐惧、发怒而诱发。血和尿儿茶酚胺及其代谢产物的测定、胰高糖素激发试验、酚妥拉明试验、可乐定试验等药物试验有助于作出诊断。

(4)原发性醛固酮增多症:典型的症状和体征:①轻至中度高血压。②多尿,尤其夜尿增多、口渴、尿比重偏低。③发作性肌无力或瘫痪、肌痛、抽搐或手足麻木感等。凡高血压者合并上述 3 项临床表现,并有低钾血症、高血钠而无其他原因可解释的,应考虑本病之可能。实验室检查可见血和尿醛固酮升高,群体反应性抗体(PRA)降低。

(5)皮质醇增多症：垂体瘤、肾上腺皮质增生或肿瘤所致，表现为满月脸、多毛、皮肤细薄，血糖增高，24 小时尿游离皮质醇和 17 羟或 17 酮类固醇增高，肾上腺超声可以有占位性病变。

(6)主动脉缩窄：多表现为上肢高血压、下肢低血压。如患者血压异常升高，或伴胸部收缩期杂音，应怀疑本症存在。电子计算机断层扫描(CT)和磁共振(MRI)有助于明确诊断，主动脉造影可明确狭窄段范围及周围有无动脉瘤形成。

四、坚持定期检查与认识高血压病

(一)为何要定期检查

1. 定期检测血压何等重要　据不完全统计，在我国 2 亿高血压病患者中，约有 9 000 万人已发展成为严重危害人们健康的疾病之一。尽管通过大量的临床实践与药物研究，现在对高血压病的防治已经有了较为有效的措施，然而这类病人特别是农村患者，因缺乏应有的自我保健知识，不注意定期检测血压，往往会导致病情加重或严重并发症。

在一般情况下，高血压病患者在血压升高时，常会感到头晕、头痛、乏力等；但有些病人由于长期处于高血压或血压波动较大的情况下，会逐渐适应高血压状态，头晕等症状并不明显。若不借助定期检测血压指导用药，在某些诱因的促发下，很容易发生心、脑、肾等严重并发症，甚至危及生命。据报道，因高血压导致的脑出血者占 70%，其中不能定期检测血压者占80%。由此可见，高血压病患者平时定期检测血压是多么重要。

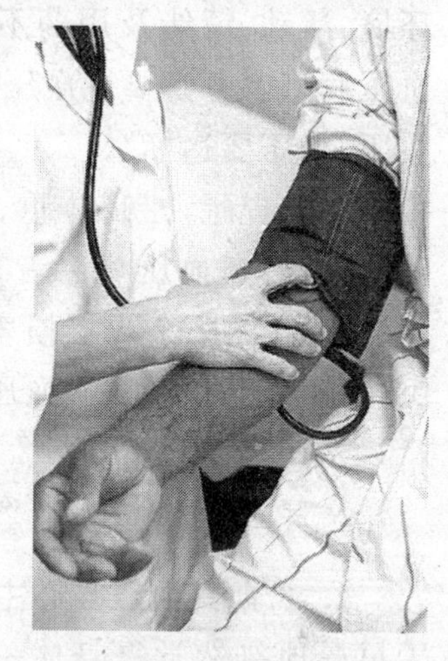

实际上患有高血压病并不可怕。如能坚持定期检测血压，按照血压情况适当调整用药，就可取得最佳治疗效果，把血压控制在较理想的水平，防止意外发生。至于如何确定检测周期，应视病情而定，对于病情相对稳定，血压波动不大的患者，可每月测量1次血压；而血压难以稳定，且处于药物使用调整阶段的病人，应每周测量1次血压；特殊情况者，应遵医嘱确定测量时间。这样才能最大限度地减轻高血压对人体的危害。

2. 检测血压结果使人震惊 调查显示，青岛市＞35岁的人群中，高血压病的患病率高达45%。专家估计，目前在青岛市＞15岁的居民中，高血压病患者已超过100万人。专家提醒，高血压病会给脑卒中、肾衰竭、心律失常、动脉硬化、猝死等突发疾病埋下危险的隐患。

“在全市15岁以上的居民中，高血压病患病率为37.7%”。这就是说，在这一年龄段中，平均每3个青岛人中就有1个人患高血压病。青岛市疾病预防控制中心，2009年1月公示最新流行病学调查结果显示，青岛居民高血压病患病形势严峻。

调查显示，市民对高血压病的危害性缺乏足够的认识，城乡居民高血压病的知晓率仅为18%。由于人体血压易受环境、活动、情绪及用药不规范等多种因素的影响，因此高血压病患者务必要把血压控制在理想范围内，做到“控制高血压，降压要达标”。

专家提醒，控制体重、限盐、限酒，是防治高血压的“杀手锏”。对高血压病患者来说，只要把血压控制好，就能减少对心、脑、肾等器官损害。同时建议没有患病的成年市民，每年应至少量1次血压。

（二）如何认识高血压

1. 长期高血压当心主动脉夹层瘤　小胡今年27岁，一天早晨他忽然觉得身体一阵剧烈疼痛，过了很长时间也没有缓解，急忙到哈尔滨市红十字中心医院急诊科就诊。医生检查后确诊为“主动脉夹层瘤”，需进行手术治疗。

该院急诊科副主任医师王宏薇说：所谓“主动脉夹层瘤”，就是由各种病理因素导致的主动脉内膜撕裂，在血流的冲击下逐渐剥离形成夹层，使主动脉形成“真腔”和“假腔”，血流通过内膜破口进入“假腔”，如果剥离过于严重或者“假腔”内压力过大，可使主动脉外膜呈瘤样扩张，因此得名“主动脉夹层瘤”。该病多发于40～70岁的中老年人，发病时患者血压很高，以剧烈的胸腹部疼痛为主要症状。病因复杂，常见的有高血压病、动脉硬化、外伤、炎症、遗传异常等，其中以高血压病和动脉硬化最为常见。小胡虽然很年轻，但已有8年的高血压病病史。专家建议，高血压病患者要在医生的指导下服用降压药，一旦出现剧烈的胸腹部疼痛，要立即到医院就诊，以免延误治疗时机。

2. 应对高血压病有哪些原则　每个高血压病患者的年

龄、病变性质、病变严重程度各不相同，有的病人甚至还有其他严重并发症，所以治疗方案也必然不尽相同。也就是说，治疗高血压病不会有一个固定的模式，只能有下列的一些基本原则。

(1)控制血压保证生活质量：将血压控制到一个适当的水平，消除高血压病带来的种种不适感，保证患者的生活质量。

(2)尽量减少病人器官损害：事实证明，高血压病患者经过降压治疗后，心、脑、肾并发症明显减少，而对已有的并发症进行治疗，又可明显延长患者的生命。

(3)降低血压防治并发症：在降压治疗的同时，要防治心、脑血管并发症的其他危险因素，如左心室肥厚、高脂血症、糖尿病、高胰岛素血症、胰岛素抵抗和肥胖等。

(4)治疗方案应尽量简便：这样容易被病人接受，能够坚持长期治疗。

(5)坚持个体化治疗原则：要针对每个病人的具体情况，作出治疗方案。无论是药物治疗，还是非药物治疗均应如此。

(6)其他原则：强调有病早治无病早防，强调医生与病人密切配合。

五、高血压病药物治疗新进展

高血压病在世界范围内已成为公众健康的巨大挑战。近50年来为寻求适宜的高血压病治疗策略，各种降压药和大型临床试验不断推出，由于循证医学证据的支持，高血压病药物治疗策略不断更新。

1. 降压目标的新进展 收缩压＞115毫米汞柱与脑血管疾病和缺血性心脏病有关，年龄40～70岁的人群血压自115/75毫米汞柱每增加20/10毫米汞柱，心血管病危险增加1倍。虽然各个《指南》对血压达标值的定义略有差异，但都强调了达标的重要性。

《世界卫生组织高血压防治指南》提出，中青年人血压应达到理想或正常水平（＜120/80或＜130/85毫米汞柱），老年人至少降至正常血压高值（＜140/90毫米汞柱）。糖尿病患者应降至＜130/80毫米汞柱。

美国全国联合委员会第77次报告（JNCVII）指出，一般人群血压控制目标是＜140/90毫米汞柱，对于合并糖尿病和肾病的高血压病患者，血压控制目标是＜130/80毫米汞柱。尤其是＞50岁的成年人，收缩压≥140毫米汞柱，是比舒张压更重要的心血管危险因素，强调收缩压达标＜140毫米汞柱为治疗重点。

欧洲2003高血压指南更强调危险分层，普通高血压病患者（低危和中危）与高危高血压病患者（高危和极高危）的血压达标有所不同。一般人群血压控制目标值是＜140/90毫米汞柱，对于有糖尿病和肾病的高危高血压病患者，血压目标值＜130/80毫米汞柱。对于合并其他多个心血管危险因素的高危高血压患者，如脑卒中、心肌梗死等，其血压必须控制到＜140/90毫米汞柱。

2004年中国高血压防治指南借鉴国际高血压指南、国内临床试验结果及卫生资源状况，普通人群降压目标值定为＜140/90毫米汞柱，合并糖尿病或肾病的患者降压目标值是＜130/80毫米汞柱。老年人血压控制在＜150/90毫米汞柱。

2. 高血压药物治疗的基本策略

(1)良好的生活方式是药物治疗的基础:改变生活方式可以降低高血压病、糖尿病、高脂血症的发病率,推迟或避免药物治疗引起的不良反应,如戒烟可降低死亡率。需要药物治疗的患者,良好的生活方式可提高降压药疗效,如减轻体重,把体重指数(千克/米^2)控制在<24,可减少高血压病及其他心血管病的发病危险。措施包括减少饮食中钠盐和脂肪含量,增加蔬菜水果及含钾、含钙高的食物,增加及保持适当体力活动。

(2)有效降压是药物治疗的基本原则:无论是传统还是新型降压药物,无论单药还是联合治疗,有效降压是各项临床研究多次重复验证的药物治疗的基本原则。对传统降压药利尿药、β受体阻滞药的研究证实,收缩压降低10~12毫米汞柱和舒张压降低5~6毫米汞柱,可使脑卒中发病危险减少40%,冠心病减少16%,总死亡率减少20%。近年多个荟萃分析新型抗高血压药物发现,长效钙离子拮抗药(CCB)和转换酶抑制药(ACEI)能显著减少心血管事件,主要与血压降低本身有关。最近的阿斯科特(ASCOT)等临床试验,均从不同角度进一步证实有效降压及降压达标,已成为制定临床抗高血压药物治疗策略最重要最基本的原则,而降低收缩压比降低舒张压对于改善预后更为重要。

(3)联合用药是血压达标的保证:单药治疗血压达标率最高不超过60%。HOT等研究证实,联合用药可使降压达标率到75%~90%。美国抗高血压和降脂治疗预防心脏病发作研究最新分析结果表明,当血压比目标血压≥20/10毫米汞柱时，初始治疗即应采用2种药物联合。2003年欧洲高血压指南也指出，大多数高血压病患者需要联合用药治疗才能使血压达标，根据基线血压水平及合并的危险因素，低剂量的单一药物或2种药物低剂量联合治疗，均可作为高血压病治疗的起始治疗。联合治疗有助于干预各种主要血压维持机制，中和不同药物引起的不良反应，从而防止单药治疗时血压降低触发的代偿反应，降低单一药物剂量，将不良反应降至最小，同时也具有较高的效价比。经过一系列循证医学的验证，联合治疗已成为血压控制达标的基本策略。

3. 保护靶器官是降压治疗的主要目的 降压达标与心脑肾靶器官（即化学物质被吸收后可随血流分布到全身各个组织器官，但其直接发挥毒性作用的部位，往往只限于一个或几个组织器官，这样的组织器官称为靶器官）保护是抗高血压治疗的主要目的。心脑血管不良事件是高血压对心脑肾等靶器官损害的直接后果。降低血压是保护靶器官的根本治疗。降压药物是否有降压以外的靶器官保护作用呢？许多来自替代终点（如脑卒中、左心室肥厚、微量蛋白尿及新发糖尿病等）的研究，为不同高危人群选择降压药物提供了依据。虽然许多荟萃分析和临床试验结果显示，心血管获益的长远效果在各类降压药物间没有差别，即使存在，也可能来自于降压水平的差异。但是厚皮（HOPE）试验首次提出了血管紧张素转换酶抑制药（ACEI），具有降压以外心脏保护作用的观点，随后研究指出，血管紧张素Ⅱ受体拮抗药（ARB），对2型糖尿病肾病有保护作用，可逆转左心室肥厚，再次强调了某些降压药有降压以外的心脏保护作用，且各类降压药物对靶器官的保护可能有所不同。

(1)预防脑卒中：钙离子拮抗药(CCB)预防脑卒中最突出。科学试验及荟萃分析均证实，CCB可以通过提高降压达标率和控制率降低卒中发生。且能改善认知功能和减少老年性痴呆，以及抗动脉粥样斑块发生。试验中CCB降低收缩压的幅度小于传统药物3.1毫米汞柱，但脑卒中的发生危险低于传统药物，提示CCB预防脑卒中的优势可能来自于降压以外的作用，但目前缺乏更多的证据。该研究首次对香港记者说：血管紧张素Ⅱ受体拮抗药(ARB)，降低脑卒中危险的降压外作用给予了充分肯定，氯沙坦在具有与阿替洛尔相同的降压作用的同时，主要终点心血管事件、心肌梗死和脑卒中的发生显著性降低($P<0.05$)；对于既往有房颤史的患者，卒中发生的相对风险减少45%。最近《中风》(Stroke)杂志发表的研究论文指出，血管紧张素Ⅱ受体拮抗药(ARB)依普沙坦，对卒中的二级预防效果优于钙离子拮抗药尼群地平，尽管2药的抗高血压效果相似。该研究再次支持了血管紧张素Ⅱ受体拮抗药(ARB)具有降压以外血管保护作用的观点。

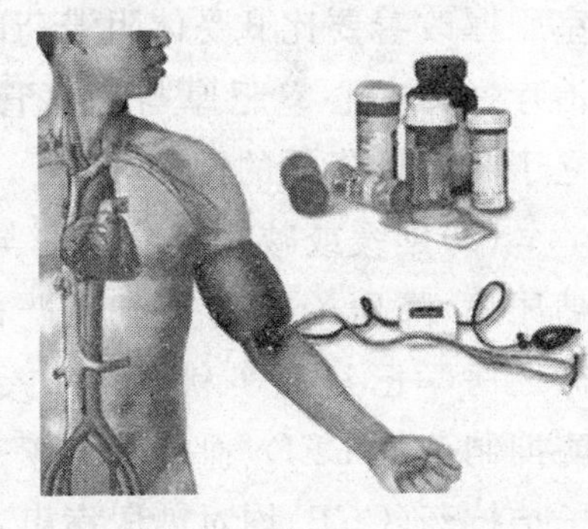

(2)逆转左心室肥厚：左心室肥厚(LVH)是高血压病患者常见的靶器官损害，与恶性心律失常、心力衰竭等不良事件密切相关。循证医学证据支持ACEI与血管紧张素Ⅱ受体拮抗药(ARB)逆转左心室肥厚的作用。LIFE研究超声心动图显示，血管紧张素Ⅱ受体拮抗药（ARB）组患者，左心室肥厚改善要比β受体阻滞药明显。进一步分析发现，药物治疗逆转左心室肥厚与心血管事件的降低密切相关，是独立于收缩压降低的预测因素。

（3）延缓或减轻肾脏病变与糖尿病肾病：高血压病合并糖尿病，降压治疗的重点是严格控制血压使其达标。尽管循证医学已经证实利尿药、β受体阻滞药、血管紧张素转换酶抑制药（ACEI）、血管紧张素Ⅱ受体拮抗药（ARB）和钙离子拮抗药（CCB）均对糖尿病患者安全有效，但利尿药和β受体阻滞药（BB）的不良代谢作用引起人们的关注。近年一系列研究显示，血管紧张素Ⅱ受体拮抗药（ARB）类药物对糖尿病病人有独特作用。研究结果显示：缬沙坦与氨氯地平降压效能相当，但缬沙坦逆转 2 型糖尿病伴高血压患者微量白蛋白尿的作用明显优于氨氯地平。价值型管理（VALUE）研究结果发现，缬沙坦组比氨氯地平组显著减少新发糖尿病。另有人研究证实了氯沙坦和伊贝沙坦降低糖尿病病人蛋白尿和血清肌酐的有益作用。基于已有临床试验证据，2003 欧洲高血压治疗指南中明确指出，1 型糖尿病患者中应用血管紧张素转换酶抑制药（ACEI）、2 型糖尿病患者中应用血管紧张素Ⅱ受体拮抗药（ARB）具有肾脏保护作用，正常血压高限的 2 型糖尿病患者，有时单药治疗即可达到目标血压，应首选 ACEI 或 ARB，1 型或 2 型糖尿病患者发现微量蛋白尿，无论血压水平如何，都是降压治疗的适应证，尤其适合血管紧张素转换酶抑制药（ACEI）或血管紧张素Ⅱ受体拮抗药（ARB）。

（4）冠心病（CHD）：血管紧张素转换酶抑制药（ACEI），

在心肌梗死后患者中的治疗地位已被广泛接受，学者研究进一步明确了，在冠心病和动脉粥样硬化高危患者中应用雷米普利，可显著降低心血管事件的联合终点、心血管死亡、心肌梗死和脑卒中危险；2003年学者研究又发现对病情稳定的冠脉疾病（CAD）患者，血管紧张素转换酶抑制药（ACEI）培哚普利，可降低心血管疾病、心肌梗死和心脏骤停的风险达20（$P<0.001$），并降低致死和非致死性心梗达24（$P=0.001$）。因此目前认为血管紧张素转换酶抑制药（ACEI）适用于所有病情稳定的CHD患者。但2004年的研究并没有显示，ACEI群多普利对低危冠心病患者的长期预后有改善作用，但是分析其入选对象发现，研究入选的冠脉疾病（CHD）患者基线血压较欧罗巴（EUROPA）研究对象低，血管紧张素转换酶抑制药（ACEI）的剂量较小，安慰剂组还有相当比例的患者，服用了开放标签的ACEI。因此不能否认长期ACEI对改善病情稳定的冠脉疾病患者预后的结论。血管紧张素Ⅱ受体拮抗药（ARB）类药物，对病情稳定的冠脉疾病治疗的作用，至少与血管紧张素转换酶抑制药（ACEI）类具有同等的功效。研究结果相似，验证了ARB缬沙坦和氯沙坦减少心梗后死亡率的有效性、安全性和良好的耐受性。

4. 控制高血压病多重危险因素　高血压病患者中有80%～90%合并血压升高以外的心血管危险因素。合并糖代谢异常的患者，心血管事件风险显著高于单纯高血压病和单纯糖代谢异常者。单纯糖尿病患者脑卒中风险高3.06倍，糖尿病合并Ⅰ期高血压病，此风险上升至5.59倍，合并Ⅱ期高血压病危险性升高到9.27倍。而对于血脂异常的高血压病患者，心血管疾病危险增加57%。高血压病患者中0.8%～35.3%是代谢综合征，可进一步导致血脂代谢障碍和内皮功能紊乱。多种危险因素的协同叠加作用，增加心血管事件的发病率和死亡率。所以，对合并多种心血管危险因素的高血压病患者仅仅降低血压是不够的，必须加强对其他危险因素(血糖、血脂等)的控制。2003年《欧洲高血压指南》把腹型肥胖和C反应蛋白列为新的危险因素，把微量蛋白尿列为靶器官损害标记物，保留并细化了危险度分层，强调对合并多重危险因素的高危高血压病患者，强化药物治疗和降压达标的重要性。美国全国联合委员会第77次报告(JNCVII)，则强调高血压病前期就应该进行非药物多种危险因素干预，以减少高血压病患病率及高血压病引起的靶器官损害。

5. 常用降压药物研究进展 目前，临床常用的有6大类，即利尿药、β受体阻滞药、α受体阻滞药、钙离子拮抗药、血管紧张素转换酶抑制药、血管紧张素Ⅱ受体拮抗药。

(1)利尿药：噻嗪类利尿药为临床首选降压药。优点：有效；长期应用不产生耐受性；价格便宜；能对抗其他降压药长期使用所致的水钠潴留。缺点：单独使用对中、重度高血压效果不佳，大剂量(≥50毫克)或长期应用时可导致电解质紊乱，对糖代谢、血脂水平和胰岛素抵抗有不良影响。引发高尿酸血症，使胆固醇升高，低密度脂蛋白升高，高密度脂蛋白下降。欧美大临床试验发现，应用小剂量噻嗪类利尿药，比大剂量更明显降低脑卒中和冠心病事件的发生，逆转左心室肥厚，且对糖、脂肪、电解质代谢无不良影响。噻嗪类利尿药常与其他降压药制成复方合剂使用，如复降片、利降片、北京降压0号等。吲达帕胺是一种非噻嗪类口服长效降压药，除显示利尿作用外，对心脏有保护作用，对糖、脂质代谢无不良作用，为一长效理想降压药。

(2)β受体阻滞药：大规模试验证明，它可减少冠心病事件，对心肌梗死具有二级预防作用。该类有些药物可抑制交感神经兴奋，对用胰岛素的糖尿病病人发生低血糖时，掩盖低血糖症状，应引起警惕。近年来，β受体阻滞药不断出现新的品种和剂型，如非选择性阻滞药纳多洛尔等；选择性β受体阻滞药如醋丁洛尔、拉贝洛尔、美托洛尔、比索洛尔等；超短效β受体阻滞药如艾司洛尔等；氧烯洛尔缓释片等。这些品种对心血管的治疗更具有优越性，与利尿药、钙离子拮抗药合用有良好的降压作用。

(3)α受体阻滞药：α受体阻滞药能选择性阻断外周血管α受体，抑制去甲肾上腺素释放，松弛血管平滑肌，降低外周血管阻力，扩张小动脉，降低血压。如哌唑嗪不仅能降低血压，还降低血液黏稠性，维持正常的心、脑、肾血流量供应，不影响肾小球滤过，对伴有肾功能不全的高血压病患者尤为有效。该阻滞药对高血脂和糖耐量异常者可能有利，能逆转左心室肥厚，改善胰岛素抵抗，明显改善前列腺肥大患者的排尿困难。复哌嗪为盐酸哌唑嗪和氢氯噻嗪的复方制剂，具有剂量小，不良反应轻，降压效果较为理想的特点。

(4)钙离子拮抗药：卡斯柯的荟萃分析表明，钙离子拮抗药对血脂代谢的影响是中性的。有试验证明钙离子拮抗药有抗动脉粥样硬化作用。1997年11月，美国国家心肺血液研究所公布的第6次报告(JNCⅥ)指出，短效的钙离子拮抗药中的硝苯地平加重缺血事件，大剂量时可能导致心肌梗死的冠脉死亡增多应慎用，推荐使用长效钙离子拮抗药。我国老年人收缩期高血压临床试验研究，未发现短效钙离子拮抗药增加心血管危险，这可能与我国患者普遍用药量较低(≤30毫克/日)有关。随着新药的研究开发，出现许多长效和新型的钙离子拮抗药(硝苯地平缓释药、维拉帕米缓释药、地尔硫䓬缓释药等)。长效制剂包括缓释和控释剂型，如硝苯地平控释片(长效心痛定)。这些剂型每日服用1～2次，24小时降压作用平稳，服药后头痛、面红、心悸等不良反应明显减少。氨氯地平、拉西地平等为第二代长效钙离子拮抗药。氨氯地平半衰期长达35～50小时，能有效降低老年高血压病患者24小时收缩压、舒张压，逆转心室肥厚，并明显降低患者运动时收缩压，但对运动时舒张压及血压昼夜节律无明显影响。

(5)血管紧张素Ⅱ受体拮抗药：是血管紧张素系统(RAS)的主要活性物质，是已知内源升压物质中最强的激素，是重要而强烈的内源性血管收缩因子之一。血管紧张素转换酶抑制药(ACEI)抑制血管紧张素Ⅰ转换为血管紧张素Ⅱ，能减慢缓激肽降解，增强前列腺素合成，有效降压；同时有恢复血管内皮功能的作用，防止和逆转心血管重塑，有多器官保护作用；对血脂和糖代谢无不良影响；一些临床试验提示，血管紧张素转换酶抑制药能有效降低心力衰竭患者的病残率和病死率；不良反应少，依那普利、西拉普利、福辛普利、诺普顿等成为广泛应用的药物。贝那普利是第三代非巯基含前体长效血管紧张素转换酶抑制药(ACEI)，水解后生成苯那普利拉，可减低血管紧张素Ⅱ介导的一切作用，对心、肾、血管壁局部组织有强亲和作用，增强缓激肽活性、降低血压，其不良反应为偶有眩晕、头痛、低血压、恶心、腹泻、皮疹、刺激性干咳、肌肉痉挛等。

六、重视高血压病自我管理

（一）养成定期测血压、定期检查的习惯

1. 自测血压 可自备血压计及学会自测血压。1～2周应至少测量1次血压，每年定期检查1～2次，千万不要跟着感觉走。明确自己的血压要控制的水平，因并发症、并发症而异。一般患者控制在＜140/90毫米汞柱，糖尿病控制在＜130/80毫米汞柱，大量蛋白尿者控制在125/75毫米汞柱。

2. 树立三心 即信心、决心、恒心，只有这样做才能防止或推迟机体重要脏器受到损害，千万不能因为怕麻烦或短期效果不佳，就放弃治疗，或随便治疗，更不能轻信小报宣传，盲目用药；不能人云亦云，用药要因人因病而异，到正规医院请心血管科的专科医师根据自己的具体情况选择用药。

3. 定时服药 养成定时服用降压药，不随意减量、停药或更改药物，一定要在医生指导下针对现病情予以调整，防止血压反跳。

4. 劳逸结合 除服用合适的药物外，平时还要注意劳逸结合、注意饮食、适当运动、保持情绪稳定、睡眠充足，这是长期有效控制血压的基础。

5. 防止卒中 老年人降压不能操之过急，体位变化时

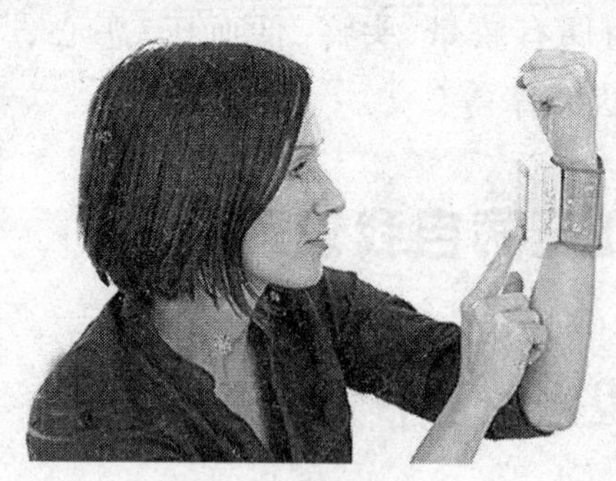

用电子血压计自测血压

要缓慢，以减少心脑血管并发症的发生。

6. 注意体位　老年人及服用去甲肾上腺素能神经末梢阻断药者，要防止直立性低血压，服药后平卧半小时。

7. 及时就医　出现以下情况要及时就医：①血压升高或过低，血压波动大。②出现心慌、胸闷、眼花，头晕，恶心呕吐，视物不清，偏瘫，失语，意识障碍，呼吸困难，肢体乏力等即到医院就医。如病情危重，请求救120急救中心。

（二）强化生活管理，自觉调整心态

1. 中午小睡　工作了一上午的高血压病患者，在吃过午饭稍一活动后，应小睡一会儿，一般以半小时至1小时为宜，老年人也可延长半小时。无条件平卧入睡时，可仰坐在沙发上闭目养神，使全身放松，这样有利于降压。

2. 晚餐宜少　老年人一般对晚餐比较讲究，常吃清淡，食量不多。有些中年高血压病患者，对晚餐并不在乎，有时毫无顾忌地大吃大喝，导致胃肠功能负担加重、影响睡眠，不利于血压下降。晚餐宜吃易消化食物，应配些汤类，不要怕夜间多尿而不敢饮水或进粥食。进水量不足，可使夜间血液黏稠，促使血栓形成。

3. 娱乐有节　睡前娱乐活动要有节制，这是高血压病患者必须注意的一点。下棋、打麻将、打扑克要限定时间，一般以1～2小时为宜，要学会控制情绪，坚持以娱乐健身为目的，不可计较输赢，不可过于认真或激动，否则会导致血压升高。看电视也应控制好时间，不宜长时间坐在电视屏幕前，也不要看内容过于刺激的节目，否则会影响睡眠。

4. 睡前烫脚 按时就寝，养成上床前用温水洗脚的习惯，然后按摩双足心，促进血液循环，有利于解除一天的疲乏。尽量少用或不用安眠药，力争自然入睡，不养成依赖催眠药的习惯。

5. 缓慢起床 早晨醒来，不要急于起床，应先在床上仰卧，活动一下四肢和头颈部，伸一下懒腰，使肢体肌肉和血管平滑肌恢复适当张力，以适应起床时的体位变化，避免引起头晕。然后慢慢坐起，稍活动几次上肢，再下床活动，这样血压不会有太大波动。高血压病患者在按时服用降压药的同时，只要坚持做到上述几点，会提高降压疗效，使血压保持平稳，从而减少发生心脑卒中的机会。

6. 心理平衡 高血压病患者的心理表现是紧张、易怒、情绪不稳，这些又都是使血压升高的诱因。患者可通过改变自己的行为方式，培养对自然环境和社会的良好适应能力，避免情绪激动及过度紧张、焦虑，遇事要冷静、沉着；当有较大的精神压力时应设法释放，向朋友、亲人倾吐或鼓励参加轻松愉快的业余活动，将精神倾注于音乐或寄情于花卉之中，使自己生活在最佳境界中，从而维持稳定的血压。

七、治疗高血压病中药治疗

（一）治疗高血压病的中药

实验和观察表明，具有降血压作用的中药有 100 多种，其中常用的有：杜仲、银杏、罗布麻、灵芝、决明子、夏枯草、葛根、天麻、钩藤、汉防己、车前子、枸杞子等。这些中药有的能抑制血管运动中枢，有的可以直接扩张血管，有的有一定的利尿作用，有的可以抑制交感神经等，从而起到降低血压的作用。由于中药取材方便，可用单味药进行简易治疗，如罗布麻叶或杜仲适量代茶饮等。

虽然这些中药都有一定的降压作用，但由于单味药力量较弱，多采用中药复方或中成药治疗高血压病。中医治疗高血压病需要辨证治疗。因此，应由医生根据患者的具体情况辨证施治，患者自己不可用一些中药简单地组合，而是应找有经验的中医师根据患者的实际情况辨清证候，再开处方进行治疗，以免影响治疗疗效，甚至引起不良反应。

（二）中医辨证用药的优势

西药需终身服用，服药后血压易反弹、波动，有不良反应等。众多因素让多数高血压病患者把目光投向传统中医药。

1. 症状改善明显　高血压病的症状主要包括：①血压升高导致的不适，如头晕、头痛、耳鸣、失眠、胸闷、心悸、气短、健忘、腰酸乏力等。②靶器官(如心、脑、肾等)损害和相关疾病(如糖尿病、冠心病)症状,如伴左心衰竭时会出现呼吸困难、气短、胸闷、发绀(嘴唇或指甲、皮肤发紫)等。西药治疗高血压病,往往能很快使血压下降,甚至恢复正常,但在改善头晕、头痛等症状上效果欠佳。中医中药是以辨证为基础的,强调整体治疗,症状改善比较理想。当高血压病患者出现头痛、头晕、头胀、失眠、烦躁等症状时,中医学认为是由于肝肾阴虚,阴虚阳亢,阳亢化风所致。通过清热泻火、平肝熄风的治疗,往往在血压下降的同时,上述症状也随之改善。而结合补肾之法,用中药六味地黄丸、大定风珠等补肝肾治疗后,甚至还有提高性生活质量,减少夜尿,改善肾虚的作用。长期高血压的患者,因为已经适应了“高血压”的状况,头痛并不是很明显,但是单纯地使用西药降压后,血压降至正常或接近正常水平,反而不能适应“血压正常”的状况了,头痛的症状更明显。而中药治疗高血压病,降低血压缓慢,症状改善明显。中医治疗高血压病不单着眼于血压的下降,更着眼于患者生活质量的提高。

2. 保护靶器官 治疗高血压病,降压是一个很重要的目标,是在降压的同时,预防心、脑、肾等靶器官的损害。因为靶器官受损引发的心力衰竭、肾衰竭等往往比高血压病本身更为严重,除一些西药有保护靶器官的作用外,目前一些研究发现,中医中药在对某些受损器官的逆转及并发症的防治方面也有一定作用。例如,活血祛瘀中药丹参、田七、赤芍、牡丹皮等协同降压的同时,还可降低血液黏稠度,有预防及治疗脑卒中的效果;又如黄芪可强心利尿,降压和降低尿蛋白,改善肾功能。中药治疗高血压病,通常从患者的具体病症出发，采用辨证论治的方法，以中药复方，调整体内环境，改善血管内皮功能，使心、脑、肾、血管得到保护。

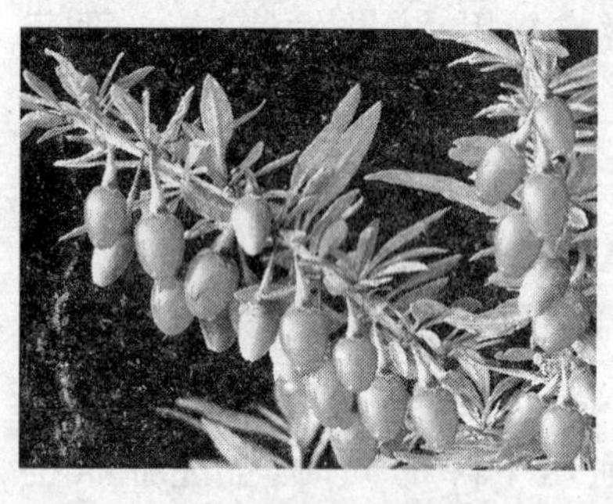
枸杞子

3. 与西药合用减除副作用 中、西医治疗高血压病各有优势，各有局限。临床实验证明，中西药合用疗效优于单用西药或单用中药。中医治疗根本原则以平衡阴阳、调整气血运行为主。一般认为，中药近期疗效较低，西药近期疗效较高，但毒副作用较大。中西药合用后，西药既可发挥近期疗效好的长处，又因用量相应减少而减轻其毒副作用。故中西药合用治疗高血压病，具有见效快、疗效好、不良反应少的优点。例如，很多患者长期服用钙离子拮抗药硝苯地平（心痛定），往往会出现水肿；如果同时给予健脾利湿的中药白术、茯苓、猪苓、车前子等，便能使水肿消退；有些患者服用血管紧张素转换酶抑制药（ACEI）卡托普利、贝那普利、西拉普利等，会因有咳嗽而不得不停药，对此可选用中药桑叶、桑白皮、百部、前胡、陈皮、蝉蜕、佛耳草、川贝母、象贝母等疏风宣肺止咳，针对有的患者兼有咽痛等症状，还可以加用马勃、玄参等清热利咽，便两全其美。可见中西药合理联用，可以减轻或消除不良反应，达到“减副增效”的目的。

4. 降压平稳和缓 西药治疗高血压病，常常有为达到目标血压而频繁加减药量，从而出现血压波动幅度较大。而中药降压作用缓和，稳定血压效果较好，如葛根、杜仲、野菊花、夏枯草(需注意观察肾功能)、玉米须、钩藤等,尤其适用于早期老年高血压病患者。较重的高血压病配合中药治疗,也可防止血压较大波动。

(三)消除中医用药的四个误区

1. 道听途说,自行服药 很多人道听途说一些方剂或单药有降压作用,就自行买来服用。殊不知,中药治疗高血压绝非千篇一律,对别人有效的药,对您未必有用。

中医学理论体系的基本特点,是整体观念和辨证论治。同样是高血压病,不同的人却可能属于不同的证型。针对不同的证型,用药各不相同。划分证型能使用药更准确,疗效更好。同时,证型划分也不是固定不变的,一个高血压病患者可能同时兼有两种证型,也可能兼有其他症状。这些都需要中医师明确诊断,患者不明自己的证型就胡乱服药,不但达不到治疗效果,反而可能使病情更加严重。

2. 中药降血压永不反弹 很多人认为西医治标,中医治本,服中药后血压降至正常说明已经“断根”,不会反弹,可以停药。一些不法商家也常常宣传某某中药产品能“根治高血压病,不用终身服药”。所谓“永不反弹”,是指永远不会再有血压升高,这种观点在目前来看是做不到的。治疗高血压病要坚持长期乃至终身用药,不管是西药还是中药都如此。根据中医专家的经验,有的高血压病患者用单纯西药治疗很难控制病情,加用中药以后血压往往可较快达到目标血压。这时如果继续服用中药,血压保持稳定,原来的西药可以适当的减量,或者减少使用西药种类,但中药不能停服。这意味着中药治疗高血压病不是短时间服药或服药后血压降至理想值以后就不用再服了。目前，我国的中医药专家正在致力于这方面的研究，希望将来对于一些轻、中度的高血压病，通过中医药调理，加上生活方式上的注意，可以不必终身服药。但即便以后能做到这点，是否停药仍然需要由医生做出决定，决不可自行停药。

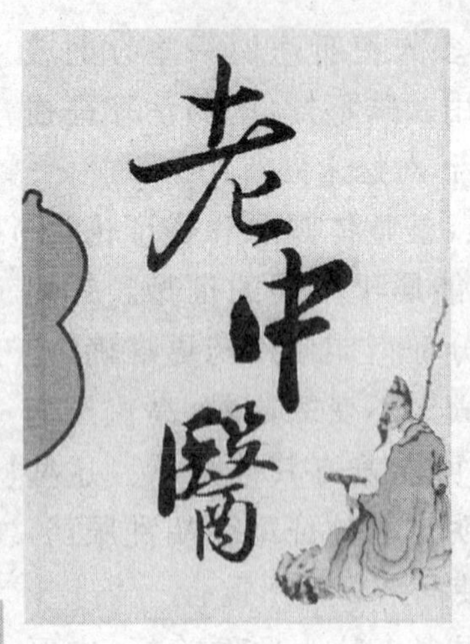

3. 中药没有不良反应 俗话说“是药三分毒”，不论是西药还是中药都一样。药性苦寒的中药服后可能会引起胃痛、呕吐、腹泻等不适，药性温热的中药服后可能会产生咽痛、口渴、热疮、便秘、鼻出血等。一些中药如马兜铃、关木通、夏枯草、龙胆草等服后会引起肾功能损害。中成药龙胆泻肝丸是一个著名的古方，能泻肝胆之火，在高血压病患者肝火亢盛时常被选用。可是有人服用后却导致肾功能损害，因其含有对肾功能有损害的龙胆草和关木通。偏听偏信，认为中药没有毒副作用的观点是错误的。

4.“中医药治疗高血压病取得重大突破” 中医博大精深，在很多人心目中，中医有一种神秘感，在心理上形成了中医有“无限可能”的想法。一些不法分子就抓住了人们的这种心理，把中医神化，大肆宣扬某种中药、家传秘方能根治目前世界上还无法治好的病，声称“中医药治疗高血压病取得重大突破”，蒙蔽甚至坑害老百姓。和西医一样，中医也不是万能的，更不存在什么“神医”。尽管中医药治疗高血压病有一定作用，许多临床医生、科研工作者在努力探索中医药防治高血压病的机制，初步发现某些方药能改善血脂代谢，改善血管内皮功能，增强血管弹性。但中医药治疗高血压病至今还没有取得世界公认的、能多次重复的成果，更没有“疗程短、不反弹，不用终身服药”的神话出现。广大患者应谨慎对待有关“中医药治疗高血压病取得重大突破”的宣传。

（四）中医怎样分型治疗高血压病

中医学认为，高血压病是因情志内伤、饮食不节、劳倦损伤，或因年老体衰，肾精亏损等导致脏腑阴阳平衡失调，风火内生，痰瘀交阻，气血逆乱所致。治疗时通常分为如下类型：

1. 肝阳上亢型　表现：以血压升高兼眩晕，伴头目胀痛、面红耳赤、烦躁易怒、舌红苔黄、脉弦数为辨证要点。治疗：宜用平肝潜阳、滋养肝肾之法。方用天麻钩藤饮（天麻、钩藤、生石决明、山栀子、黄芩、川牛膝、杜仲、益母草、桑寄生、夜交藤、茯苓）。该方具有镇静、镇痛和降血压作用，故本方为肝阳上亢型高血压病常用方。用该方出现筋脉拘急，手足痉挛，舌绛（深红色）苔少等症状则要停用。

2. 肝肾阴虚型　表现：以血压升高兼见眩晕，伴头痛耳鸣、腰膝酸软、舌红少苔、脉细数为辨证要点。治疗：宜用滋补肝肾、养阴填精法。方用杞菊地黄丸（枸杞子、菊花、熟地黄、山茱萸、山药、茯苓、泽泻、牡丹皮）。该方具有降低血管外周阻力，调血脂和抗动脉硬化的功效，适于肾性高血压患者。需注意如果平时脾胃虚弱、食少、大便稀烂的患者要在中医师的指导下选用。

3. 阴阳两虚型 表现：以血压升高兼见头晕目眩、心悸失眠、腰腿酸软、畏寒肢冷、小便清长、舌淡、脉沉细为辨证要点。治疗：宜用滋阴助阳法。方用金匮肾气丸（附子、肉桂、熟地黄、山茱萸、山药、茯苓、泽泻、牡丹皮）。该方能抑制脂质过氧化，保护内皮细胞功能，改善微循环，并通过调节高级神经活动而起到降血压作用。用该方出现口干、咽痛、发热等症状则要停用。

4. 痰浊中阻型 此证多见于肥胖型高血压病患者。表现：以血压升高兼见头晕头胀、沉重如裹、胸闷多痰、肢体沉重麻木、苔腻、脉滑为辨证要点。治疗：宜用化痰祛湿、健脾和胃法。方用半夏白术天麻汤（半夏、白术、天麻、陈皮、茯苓、甘草、生姜、大枣）。该方能有效改善痰浊中阻型高血压患者的血脂代谢，使患者血脂代谢正常，防止胆固醇在血管壁沉积，增强血管弹性，从而使血压趋于正常。用该方出现口干喜饮，五心烦热等症状则要停用。

5. 瘀血阻滞型 表现：以血压升高兼见头晕头痛如刺、痛有定处、胸闷心悸、舌质紫暗、脉细涩为辨证要点。治疗：宜活血化瘀、理气止痛。方用血府逐瘀汤（桃仁、红花、当归、生地黄、川芎、赤芍、牛膝、桔梗、柴胡、枳壳、甘草）。该证型多见于老年高血压病患者，多伴动脉粥样硬化和心、脑血管疾病。血府逐瘀汤具有改善微循环和血液流变性的作用，通过扩张血管达到降低血压的效果。该方对有出血倾向的患者（凝血功能障碍），比如高血压病并发脑出血者则要停用。

6. 冲任失调型 表现：多见于妇女绝经期前后，血压不稳定，多随情绪变化而波动。以血压升高兼见头晕头痛、心烦易怒、两胁胀痛、舌质红、脉弦细为辨证要点。治疗：宜用滋补肝肾、调和冲任法。方用二仙汤（仙茅、淫羊藿、巴戟天、当归、知母、黄柏）。研究表明，绝经期高血压是妇女绝经期中的一个主要病证，二仙汤由壮阳与滋阴益精药合用，其既能温补肾阳，又能滋阴益精，濡养冲任，诸药合用，直达病所而获降压效果。用该方出现湿热下注、足膝红肿热痛等症状则要停用。

以上是高血压病常见的中医证型，临床上要准确把握每个证型的辨证要点，治疗以代表方为主，随证加减，灵活运用，方能收到良好的治疗效果。对于服用西药降压后，症状仍不能缓解者，配合中医辨证论治，不仅能提高降压效果，而且还能改善症状、提高患者的生活质量，这也是中医药治疗高血压病的优势所在。

（五）中医外用降压药推荐处方

方1：吴茱萸、菊花各15克，食醋适量。前2味药共研细末，加食醋调成糊状，于睡前敷于双足涌泉穴，用纱布包扎固定，翌晨去除。每天1次，14天为1个疗程，间歇7天后再敷贴1个疗程，连用3个疗程。适用于肝阳上亢型高血压病。

方2：吴茱萸、川芎、辛夷各10克，冰片5克，共研细末。用药前将神阙穴（肚脐）擦洗干净，取散粉4～5克纳入脐中，外覆敷料胶布固定，3～4天换药1次，30天为1个疗程。

方3：天麻10克，白芥子30克，胆南星、苍术、川芎各20

克，共研细末，装瓶备用。治疗时取药末 20 克，用生姜汁适量调成膏状，睡前敷贴于中脘穴及双侧内关穴，并用胶布贴牢，翌晨去除洗净。每天 1 次，2 周为 1 个疗程，可连续使用 5～6 个疗程，以巩固疗效。本方具有化湿、祛痰、熄风等功效，适用于痰浊型高血压病。

方 4：黄芩 30 克，牡丹皮 60 克，当归 9 克，枳壳、桑白皮、丹参、牡蛎、白芍、台乌药各 24 克，独活、石决明各 12 克，磁石、牛膝、何首乌各 10 克。上药加水 1 500～2 000 毫升煎沸，20 分钟后倒入盆中待温后，浸洗双足 20～30 分钟。每晚 1 次，7 天为 1 个疗程，连用 3 个疗程。

（六）治疗高血压病的中成药

中成药对于治疗高血压病既有较好的疗效，又服用方便。常用药有龙胆泻肝丸、当归龙荟丸、脑立清丸、清脑降压片、杞菊地黄丸，以及愈风宁心片、牛黄降压丸、天麻钩藤颗粒、松龄血脉康胶囊、全天麻胶囊、养血清脑颗粒、安脑丸等。

其中愈风宁心片、牛黄降压丸，清肝平肝，作用平和，疗效确切，物美价廉；天麻钩藤颗粒，具有平肝潜阳兼有清热安神的作用，用于眩晕兼失眠多梦者；松龄血脉康胶囊、全天麻胶囊，具有平肝潜阳，活血化瘀作用，用于高血压病伴血脂升高，肢体麻木者；养血清脑颗粒，养血平肝，用于血虚肝亢而头痛明显者；脑立清丸、安脑丸，具有平肝潜阳并兼有醒脑的作用。阴血不足，肝阳上亢者，可配合六味地黄丸、杞菊地黄丸、知柏地黄丸等具有滋肾养肝作用的中成药。阴阳两虚者宜阴阳双补，可配合金匮肾气丸、桂附地黄胶囊等。这些中成药是国家基本医疗保险目录的药品，此外列入国家（第一批）非处方药品目录的药物还有脑立清丸、六味地黄丸、知柏地黄丸、桂附地黄丸。下面介绍前5种：

1. 龙胆泻肝丸 具有清肝火，泻湿热的作用。适用于年龄较轻，病程较短，见头痛、头胀、头热，小便短赤，舌红苔黄等肝经实热的高血压病。按肝火症状的轻重适量服用。每次6～9克，每日2～3次，口服。

2. 当归龙荟丸 具有清肝泻火，通便导滞的作用。适用于体质壮实，面红目赤，烦躁不安，大便秘结，头痛头晕较剧，甚至呕吐抽搐等肝火较盛的高血压病。每次6克，每日2～3次，饭后温开水送服。

龙胆泻肝丸和当归龙荟丸，皆有清肝泻火治疗高血压的作用，这是它们的相同点。但也有不同之处，前者泻湿热从小便而出，方药的组成泻中有补，作用较缓和；而后者使湿热从大便而泻，药性大苦大寒，泻火通便作用较强，然非实热症急的高血压病不可轻用，孕妇禁忌。

3. 脑立清丸 具有镇肝潜阳降逆作用。用于气血上逆的头目眩晕，头痛脑涨的高血压病。每次10～15粒，每日2～3次，饭后温开水送服。

4. 清脑降压片 具有滋阴清肝，潜阳降压的综合作用。适用于头目眩晕，失眠烦躁，耳鸣耳聋，舌红少苔等肝阴虚，肝火旺的高血压病。每次4～6片，每日2次，口服。孕妇禁忌。

5. 杞菊地黄丸 具有滋肾阴，清肝热的作用。适用于肾阴虚引起的头晕眩晕，眼花目涩，五心烦热，腰膝酸软，年老体弱，病程较久的高血压病。每次 9 克，每日 2 次，口服，适用长期服用。

八、高血压病的预防

（一）高血压病的一级预防

一级预防即消除高血压病的病因或易患因素。20 世纪 80 年代美国学者斯特尔采用前瞻性对照研究证明：健康生活方式可使高血压发病率下降 55%，冠心病、脑卒中发生率减少 75%。

1. 均衡膳食 均衡膳食除获得均衡、充分营养外，还要保持正常体形，避免肥胖导致的高血压病、冠心病、糖尿病等。“食物多样，谷类为主”及低钠，高钙、钾、镁食物是均衡膳食的基本原则，一般体力及脑力劳动者每日食物种类：谷类 250～400 克（粗细粮搭配）；蔬菜 300～500 克，以黄绿色为佳，如胡萝卜、红薯、南瓜、玉米、番茄、芹菜、韭菜等；水果 100～200 克；3 份高蛋白；鲜牛奶 200 克；瘦肉 50 克；豆腐 100 克。鱼虾 100 克，鸡鸭 100 克，鸡蛋 1 个，黄豆或花生油 25 克。黑木耳 15 克，食盐 5 克。有粗有细，有甜有咸，每餐七八分饱。

2. 适量运动 以不同年龄、体质、习惯选择不同运动项目，坚持有恒、有序、有度三原则，长期规律，循序渐进，才能收到最大效果。

3. 戒烟限酒 烟酒可使血压升高，促进血小板聚集，增加血栓形成的危险性，过量饮酒患者高血压病危险性增加

70%～90%，每日饮酒量应<10克。

4. 心理平衡　是所有高血压病的一级预防措施中最重要的一条。兴奋过度、情绪低落、焦虑不安、精神紧张、睡眠不足等都会使交感神经紧张，分泌的激素增加，从而使血管持续收缩而引发血压上升，尤其高血压病者更为明显。反复受到不良刺激可使血压居高不下，极易诱发脑出血或冠心病猝死。因此，平时应讲究心理平衡，提高自控能力，避免过度的喜、怒、哀、乐，保持心情宽松平静，养成良好的睡眠习惯。培养适当的兴趣爱好，如下棋、看书、书法、绘画、种花、养鸟等。

5. 监测血压　学会自我监测血压，以掌握自身血压水平和变化规律。正常血压范围：收缩压90～140毫米汞柱，舒张压60～90毫米汞柱，如发现异常（在不同时间测定3次为准）应找出原因采取措施。

6. 控制体重　长期医学观察发现，体重超过正常标准的20%者比较瘦的人患高血压病高2～3倍，这与肥胖者营养过剩，摄取的糖类和脂肪过多有关。

医学研究证实：以健康的生活方式为主要内容的高血压的一级预防可使高血压病发病率下降55%，脑卒中下降75%，糖尿病下降50%。调查表明，我国大量的高血压病患者从未测过血压；高血压病患者的知晓率为46.4%～57.2%，对已确诊的高血压病病人能够得到正确治疗的仅为23.5%～33.0%；而其中获得良好控制者仅占4.3%。由此可见,普及高血压病的防治迫在眉睫。上述六项措施是高血压病的一级预防的基本内容和原则,运作时可依具体情况和个人的生活习惯,在遵守上述原则的前提下灵活掌握,量力而行。有人将高血压病预防编成顺口溜,题为合理膳食要牢记,一二三四五六七。介绍如下:

一袋牛奶二两米,三份蛋白四言句,五百克菜六克盐,七杯开水喝到底。

高血压病防为主,生活方式是第一,把好病从口入关,未来健康属于你。

(二)高血压病的二级预防

二级预防即早期发现、早期诊断、早期治疗。目前我国高血压病防治存在三高(患病率、死亡率、致残率高)、三低(知晓率、服药率、控制率低)的不正常现象。

二级预防措施:①对>35 岁就医者(不知自己血压水平的人)首诊医生必须测量其血压并记录之,以便早期发现高血压。②对>35 岁的人群每年查体测血压 1 次。③固定责任医生建立高血压病门诊、实行档案制,预防、随访跟踪服务,早期检出的高血压病患者,每周测血压 2 次,治疗稳定后每周测血压 1 次,坚持每月测血压至少 1 次,以便为患者提供个性化、持续性服务。这种在社区中相对固定的责任医生和以病人为中心的良好医患关系,极大提高了病人治疗的依从性,从而使高血压病的控制率呈逐年上升趋势。具体措施:均衡饮食、适量运动、心理平衡、控制体重等。

(1)一定要落实一级预防的措施。

(2)进行系统正规的抗高血压治疗。

①通过降压治疗使血压降至正常范围内。高血压病患者的血压控制到何种程度适宜？一般认为，对已有心脑并发症的患者，血压不宜降得过低，舒张压以 86～90 毫米汞柱为宜，收缩压约 140 毫米汞柱，不然病情可能加重。对于没有心脑并发症者，可以降得稍低一些。

②要保护靶器官免受损害。不同的降压药物虽然都能使血压降到同样的水平，但它们对靶器官的影响却不同，如血管紧张素转换酶抑制药和β受体阻滞药，在降压的同时能逆转左心室肥厚，其他降压药物就不具备这种功能。钙离子拮抗药硝苯地平在治疗冠心病时，可使心肌梗死复发率增加，而维拉帕米则使之减少；噻嗪类利尿药，在降压时可引起低钾血症和低钠血症，以及低密度脂蛋白、三酰甘油水平升高和高密度脂蛋白降低，这些不良反应均对心脏不利。

③要兼顾其他危险因素的治疗。高血压病的二级预防本身就是动脉粥样硬化、脑卒中、冠心病的一级预防，而许多其他危险因素的并存，能使冠心病的发病成倍增长。因此，兼顾戒烟，少酒，控制体重，适当运动，保持心理平衡等综合治疗，才能取得最佳效果。

(3)选用比较好的测压方法，即在血压高峰时测压，以确保血压是真实的降至正常。

(三)高血压病的三级预防

高血压病的三级预防即减少病残或死亡，促使其恢复劳动能力或生活能力。高血压病社区卫生保健的重要目的，是防止疾病的发生、发展，防止对靶器官的损害，对身体健康不同状态的人群，都给予健康促进帮助。社区高血压

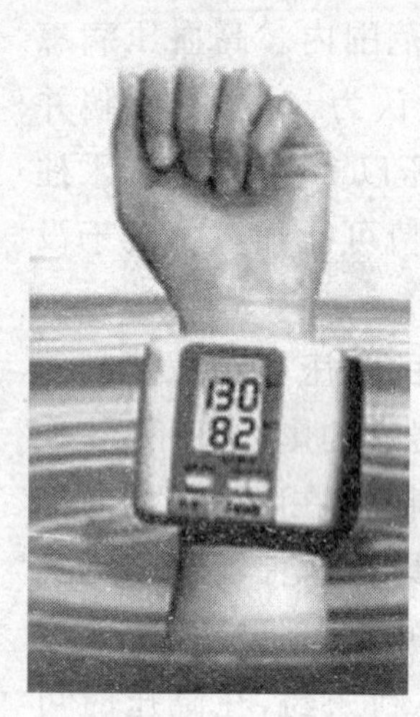

病防治的三级预防措施，以治疗为主，针对危重病人采取会诊和转诊，起到协调作用。确诊伴有高血压危象及并发症的病人及时联系转送上级医院，避免延误治疗；病情稳定后将病人转回社区随访跟踪服务。既实行对病人健康全程负责的双向转诊，减少了住院时间和费用，也给社区责任医生提供了学习和提高医疗技术的机会。

第二章 高血压病个体化药物治疗

一、高血压病的个体化治疗

（一）什么是高血压病个体化治疗

1. 个体化用药的定义与目的 个体化治疗就是药物治疗“因人而异”，在充分考虑每个病人的遗传因素（即药物代谢基因类型）、性别、年龄、体重、生理、病理特征，以及正在服用的其他药物等综合情况的基础上，制定安全、合理、有效、经济的药物治疗方案。

进行个体化治疗的目的是提高药物的疗效，降低药物的毒副作用，减少医疗费用。让患者花最短的时间、最少的钱，达到最好的治疗效果。

药物处置及效应是存在种族差异的，研究表明，同种族个体之间同样存在差异。这种个体差异似乎比人群间的差异大得多。大量的生物医学研究成果表明，绝大部分的药物反应个体差异是由遗传因素造成的，也就是说患者的药物代谢基因类型，决定着药物反应的个体差异。研究发现，300多种常见处方药物（阿司匹林、地西泮、双氯芬酸、布洛芬、盐酸氟西汀、咖啡因……）在人体内的代谢与若干个基因密切相关。基因不同，机体对特定药物的代谢能力不同，从而直接关系到药物疗效和毒副作用的强弱。若药物在体内代谢较慢，代谢产物不易排出体外，容易积聚而引起药物性肝炎，严重者则引起药物中毒；若药物在体内代谢过快，就会导致常规剂量疗效降低或者无效，延误病情；但是盲目地增加剂量，又容易导致用药过量引起的药物性肝炎或药物中毒。据粗略估计，对于一种特定的药物而言，只有 1/3 的医生处方，真正是因人而异的"对症下药"；剩余的 2/3，不是药物无效，就是有毒副作用。

2. 个体化用药的重要性　据联合国世界卫生组织(WHO)统计，全球死亡患者中，1/3 是死于不合理用药，而非死于自然疾病本身。在美国，每年有约 10 万人死于药物不良反应，直接和间接经济损失达 120 亿美元。在我国，每年的住院病人约有 5 000 多万，其中至少 250 万与药物不良反应有关，约 20 万人因此而死亡。

药物不良反应成为除了癌症、脑出血、心脏病外的第四大死因，由此可见，安全用药已成为世界性的公共医疗卫生问题。

推进个体化差异用药理念，促进临床安全、有效、经济地用药，主要是通过临床诊断和药物基因组学为依据，进行个体化用药的。善于观察的医生都会发现，每个病人对药物的反应是不一样的，显著的差异性与许多因素有关，年龄、性别、健康状况、是否正在服用其他药物等，都决定一种药品能否奏效及有何不良反应，他们会在临床诊疗过程中，自觉地通过调整用药方式来应对这些差异性，这可以说是个体化用药的雏形。

3. 个体化用药的划时代意义 随着人类基因组计划的完成和后基因组时代的到来，单纯从年龄、性别和健康状况等角度出发进行"个体化用药"已远远不够。基因变异是出现任何表型变化的根本因素，遗传因素是导致药物反应个体化差异的源头，真正意义上的个体化用药，是利用先进的分子生物学技术（包括基因芯片技术），对不同个体的药物相关基因（药物代谢酶、转运体和受体基因）进行解读，临床医生根据病人的基因型资料实施给药方案，"量体裁衣"式地对病人合理用药，以提高药物的疗效，降低药物的毒副作用，同时减轻病人的痛苦和经济负担，这就是基因导向的个体化用药。它代表了药物基因组学与临床药物治疗的完美结合，具有划时代的意义。

1999 年 4 月 19 日，美国华尔街日报头版，题为"开创个体化药物治疗新纪元——依据个体基因型确定药物类别和药物剂量"的报道，敏锐地向全世界提出了基因导向性个体化药物治疗新时代的到来。2005 年 3 月 22 日，美国食品与药品管理局（FDA）颁布了面向药厂的《药物基因组学资料呈递指南》。该指南旨在敦促药厂在提交新药申请时依据具体情况，必需或自愿提供该药物的药物基因组学资料，目的是推进更有效的新型"个体化用药"进程，最终达到视"每个人的遗传学状况"用药，使患者在获得最大药物疗效的同时，面临着最小的药物不良反应危险。美国食品与药品管理局颁布的新指南无疑吹响了人类向"以药物基因组学为基础的个体化用药"进军的号角。

个体化用药治疗在中国，2001 年研制成功国际上第一张针对具体疾病的"高血压个体化用药基因芯片"。2004 年成立个体化用药指导咨询中心；2006 年成立个体化治疗遗传分析中心；2010 年成立中南大学湘雅医学检验所。“个体化用药”医学研究成果走出深闺，让更多的病人达到合理用药的效果。

个体化治疗属于医学，应用它不仅可以降低并发症的发生，还可以降低医疗费用。

（二）高血压病个体化用药的原则

1. 高血压病个体化用药三原则

（1）别不规范服药：高血压病患者服药应是终身的，血压忽高忽低，给心、脑血管带来的损害可能是致命的。患者一定要在医生的指导下控制血压，降下来之后还要用药维持，可以考虑减少用药剂量，但万万不可突然停药。

（2）别病急乱用药：许多患者治病心切，喜欢作用快的降压药。总想在一两天内就把血压降下来，用药几天后血压未能降至正常水平就换药。结果是一种药尚未起效，就换用另一种药物，总是“劳而无功”，血压形成波动和不稳定。其实，多年的高血压无须立即降至正常，应该缓慢、平稳降压，并能在 24 小时内平稳降压。对此，长效缓释剂或控释剂降压可达此目的。老年高血压病患者尽量用每日 1 次的长效降压药为宜。

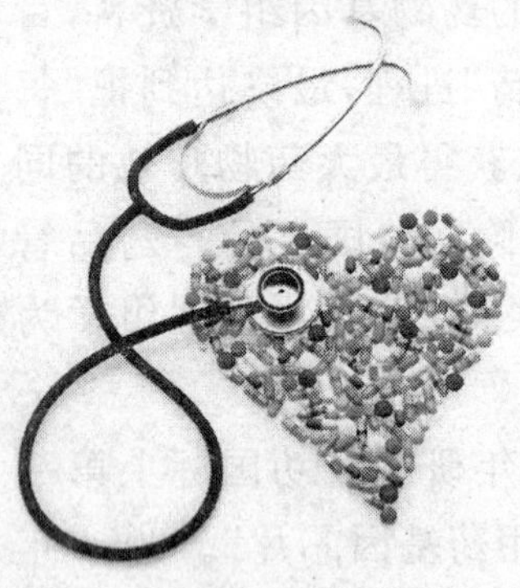

（3）要定期做检查：高血压病患者应当半年就要去医院做 1 次检查，看看病情有何变化，以便医

生对治疗方案做出调整。

2. 根据疾病差异个体化用药 医学专家强调，在高血压病的治疗中，要注重个体化治疗原则。患者合并的心血管危险因素不同，存在的靶器官（化学物质被吸收后可随血流分布到全身各个组织器官，但其直接发挥毒副作用的部位往往只限于一个或几个组织器官，这样的组织器官称为靶器官，也叫目标器官）损害和其他心血管疾病也各异，治疗药物自然有别。因此，应提倡个体化治疗原则。大多数高血压病患者的目标血压为＜16.7/12.0 千帕（＜140/90 毫米汞柱），同时还要考虑降压药物以外的作用，即对靶器官的保护作用。

(1)老年高血压病患者：首选长效钙离子拮抗药如硝苯地平控释片（拜新同）。医学实验数据表明，使用钙离子拮抗药治疗老年单纯收缩期高血压病，可降低老年性痴呆的危险性，同时减少心血管死亡率，50～74 岁的高血压病患者还可少发生脑卒中。

(2)有左心室肥厚者：左心室肥厚是心脏对慢性压力或容量负荷增加的代偿性反应。减轻左心室肥厚的最重要的方法，是降低高血压病患者的血压，首选血管紧张素转换酶抑制药或血管紧张素Ⅱ受体拮抗药。

(3)伴心力衰竭者：治疗措施宜合并使用利尿药及血管紧张素转换酶抑制药或血管紧张素Ⅱ受体拮抗药。利尿药有效地改善症状，剂量充足的血管紧张素转换酶抑制药，已在大规模临床试验中证实，能降低心力衰竭的死亡率。

(4)伴有冠心病者：降压对冠心病病人肯定有好处，但要避免降压过快而引起的反射性心动过速。首选β受体阻滞药与血管紧张素转换酶抑制药。心肌梗死后应当用无内在拟交感作用的β受体阻滞药,可减少再发心肌梗死和猝死。

(5)有脑血管病者:高血压是出血或缺血型脑卒中最危险因素,所以将血压控制在正常范围才能减少脑卒中的发生。

(6)有肾脏病变者:已知血管紧张素转换酶抑制药或血管紧张素Ⅱ受体拮抗药与钙离子拮抗药都有肾脏保护作用。大型循证医学试验结果表明,贝那普利与伊贝沙坦长期应用可降低肾功能不全患者尿蛋白,延缓肾衰竭进程。慢性肾脏疾病的患者降压宜<17.3/10.7千帕(<130/80毫米汞柱)。

(7)伴有糖尿病者:对于高血压合并糖尿病的患者,目标值为<17.3/10.7千帕(<130/80毫米汞柱),这样更有效阻止肾病进展和降低心血管病发生的危险。

3. 根据个体化差异用药 病人选用药物必须“个体化”,因为每个人的情况不同,体质有差异,血压有高低,心率有快慢。有人只是单纯性高血压,有人除了高血压病之外,还患有其他不同的疾病,如有糖尿病、高脂血症、肝肾功能损害、代谢综合征等。

(1)年龄情况不同:如青年人一般适合使用β受体阻滞药(倍他乐克),老年人适合利尿药(如吲达帕胺)。老年人也可以选用钙离子拮抗药、血管紧张素转换酶抑制药(ACEI)和血管紧张素Ⅱ受体拮抗药(ARB),但要小剂量开始,特别注意血压下降情况。

(2)有抑郁症及精神不安的病人:不能选用复方降压片

或降压0号(因为含有利舍平可以导致抑郁发生)。

(3)有过一过性脑缺血发作或脑卒中病史的高血压病病人:应避免使用能产生直立性低血压的药物,如可乐定、胍乙啶、哌唑嗪等。

(4)血脂升高、糖尿病及痛风患者:不宜使用利尿药。痛风的病人可以使用科素亚(即氯沙坦),有降低血尿酸作用。

(5)伴有血管性头痛的病人:可以选用β受体阻滞药和钙离子拮抗药。

(6)合并有冠心病的患者:应首选钙离子拮抗药(如非洛地平、氨氯地平、左旋氨氯地平等),心率偏快者加用β受体阻滞药更好。

(7)合并肾脏病变,有蛋白尿的病人:如肌酐不高,可以选用血管紧张素转换酶抑制药(如贝那普利、培哚普利等)及血管紧张素Ⅱ受体拮抗药(如科素亚、安博维、代文等)。

(8)妊娠妇女:不能使用血管紧张素转换酶抑制药(ACEI)和血管紧张素Ⅱ受体拮抗药(ARB)及利尿药。因其可能引起胎儿生长缓慢,羊水过少,胎儿畸形。含可乐定和利舍平的制剂也不能使用。

(9)有青光眼的病人:不能使用胍乙啶,可以用β受体阻滞药。

(10)合并急性心力衰竭的患者:血压高时必须立即降压,钙离子拮抗药是首选,必要时还要静脉使用降压药物。慢性心力衰竭可以选用血管紧张素转换酶抑制药(如培哚普利、贝那普利等)。在病情稳定时可以选用β受体阻滞药(如美托洛尔、卡维地洛等)。

(12)大多数高血压病病人:要逐步降压,一般 3 个月降至目标血压。病人如血压降得很快,出现不良反应时,应减量或者更换药物。

(三)高血压病治疗中的标准化与个体化

1. 高血压病的防治必须标准化 我国在卫生部直接指导下制定的《中国高血压防治指南》,是最权威的高血压病防治技术的标准化指导文件,是在总结相关研究成果,参考其他国家指南,结合我国国情,经全国著名专家反复论证后达成的共识。《指南》规范了血压测量、高血压病的分级诊断和危险评估标准,心血管病的危险因素及控制标准,降压药物应用适应证及血压达标标准,特殊人群高血压病的处置原则和标准,以及双向转诊、健康教育、患者随访指导内容和标准等。《指南》对高血压病的防治技术作了详尽的描述,并且具有良好的临床可操作性。因此,从这一角度看,我国的高血压病防治技术是相当成熟的。社区在实施高血压病防治时,应尽可能按《指南》中要求的标准和指标进行。

根据具体的实施情况和循证医学的进展情况,相关机构和专家将对《指南》进行不断的修订。任何一名医生在为患者制定诊疗措施时,都必须遵照《指南》进行。正如《指南》指出的:“治疗目的是通过降压治疗使高血压病患者的血压达标,以期最大限度地降低心血管发病和死亡的总危险。”如果只注意开出一张降压处方,而并不关注血压是否达标,或者只注意降低血压,却并不关注降低心血管病的总体危险,都属于非标准化的管理范畴。有些基层医师甚至不知道一般高血压病患者的血压控制目标，更不知道伴有糖尿病、肾病时的血压控制目标，以至于某些社区在高血压病防治工作开展4年后，依然有20％的3级高血压患病率，说明在防治工作中，并没有很好地掌握和执行《指南》中的标准。再如《指南》指出“大多数高血压病患者需要≥2种的降压药方可达到目标血压”，并提出要“根据基线血压水平以及有无并发症，采用小剂量单一药物治疗或2种药物的小剂量联合治疗”，“大多数慢性高血压病患者应在几周内逐渐降低血压水平”，《指南》还制定了高血压病诊治的标准流程。这些都是高血压病治疗的标准和原则。然而，2002年全国营养调查显示，我国高血压病单一降压药治疗率仍达80％以上，联合用药率不足20％。医师在治疗高血压病时仍存在不留意病人的血压水平、不关注有无其他危险因素和相关疾病、不考虑是否需要联合用药、不对患者进行全面评估即开降压处方等诸多问题，凡此种种显然是违背了标准化的管理原则。

2. 高血压病的社区防治个体化 高血压病个体化诊治有3层含义：

(1)对患者进行全面评估：在诊断时应对患者进行全面的评估。除总体血压水平及危险分层不同外，更重要的是还要考虑到，每例患者伴有不同的危险因素、靶器官损害及并存的心脏、肾脏及血管疾病，是否有继发性高血压病或白大衣高血压的可能。根据评估结果判断是否需要治疗或继续观察，若需治疗应选择适当的起始治疗时间。

(2)制定个体化治疗方案：在决定患者治疗时，应考虑到不同患者对各类降压药的治疗反应(效果、不良反应及耐受性)存在个体差异,可能伴有与某种降压药作用相对抗的疾病(哮喘、心律失常、代谢异常等),因此临床医师应根据每例患者不同的降压目标,制定适合患者的治疗计划。例如《指南》指出,“6 类降压药都可以作为降压治疗的起始用药和维持用药”,而且一些循证医学研究也证实钙离子拮抗药(CCB)能有效降低总外周血管阻力,是高血压病患者最常用的降压药物,其使用比例占我国降压药物的 41%。但钙离子拮抗药有可能加重伴有快速心律失常或充血性心力衰竭患者的病情,尤其是短效钙离子拮抗药还有可能增加冠心病患者心肌梗死的风险,因此应慎用。临床医师应根据高血压病患者的具体情况给予相应的个体化治疗。

(3)高血压病并发症的治疗

①合并不同阶段的冠心病。降压药物的选择应有所不同,须采用个体化的治疗原则。例如,血管紧张素转换酶抑制药(ACEI),被主要用于合并冠心病高风险、稳定型心绞痛、ST 段抬高的心肌梗死和缺血性心脏病、心力衰竭患者。因为对试验评估血管紧张素转换酶抑制药,在冠心病二级预防中的作用。大型研究进行的荟萃分析显示,血管紧张素转换酶抑制药可显著降低冠心病患者心血管死亡和非致死性心肌梗死的风险,所以血管紧张素转换酶抑制药应作为冠心病二级预防的首选,肾素、血管紧张素系统(RAS)药来进行初始和持续治疗,血管紧张素Ⅱ受体拮抗药(ARB),仅作为血管紧张素转换酶抑制药不耐受时的替代药物。β受体阻滞药更多用于合并不稳定型心绞痛、非 ST 段抬高的心肌梗死患者。

②合并脑卒中。在脑卒中一级预防中,各类降压药物

治疗均可显著减少脑卒中的发生，但是不同类的降压药物对于脑卒中二级预防存在差异，经过大规模临床试验证实了，利尿药类和血管紧张素Ⅱ受体拮抗药(ARB)及血管紧张素转换酶抑制药(ACEI)，联合利尿药对脑卒中二级预防的有效作用。冠心病往往是卒中患者的隐匿性并存疾病，需引起关注，因为动脉粥样硬化是一种全身性的疾病。血管紧张素转换酶抑制药的使用不仅可以减少卒中复发，还可以降低心血管事件的风险。无论是脑卒中急性期还是稳定期，都不宜采用短效钙离子拮抗药(CCB)来降压治疗，因为这会增加再出血和梗死的风险。

③合并糖代谢紊乱。2009 年美国糖尿病学会建议，将血管紧张素转换酶抑制药、血管紧张素Ⅱ受体拮抗药，作为首选的降压药，以对抗血管紧张素(RAS)系统的过度激活，缓解胰岛素抵抗，延缓肾脏受损。糖尿病是冠心病的等危症，对于同时合并心血管疾病的患者，应选血管紧张素转换酶抑制药、阿司匹林、他汀类药物来降低心血管事件风险。

④合并微量蛋白尿或肾功能不全。在没有禁忌证时，应首选血管紧张素转换酶抑制药或血管紧张素Ⅱ受体拮抗药，以减少蛋白尿和延缓肾病进展。由于肾脏受损的患者罹患心血管疾病的风险极高，通常需考虑给予综合干预，而血管紧张素转换酶抑制药，因其确切的心血管保护和非血压依赖的肾保护机制应优先考虑。

⑤＞65 岁老年高血压病患者。通常首选钙离子拮抗药和噻嗪类利尿药。既往的研究表明，＞60％的高血压病患者需要≥2 种降压药的联合治疗，才能达到目标血压，如果

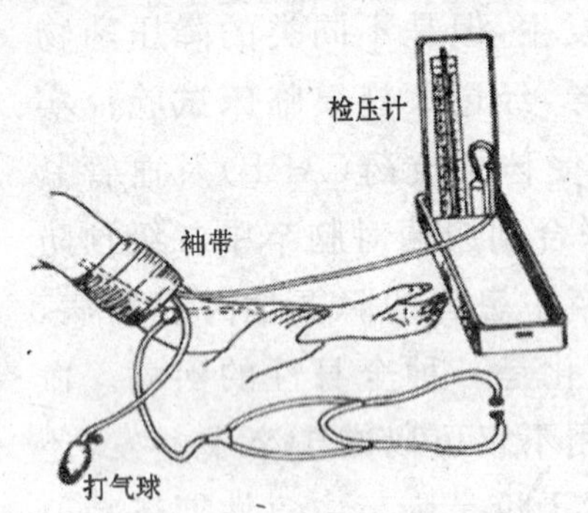

合并脂代谢或糖耐量异常，则应同时联合调脂降糖治疗。因此，在联合用药时更应考虑患者并存的上述各种情况，采取降压作用相加，不良反应相抵的合理联合方案，从而使患者除降压外获得更多的益处。

3. 制定个体化降压目标 在制定患者降压目标时，更应注重个体化的效果。《指南》要求降压治疗数周后的高血压控制目标是：一般人群＜140/90 毫米汞柱，伴糖尿病、肾病者应＜130/80 毫米汞柱，蛋白尿＞1 克/日患者的血压目标值为＜125/75 毫米汞柱，＞65 岁老年人的收缩压目标值为＜150 毫米汞柱。上述目标是针对大多数高血压病患者而言的，在某些特殊情况下一定要考虑患者的个体因素。例如，老年患者如果在降压治疗时舒张压已＜60 毫米汞柱，而收缩压依然＞160 毫米汞柱(并未达到《指南》要求的降压目标)，此时若再继续降压有可能带来更大的心血管风险。再如，在对高血压急症和急性缺血性脑卒中患者进行降压时，不能短期内降压达标，降压幅度应控制在用药前基础血压的 20%，迅速降压可能骤然降低脑灌注量，导致缺血性脑卒中、心肌梗死或加重梗死区域的缺血，从而引起再灌注损伤。针对这类患者，应先渡过急性危险期，待病情稳定后再缓慢降压，逐渐达标。为了最大限度地发挥降压治疗预防心脑血管急性事件的作用，需要在区分患者的同时慎重选择降压药、控制降压速度和幅度。对那些没有并发症、并发症及靶器官损害,危险因素相对较少的高血压病患者,尤其是中青年患者,出现严重并发症的风险较低。但那些已出现严重并发症,有糖尿病、肾病、卒中等靶器官损害的患者,其心血管危险显著增加,尤其是老年患者,必须制定个体化的降压速度和降压幅度,同时更应注意选择具有心血管保护效应的降压药物,这样降压治疗才能获得更大益处。大型研究结果表明,血管紧张素转换酶抑制药仍然是防止心血管病患者或心血管病高危人群,发生血管事件的首选药物。

4. 标准化与个体化须有机结合 《指南》制定的高血压病及相关疾病的防治标准,是以循证医学和国内外专家的临床实践经验为依据的,并且参考了国外的相关指南,撷取精华,结合我国国情而最终形成的,其包含了宏观的防治策略,同时具有普遍的指导意义。在高血压病防治过程中必须遵循现行《指南》的原则来指导临床实践。任何一名临床医师在面对一例高血压病患者时,都必须根据《指南》的原则结合自身的临床经验,制定出合理的诊疗措施和个体化治疗方案,如果脱离《指南》,则个体化治疗方案也就无据可循。要真正贯彻个体化治疗原则,需要医师深入学习和透彻理解《指南》,更需要医师的敬业精神和高度的责任心。高血压的防治既要标准化又要个体化,既要执行《指南》的普遍原则又要关注患者的特殊性,两者缺一不可,应有机结合,从而使降压治疗效益最大化。

(四)中医辨证施治与个体化治疗

1. 辨证施治

(1)辨证:辨:包括辨别与分析两方面内容。证:即是一组症状的综合与归类，是机体在疾病发展过程中的某一阶段的病理概括。由于它包括了病变的部位、原因、性质，以及邪正关系，反映出疾病发展过程中某一阶段的病理变化的本质，因而它比症状更全面、更深刻，更正确地揭示了疾病的本质。辨证：辨证是认证的过程。所谓辨证，就是根据四诊（望、闻、问、切）所收集的资料，通过分析、综合，辨清疾病的病因、性质、部位，以及邪正之间的关系，概括、判断为某种性质的证，是运用四诊所获得的客观资料（即证候），用中医理论（三因、四诊、六经、八纲、脏腑、气血等）分析辨证，从而提高认识原因、病理、病机、病位，同时注意病情的发展趋势与邪正盛衰。

(2)什么是施治：施治又称论治，是根据辨证的结果，确定相应的治疗方法。辨证和论治是诊治疾病过程中相互联系不可分离的两部分。辨证是决定治疗的前提和依据，论治是治疗的手段和方法。通过论治的效果可以检验辨证的正确与否。辨证论治是认识疾病和解决疾病的过程，是理论与实践相结合的体现，是理法方药在临床上的具体运用，是指导中医临床工作的基本原则。施治是在辨证的基础上，根据不同证候采用相应的治疗方法，处方用药。因此辨证是施治的依据；施治是辨证的目的。辨证施治即不同于对症治疗，也不同于西医的辨病治疗，它把人体的内在联系，疾病的发展变化规律联系起来。辨证施治可以说是病因疗法。

2. 中医是怎样辨证的　中医辨证就是把四诊（望诊、闻诊、问诊、切诊）所收集的资料、症状和体征，通过分析、综合，辨清疾病的病因、性质、部位，以及邪正之间的关系，概括、判断为某种性质的证。辨证是决定治疗的前提和依据，论治是治疗的手段、方法和目的。通过论治的效果可以检验辨证的正确与否。辨证论治是认识疾病和解决疾病的过程，是理论与实践相结合的体现，是理法方药在临床上的具体运用，是指导中医临床工作的基本原则。

临床常用的辨证方法大概有：①八纲辨证。八纲是辨证的总纲(阴、阳、表、里、寒、热、虚、实)，通过辨证从而归纳为表证、里证、寒证、热证、虚证、实证、阴证、阳证。②气血津液辨证。包括气病辨证、血病辨证和津液辨证。气病辨证一般概括为气虚、气陷、气滞、气逆 4 种。③脏腑辨证。大致可以分为单独脏病，单独腑病，脏腑兼病。腑病中以胃为例，胃脘灼痛，消谷善饥(有强烈的饥饿感)，反酸，口渴喜冷饮，或有口臭，牙龈肿痛出血，大便秘结，小便短赤，舌红苔黄，脉象滑数，中医将这一组症状称为胃热证。④六经辨证。将外感病发生、发展过程中所表现的各种不同证候，按疾病的不同性质，分为三阳病证和三阴病证 6 个证型，实际上是以阴阳为纲，三阳指太阳病证、阳明病证、少阳病证，三阴指太阴病证、厥阴病证、少阴病证。通俗来讲，凡是抗病力强、病势亢盛的是三阳病证，反之，抗病力衰减、病势虚弱的为三阴病证。⑤卫气营血辨证和三焦辨证。自从《温病条辨》以上、中、下三焦论述瘟病的证治以来，三焦辨证就成为温病辨证的方法之一。一般是按卫、气、营、血这 4 个阶段传变的。病在卫分或气分为病浅，病在营分或血分则为病深。中医把感染性热性病统称为温热病。温热病的发病特点是，起病急，发展快、变化多，如常见的感冒、流感、麻疹、肺炎、流脑、乙脑、伤寒、流行性出血热等许多传染病、流行病多属该病范畴，中医多按卫气营血来进行辨证论治。⑥经 络辨证。经络辨证的内容有十二经脉病证和奇经八脉病证。十二经脉包括手、足三阴经和手、足三阳经。奇经八脉，即冲、任、督、带、阳维、阴维、阳跷、阴跷八条经脉。奇经八脉具有联系十二经脉，调节人体阴阳气血的作用。因专业性强，故不在此详述。

3. 高血压病个体化治疗事项 对不同年龄、不同伴随疾病和不同靶器官损害的高血压病患者，有着不同的治疗目标。普通高血压＜140/90毫米汞柱，老年高血压（＞65岁）＜150/90毫米汞柱，年轻人、糖尿病、脑血管病、稳定型心绞痛、慢性肾病＜140/90毫米汞柱，以上人群如能耐受，可进一步降至＜120/80毫米汞柱。1～2级高血压病的治疗争取在4～12周内达标，并坚持长期达标；若治疗耐受性差或为老年人，达标时间可适当延长。

所有高血压病患者应坚持非药物治疗，措施包括减少钠盐摄入，减少膳食脂肪，中等量规律运动，每次30分钟，每周至少3～5次，并应持之以恒。

控制体重应达到BMI＜24千克/米^2，腰围：男性＜85厘米，女性＜80厘米。目前，戒烟已成为不容忽视的重要任务，我国的烟民3.5亿，被动吸烟5.4亿，吸烟带来的肺癌、高血压病和心血管疾病发病率的增高日趋严重，宣传吸烟危害，提倡科学戒烟刻不容缓。限制饮酒的具体数量如下：白酒＜50毫升/日，葡萄酒＜100毫升/日，啤酒＜250毫升/日。关于饮红葡萄酒带来心血管获益的问题，尚有待大规模流行病学研究的确定。另外，保持心理平衡、保持乐观情绪，减轻精神压力，降低焦虑、抑郁症的发生，对降低高血压病的发病率和维持已有高血压病患者血压的稳定，也具有重要作用。

在2009年的欧洲高血压病大会上，有一篇来自葡萄牙的报道。葡萄牙人一般平均一天消耗12克盐，这比其他大多数欧洲人都多。葡萄牙高血压病专家组的报告提出，“只要向人们介绍简单的措施，即每天的摄盐减少1克，一年就会拯救2 460个生命”。首先，专家们确定了过量盐的来源之一是葡萄牙的优良面包，每千克面包比包括法国和英国在内的欧洲其他国家的大多数面包含盐要多。因此，高血压病专家着手与食品工厂合作，开发出一种深受欢迎的葡萄牙低盐型面包。结果，这种新的低盐型面包和先前的面包一样美味，受到公众欢迎，由此给高血压病的预防和治疗带来了效益。

（五）高血压病个体化治疗新进展

2008年高血压病治疗学领域有了重大进展，可谓此起彼伏、惊喜不断。先后揭晓一系列备受关注的里程碑式的临床试验，将会赋予我们更多启迪，给降压治疗提供更多循证医学证据，对高血压病治疗起到了巨大推动作用。

1. 目标血压意义　降压治疗临床试验和荟萃分析表明，血压控制达标是降低心血管事件发生率和病死率的关键。血压达标时间越早，获益越大。新近颁布的多项高血压病防治指南，综合大量循证医学证据，强调降压治疗的最大益处来自于血压降低本身。如2008年公布的充血性心力衰竭与肺动脉插管作用的评估研究（ESCAPE），证实强化降压可延缓肾功能异常儿童肾衰竭的进展。

2. 高龄老年高血压病治疗 人口老龄化已成为全球问题。老年高血压病具有发病率高、控制率低、单纯收缩期高血压多见、血压变异大、靶器官并发症多、致死致残率高等特点。近年来以血管事件或死亡为终点的随机临床试验及有关降压试验的汇总分析，为老年高血压病的降压治疗获益提供了一系列证据。但现有的大规模临床试验，所观察的老年患者中＞80岁者并不多，美国项尖理工类大学(INDANA)荟萃分析显示虽然卒中事件减少，但全因死亡率增加。

因此，医学界迄今对高龄老年的降压治疗存在疑虑，临床医师在治疗高龄老年高血压病时亦感困惑。2008年美国心脏病学学会(ACC)年会上公布的迄今为止规模最大的，针对高龄老年高血压病降压治疗的前瞻性高龄老年高血压病试验研究，引起了全世界的关注。这项研究是一项多国(13个国家)、多中心、随机、双盲、安慰剂对照试验，共入选3 845例患者(其中1 526例来自中国)，入选患者平均年龄为83.5岁。研究证实，以吲达帕胺缓释片为基础，必要时加用培哚普利的降压方案，在降压同时显著降低高龄高血压病患者的全因死亡率和卒中死亡率，并显著降低致死性和非致死性心力衰竭，显著降低全部心血管事件，而且没有出现明显不良事件。HYVET研究结果是高龄高血压病治疗的里程碑，为老年高血压病的理想治疗和指南更新，提供了充分而有力的证据。

3. 高血压病的非药物治疗 积极有效的非药物治疗，可通过多种途径干预高血压病的发病机制，起到一定的降压作用，主要包括：合理膳食、控制体重、适量运动、保持健康心态等。在合理膳食方面，意大利天主教大学的教授的研究组，对包括 209 418 例 13 个研究的荟萃分析结果显示，与不饮酒相比饮酒者的心血管病相对危险是 0.68，在日饮酒量不超过 150 毫升的情况下，二者一直存在显著逆相关关系，说明适度饮酒可能有有益作用。机制主要在于脂肪调节，特异的抗氧化和血管舒张作用。欧洲心脏病学会的《心血管预防和康复杂志》，发布了维拉超（Vlachopoalos）教授的研究论文，结果发现饮绿茶后，很快出现血流介导的肱动脉显著改善，而饮咖啡或热水未见内皮功能改善。本研究首次显示绿茶对大动脉的短期有益作用。

4. 防治高血压病又有新说法 美国田纳西州大学医学院的研究人员，在对高血压病进行最新研究后提出以下新概念：

（1）最佳血压只是相对的：常看到有“最佳血压 120/80 毫米汞柱（左右）”的提法。然而，越来越多的研究表明，伴随高血压病的脑卒中、冠心病、心力衰竭等并发症的危险，对血压较低的人而言同样存在。因此，人们不可因自己的血压处于“最佳”而掉以轻心。

（2）舒张压不是危险血压的决定因素：长期以来，舒张压升高被认为是评价高血压病危险的主要因素。大量研究表明，这类危险因素（尤其是＞60 岁的人）并不起决定作用，目前收缩压和脉压已经取代舒张压，而上升为评估危险血压的主要决定因素。作为血压 3 个测定值之一的舒张压，只对年龄小些的人有意义，比如对＜50 岁的人，舒张压仍是心血管事件的最强预测因素。对 60 岁以下的人，舒张压的预测意义与收缩压和脉压相同。对 60 岁以上的人，脉压增大才是最重要的因素，即便收缩压并不很高，而当舒张压过低使脉压增大时，同样有危险，应早期干预。

(3)预防和处置高血压病最有效的方法是把握干预血压的时机：现在认为，只要血压高于正常高限(收缩压130～139毫米汞柱，舒张压为85～89毫米汞柱)时就应采取对策。因为在这种血压水平的人群中，约41%的人会在4年内发展为长期持久的高血压。早期干预血压可以防患于未然。

(4)生活方式影响血压：研究发现，Ⅰ期高血压病(140～159/90～99毫米汞柱)，通过经常运动(至少每周3次，每次30分钟)，进低脂肪、高纤维膳食，特别是多吃水果和蔬菜，可使收缩压降低8毫米汞柱、舒张压降低3毫米汞柱。每天减少钠的摄入量，可使收缩压降低1.7毫米汞柱、舒张压降低0.9毫米汞柱。减轻体重也有降血压作用。要注重药物降压的效果，当Ⅰ期高血压病患者即使采用上述方法，仍不能使收缩压降至＜140毫米汞柱时，就应果断开始使用药物治疗，最好能使血压降到140/90毫米汞柱以内。

(5)选用药物的注意事项：老年高血压病病人除非特殊需要，不应单独使用β受体阻滞药，开始可先选用利尿药，单纯收缩期高血压还可选用钙离子拮抗药。研究显示，卡托普利对减少高血压引发的心血管并发症与利尿药和β受体阻滞药同样好。不过有研究认为，它有增加卒中危险的可能性。

(六)高血压病个体化治疗的方案

在高血压病的治疗中，要注重个体化治疗原则，患者合并的心血管危险因素不同，存在的靶器官损害和其他心血管疾病各异，治疗药物自然有别，因此提倡个体化治疗原则。

1. 老年高血压病患者 临床试验证明，降压治疗可降低老年高血压病患者心血管并发症，尤其是脑卒中的发生与死亡率。首选长效钙离子拮抗药氨氯地平。试验数据表明，钙离子拮抗药治疗可降低单纯收缩期高血压患者老年性痴呆的危险性。苏童(STOP-2)研究比较了β受体阻滞药、利尿药、血管紧张素转换酶抑制药(ACEI)和长效双氢吡啶钙离子拮抗药，治疗70～84岁高血压病患者的疗效，经4～6年随访，没有发现它们之间在减少心血管死亡率和主要终点事件有何差异。试验证明地尔硫䓬同β受体阻滞药和利尿药一样，能够减少50～74岁的高血压病患者发生脑卒中、心肌梗死和其他心血管疾病的死亡。

2. 心力衰竭 治疗措施宜合并使用利尿药及血管紧张素转换酶抑制药(ACEI)或血管紧张素Ⅱ受体拮抗药(ARB)。利尿药有效的改善临床症状，剂量充足的血管紧张素转换酶抑制药和β受体阻滞药，已在大规模临床试验证明能降低心力衰竭的死亡率。

3. 冠心病 降压对冠心病病人肯定有好处，但要避免降压过快而引起反射性心动过速、交感神经张力增高激活血管紧张素系统(RAS)。此类病人首选β受体阻滞药与血管紧张素转换酶抑制药。心肌梗死后应当用无内在拟交感作用的β受体阻滞药，可减少再发心肌梗死和猝死。心肌梗死后心功能良好者可用维拉帕米或地尔硫䓬。

4. 脑血管病 高血压是出血或缺血型脑卒中最危险因素。一般认为在早期急性缺血型脑卒中，除非血压很高，如

>180/105 毫米汞柱，应暂停用降压药，否则过度降压会明显减少脑血流量。脑梗死溶栓时头 24 小时要监测血压，只有在收缩压(SBP)>180 毫米汞柱，舒张压(DBP)>105 毫米汞柱时，才可以用静脉注射降压药控制血压。出血型卒中血压明显升高，应先降颅内压，若血压仍在 200/120 毫米汞柱也需降压治疗。

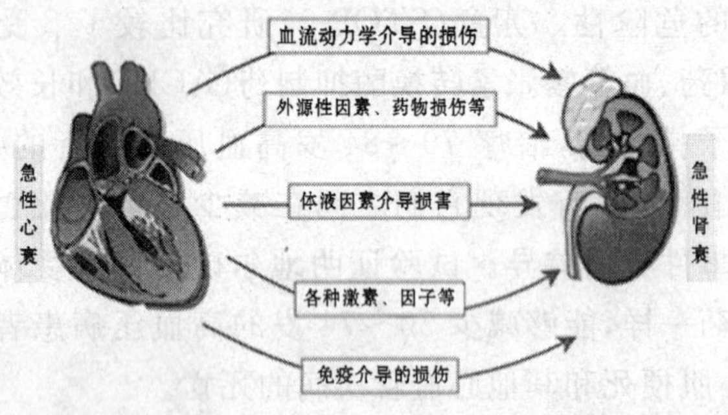

5. 肾脏病变 已知血管紧张素转换酶抑制药(ACEI)、血管紧张素Ⅱ受体拮抗药(ARB)与钙离子拮抗药(CCB)都有肾脏保护作用。著名欧洲多中心研究(AIPRI)试验结果表明，贝那普利与伊贝沙坦长期应用可降低肾功能不全患者尿蛋白，延缓肾衰竭进程。血压应降至<130/85 毫米汞柱；若蛋白尿>1 克/日，目标血压为 125/75 毫米汞柱。

6. 糖尿病 对于高血压病合并糖尿病的患者，治疗重点是将血压严格控制在靶血压以下，豪特研究表明，将糖尿病高血压病病人的血压降至最低水平(舒张压<80 毫米汞柱)，可明显减少心血管事件的危险性。试验证据表明，严格控制血压可使主要微血管事件和大血管事件的危险性显著降低。美国肾脏基金会高血压病和糖尿病执行委员会大规模随机临床试验，就高血压病糖尿病伴或不伴肾病的患

者提出最新治疗共识:血压控制的目标值在≤130/80毫米汞柱,这样更有效阻止肾病进展和降低心血管病发生的危险。研究发现,高血压病合并2型糖尿病的患者若要达到靶血压几乎100%需要联合治疗。荟萃分析提示积极控制高血压病合并糖尿病的血压,平均需要3个降压药物。血管紧张素转换酶抑制药(ACEI)、血管紧张素Ⅱ受体拮抗药(ARB)、α受体阻滞药、钙离子拮抗药、小剂量氢氯噻嗪适用于高血压病合并糖尿病的病人;糖尿病病人用小剂量氢氯噻嗪加β受体阻滞药治疗对减少冠心病(CHD)病死率和总的心血管事件肯定有效。研究表明,阿替洛尔和卡托普利对伴有2型糖尿病的高血压病患者的血压控制同样有效。豪特研究结果均证实长效钙离子拮抗药(CCB)在糖尿病高血压病患者中的安全性和有效性。降压治疗可延缓或阻止肾功能损害进展,延长寿命。血管紧张素转换酶抑制药,血管紧张素Ⅱ受体拮抗药、α受体阻滞药和利尿药,可使病人在蛋白尿出现后,10年生存率由30%增至80%。近来完成的临床试验突出了血管紧张素Ⅱ受体拮抗药,在高血压病特殊人群如糖尿病的独特作用,它可使此类人群获得更大的治疗益处。

7. 单纯收缩期高血压 一般多见于老年人,是心血管病独立的危险因素,脉压差过大,更易出现脑血管病和心肌梗死,首选小剂量利尿药,如氢氯噻嗪或吲达帕胺等,注意低钾不良反应,可同时选用保钾利尿药螺内酯(安体舒通)或者阿米洛利联合使用,如效果不理想,可合并钙离子拮抗药。

钙离子拮抗药通过阻断细胞电压依赖型钙通道,抑制钙进入细胞内，舒张血管平滑肌使外周阻力下降，同时保护血管内皮细胞结构和功能完整，抗动脉硬化，能防止和逆转左心室肥厚和小动脉硬化。应注意使用中长效、控释制剂，如尼群地平、尼索地平、尼卡地平、非洛地平、长效硝苯地平。其中尼索地平比尼群地平扩血管作用强100倍，同时扩张静脉，属脂溶性，最适合于肥胖患者。尼群地平起效快，作用时间短，导致血压波动较大，且有明显负性肌力作用，对运动后高血压基本无效，应尽量避免使用。仅用于血压较高，需临时快速降压的患者。

8. 单纯舒张期高血压 由于舒张期高血压周围血管张力增高，早期表现为左心室收缩功能减退，所以应选择对周围血管有高度选择性、能够改善左室收缩功能的药物。长效钙离子拮抗药(CCB)具有这方面的良好功能，如尼索地平、拉西地平、伊拉地平、氨氯地平等。α_1受体阻滞药(如特拉唑嗪、压宁定、乌拉地尔等)直接阻滞α_1受体，使容量血管和阻力血管扩张，降低心脏前后负荷，与钙离子拮抗药(CCB)合用对降舒张压效果较为理想。

由于血管紧张素转换酶抑制药(ACEI)同时扩张动、静脉，与钙离子拮抗药合用可取得明显效果。代谢综合征肥胖者体内儿茶酚胺水平增高，β受体阻滞药为首选，利尿药效果差。

9. 高血压病其他并发症

(1)高血压病合并青光眼：首选利尿药。该类药物除降低血压外，又能防止眼压升高，在合理应用利尿药的情况下，可以适当加用其他类抗高血压药物。避免使用扩血管药物。

(2)高血压病伴有支气管哮喘和阻塞性肺疾病:首选钙离子拮抗药和血管紧张素转换酶抑制药(ACEI),因为这两类药物有降低肺动脉高压的作用。钙离子拮抗药可防止运动后哮喘发作,也可选血管紧张素转换酶抑制药(ACEI)和利尿药,禁用β受体阻滞药。非选择性β受体阻滞药可加重这类疾病的发作,因此一定要避免使用。

(3)高血压病合并血脂异常:选用抗高血压药物时一定要注意对血脂的影响。α_1受体阻滞药可以降低胆固醇、增加高密度脂蛋白;高度选择性β_1受体阻滞药,对血脂无明显不良影响,而且是预防与治疗冠心病的有效药物之一;血管紧张素转换酶抑制药(ACEI)、血管紧张素Ⅱ受体拮抗药、钙离子拮抗药、小剂量氢氯噻嗪,对血脂影响不大也可以考虑使用,国内报道,西拉普利可以显著增加血浆高密度脂蛋白水平,不但没有表现出不良反应,反而可以改善血脂代谢。只有大剂量的氢氯噻嗪和非选择性β受体阻滞药的长期应用,对血脂有不利影响,应用时应小心谨慎。

(4)高血压病合并痛风和高尿酸血症:宜选用氯沙坦,因为该药能够降低血尿酸;避免使用利尿药,因为该药有升高尿酸的作用。慎用阿司匹林,因为小剂量阿司匹林抑制肾小管排泄尿酸。

(5)高血压病合并性功能减退:宜选血管扩张药如硝酸甘油、肼屈嗪或缬沙坦;不宜选用大剂量利尿药、利舍平、甲基多巴等。有雷诺现象者,宜选用血管紧张素转换酶抑制药(ACEI)、二氢吡啶类钙离子拮抗药、α受体阻滞药;不宜使用β受体阻滞药。

(6)高血压病合并前列腺肥大:宜选用α受体阻滞药,如哌唑嗪、可乐定及血管紧张素转换酶抑制药(ACEI),不宜选用强效利尿药。

(7)高血压病合并骨质疏松:小剂量氯噻双嗪为首选。是目前惟一可增加骨骼矿物质密度的降压药,特别是>55岁妇女尤为适用。

(8)合并偏头痛:宜用β受体阻滞药、钙离子拮抗药(CCB)、银杏叶片。

(9)合并甲亢:选用β受体阻滞药,如普萘洛尔、美托洛尔。

(10)合并忧郁症:用钙离子拮抗药,血管紧张素转换酶抑制药(ACEI),β受体阻滞药,避免使用利舍平、甲基多巴、可乐定。

(11)高血压病伴急性主动脉夹层动脉瘤:不论是否手术均应在15～30分钟内将收缩压降至100～120毫米汞柱。降压药物最好具有负变力性作用,抑制心肌收缩力及收缩速度,可减弱血流对血管壁的冲击力和撕裂力。首选β受体阻滞药加硝普钠。

(12)高血压病伴睡眠呼吸暂停综合征:高血压病患者30%伴有睡眠呼吸暂停。由于睡眠呼吸暂停,使病人不能进入深度睡眠和快速动眼睡眠,从而中枢性持续交感神经激活,夜间血压升高呈“非勺型”的顽固性高血压。首选α和β受体阻滞药阿罗洛尔(阿尔马尔10～15毫克/日),能减轻睡眠呼吸暂停患者的睡眠呼吸障碍。或入睡前服短、中效降压药如:依那普利、非洛地平等,或在黄昏时服用中长效的降压药物。β受体阻滞药对REM期血压升高没有作用,不能作为睡眠呼吸暂停综合征合并高血压病患者的降压药物，而应该使用血管紧张素转换酶抑制药(ACEI)。减肥>10%是最好的非药物治疗，同时避免使用有中枢抑制作用的药物，如降压0号(或复降片)及可乐定等，镇静安眠药物及饮酒也应避免。

(13)肥胖伴高血压：肥胖伴高血压的特点是心排血量高、外周阻力低及血容量增加，而且多有胰岛素抵抗。宜选择脂溶性好的抗高血压药如美托洛尔、普萘洛尔、福辛普利、雷米普利等。有胰岛素抵抗者首选血管紧张素转换酶抑制药(ACEI)、血管紧张素Ⅱ受体拮抗药(ARB)、α受体阻滞药等，利尿药对血脂和胰岛素敏感性均有影响，故尽量不用或小剂量联用。β受体阻滞药可降低交感神经的兴奋性，故也可以应用，钙离子拮抗药很少应用，因这类药物扩张外周血管，使肥胖患者本来就很高的心排血量进一步升高。

10. 其他类型高血压

(1)应激状态高血压：对应激状态高血压(即有明显的昼夜节律性)，适用β受体阻滞药、α受体阻滞药、二氢吡啶类和非二氢吡啶类钙离子拮抗药。对无明显昼夜节律者宜选择二氢吡啶类钙离子拮抗药、血管紧张素转换酶抑制药及利尿药。

(2)肾实质性高血压：病因为急性、慢性肾小球肾炎，间质性肾炎，肾盂肾炎，红斑狼疮性肾炎，糖尿病性肾病和多囊肾等。药物治疗首选血管紧张素转换酶抑制药或钙离子拮抗药，但对于血浆肌酐水平>256毫摩/升者血管紧张素转换酶抑制药(ACEI)类慎用或禁用，因可导致高钾血症和加重肾功能损害。

(3)嗜铬细胞瘤所致高血压：首选手术切除，对不能手术的病人，药物治疗首选酚妥拉明5～10毫克，静脉注射，必要时数分钟后可以重复使用。如伴有心律失常，可加用β受体阻滞药，但必须在酚妥拉明使用后使用，否则可加剧周围血管的收缩作用。也可使用拉贝洛尔或硝普钠。对酚苄拉明无效的病人，可用一种酪氨酸羟化酶抑制药，能控制血压，减轻相关症状。

(4)肾血管性高血压：首选手术或介入治疗，对单侧肾动脉狭窄者（肾素依赖型）可选用血管紧张素转换酶抑制药，可降低狭窄侧肾血流量来适应肾功能。但对双侧严重肾动脉狭窄者，或单功能肾（自然或人工移植）所致容量依赖型，有可能使肾小球滤过率进一步降低，使肾功能不全恶化，应慎用。β受体阻滞药、钙离子拮抗药(CCB)可有降压作用，并不明显影响肾功能。

(5)原发性醛固酮增多症：是由于肾上腺皮质球状带增生或肿瘤，分泌醛固酮增多引起的综合征。腺瘤、肾上腺癌无转移则手术治疗，术前使用螺内酯治疗，待用药后血压有显著下降或恢复正常，血钾也恢复正常时再行手术；无腺瘤及主要表现为双侧肾上腺增生者，倾向于内科非手术治疗，通常可用螺内酯、阿米洛利、氨苯蝶啶等药物治疗，赛庚啶是5-羟色胺拮抗药，能抑制特发性醛固酮增多症患者的醛固酮分泌。但部分病人血压降低不明显，可合并使用钙离子拮抗药、血管紧张素转换酶抑制药等降压药物和类固醇合成抑制药。

(6)皮质醇增多症：是因肾上腺束状带过度分泌糖皮质激素引起的向心性肥胖、高血压、糖耐量异常、多毛痤疮、闭经及性功能异常的临床综合征。治疗首选手术治疗，用螺内酯进行术前准备，使血钾恢复和降压，若不能手术，可使用抗肾上腺药物皮质类固醇合成抑制药，如赛庚啶 12～24 毫升/日、氨鲁米特（氨基导眠能）0.75～1.5 克/日治疗，降低皮质醇水平从而缓解临床症状。

（7）药物性高血压：常见导致高血压的药物，包括非甾体类消炎药、糖皮质激素、口服避孕药、免疫抑制药如环孢菌素等。环孢菌素所致高血压首选钙离子拮抗药，可加用β受体阻滞药，禁用利尿药尤其是保钾利尿药。

（七）特殊性高血压个体化治疗

1. 假性高血压的来龙去脉　假性高血压，是指用普通袖带测压法所测血压值，高于经动脉穿刺直接测的血压值。有些病人见了医生就紧张，当医生示意要测量血压时，病人的血压即刻升高，但在离开医生后血压即恢复正常，这就叫高血压的白大衣现象。也就是说由于医务人员在场引起患者血压反射性升高。实践证明，高血压的白大衣现象确实存在，甚至在终身服用降压药物的人当中，可能就有很多人没有高血压病。因此，专家建议病人，特别是女性，在请医生诊断并作为高血压病人治疗以前，最好做一次 24 小时的动态血压监测，以防误诊误治。

假性高血压的患者由于脏器的血管也有动脉硬化，因此常伴有脏器供血不足，同时其舒张压也不很高，不易耐受降压治疗，服用抗高血压药物治疗时，可能会出现严重并发症。因此，这类患者在未确诊前不宜贸然进行降压治疗。确诊后应同时对动脉硬化和脏器供血不足进行治疗，消除动脉硬化的易患因素，逆转动脉硬化从而保护脑、心、肾等重要脏器的功能。

(1)假性高血压的类型:一是收缩期/舒张期假性高血压。在一项模拟动脉的血压听诊研究中,科学家发现与动脉壁"严重的紧扣性压力"相关的听诊读数错误。动脉壁增厚1倍会造成约32毫米汞柱的血压测量错误,已得到了试验模型的确定。二是舒张期假性高血压。通常认为的舒张压听诊标准是柯氏音消失,在舒张期假性高血压中,袖带压力还未达到动脉内舒张压时,柯氏音就提前消失。假性高血压在老年高血压病病人中常见,特别是与那些老年收缩期高血压病患者是相吻合的,这些病人的动脉顺应性降低。三是袖带充气高血压。在狗和人的试验中,压迫下肢可引起血压升高。这种现象是由神经介导的与等长运动引起的血压反应不同。在袖带充气时血压上升,定义为假性高血压的一种,因其有相似的生理基础。这种现象只在少数病人中出现。

(2)临床表现:高血压有"真性"与"假性"之分,如果所患为假性高血压,大可不必整天愁眉苦脸。那么,哪些高血压属于假性高血压呢?①临界高血压。也称为边缘性高血压或高正常血压。世界卫生组织(WHO)把高血压的标准确定为140/90毫米汞柱,临界高血压的标准为:收缩压130～139毫米汞柱,舒张压85～89毫米汞柱。虽然临界高血压不属于高血压范围,但其中有20%可能会发展为高血压。②高原性高血压。凡在海拔较低地区时血压正常,而到海拔3 000米以上高原后,血压持续升高超过140/90毫米汞柱,并伴有高血压症状,排除其他原因所导致的血压升高,才算是高原性高血压。其发病原因主要是缺氧。③波动性高血压。是指病人血压常变动在正常血压、临界高血压及高血压之间。由于血压具有波动性，一次很难准确地测出个体的血压水平。所以，重复检测血压还是有必要的。④潜在性高血压。有一些人，当受到某种刺激或应激负荷后，血压增高并超过正常范围，称之为潜在性高血压。这是降压功能不全或升压功能亢进所造成的。倘若调节得不到恢复并且还继续扩大，最后调节量的状态发生了改变，这个变化过程，即为潜在性高血压的发生过程。

(3)治疗与预防：假性高血压在老年人中并不少见，若诊疗失误有时会导致严重的后果。对那些袖带测量血压较高而与临床症状、体征、实验室检查明显不符的病人要注意假性高血压的诊断，特别是老年、脉压较大的病人。一些实验室检查对于诊断假性高血压有帮助，如桡动脉示波器，指端数字血压记录仪检查。一项研究提示，如果次声血压检测仪和标准听诊测量的血压舒张压无差异，则可排除舒张性假性高血压的诊断。最终诊断假性高血压需要经动脉内测压的同时进行袖带测压。假性高血压的治疗应根据患者的临床情况决定。袖带测压明显高于经动脉内测压值，而病人的临床情况良好则无治疗指征。

预防措施有 10 条：①假性高血压患者不宜长时间伏案疾书，因为这样会使大脑过于紧张，极易诱发血压升高。②起床宜缓慢，早晨醒后不应立即下床，先仰卧片刻，活动一下头颈部和上肢，以适应起床时的体位变化。③切忌屏气用力排便，否则有引发脑出血的危险。大便时蹲位易疲劳，坐便最适宜。④早餐宜清淡，如 1 杯牛奶或豆浆、1 个鸡蛋、1 片面包。⑤晚餐宜少，以六七成饱为宜，不要只吃干饭，应配些汤类或粥类。⑥坚持晨练，量力而行，适可而止，不宜剧烈活动。轻度的活动，有利于缓解动脉的紧张。⑦温水洗澡，过热、过凉的水都会刺激皮肤的感觉器官，引起血管舒缩，从而影响血压。用40℃左右的温水洗澡、洗脸、漱口为最佳选择。⑧中午小睡，午餐后稍活动，然后小睡一会儿，以0.5～1小时为宜。⑨不要去挤公共汽车，步行也好，骑自行车也好，以宽松的环境为宜。⑩少盐、少油，不应只求"味道好"而随心所欲，大饱口福。

2. 患有直立性高血压咋办　直立性高血压是指患者在站立或坐位时血压增高，在平卧位时血压正常。这种高血压在国内高血压患者中占4.2%，国外报道占10%。

(1)临床特点：一般没有高血压的特征，多数在体检或偶然的情况发现。血压多以舒张压升高为主，波动幅度较大。个别严重者可伴有心悸、易疲倦、入睡快等。血液检查血浆肾素活性较正常人高，甚至超过一般高血压病患者。

(2)药物治疗：一般不用降压药物治疗。使用降压药(利尿剂等)，不但不能降压，反而会激发血压进一步升高。因此，主要治疗方法是加强体育锻炼，提高肌肉丰满度，个别症状明显者，可适当服用吡拉西坦(脑复康)、肌苷、B族维生素、谷维素等，对神经加以调节即可。

(3)预后较好：没有远期不良后果，但在诊断时，应明确是否为直立性高血压，以免采用不必要或错误的治疗措施，影响患者的身心健康。

3. 直立性低血压也是病吗　体位性低血压又叫直立性脱虚，是由于体位的改变，如从平卧位突然转为直立，或长时间站立发生的脑供血不足引起的低血压。通常认为，站立后收缩压较平卧位时下降20毫米汞柱或舒张压下降10毫米汞柱，即为直立性低血压。直立性低血压是老年人和儿童的常见病，据统计＞65岁老年人直立性低血压约占15％，其中＞75岁的老年人可高达30％～50％。老年人由于心血管系统逐渐硬化，大血管弹性

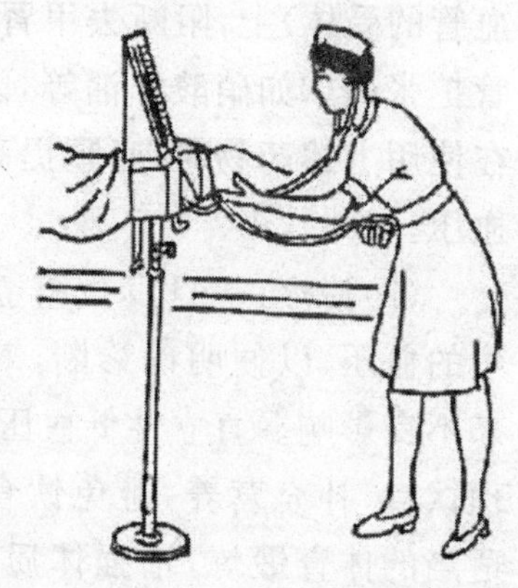

纤维也会减少，交感神经增强，可使老年人收缩期血压升高。长期偏高的血压，不仅损害压力感受器（位于颈动脉处）的敏感度，还会影响血管和心室的顺应性。当体位突然发生变化或服降压药以后，在血压突然下降的同时，缺血的危险性也大大增加。老年人耐受血容量不足的能力较差，可能与其心室舒张期充盈障碍有关。因此，任何急性病导致的失水过多，或口服液体不足，或服用降压药及利尿药以后，以及平时活动少和长期卧床的病人，站立后都容易引起直立性低血压。

（1）药源：容易引起直立性低血压的药物有4类：①抗高血压药。以胍乙啶和神经节阻断药最常见，其他还有肼屈嗪、双肼苯哒嗪、帕吉林和α甲基多巴等。这类药物都能使血管紧张度降低，血管扩张和血压下降。②镇静类药。以肌内或静脉注射氯丙嗪后最多见。氯丙嗪除具安定作用外，还有抗肾上腺素作用，使血管扩张血压下降；另外还能使小静脉扩张，回心血量减少。③抗肾上腺素药。如妥拉苏林、酚妥拉明等，它们作用在血管的α肾上腺素受体（收缩

血管的受体)上,阻断去甲肾上腺素的收缩血管作用。④血管扩张药。如硝酸甘油等,能直接松弛血管平滑肌。所以,在使用上述药物时,必须提高警惕,注意避免发生直立性低血压。

(2)治疗:一旦发生直立性低血压,应反复测量不同体位的血压,以便明确诊断,对症治疗,避免因晕厥给病人带来不良影响。直立性低血压除病因治疗外,还应注意:①合理饮食,补充营养,避免饮食过饱或饥饿,不饮酒。②坚持适当的体育锻炼,增强体质,保证充足的睡眠时间,避免劳累和长时间站立。③症状明显者,可穿弹力长袜,用紧身腰带。对少数慢性直立性低血压患者,也可给药物治疗,如中药补中益气丸、生脉饮,并可试用糖皮质激素。④为预防直立性低血压发生,长期卧床的病人和患有高血压病的老年人,在站立时动作应缓慢,在站立前先做准备动作,即做些轻微的四肢活动,也有助于促进静脉血向心脏回流,升高血压,做好体位转换的过渡动作,即卧位到坐位,坐位到站立位,从而避免直立性低血压发生。

(3)饮食:低血压病人的饮食选择:①荤素兼吃,以素为主,合理搭配膳食,保证摄入全面充足的营养物质,使体质从纤弱逐渐变得健壮。②如伴有红细胞计数过低,血红蛋白不足的贫血症,宜适当多吃富含蛋白质,铁、铜、叶酸、维生素 B_{12}、维生素 C 等“造血原料”的食物,诸如猪肝、蛋黄、瘦肉、牛奶、鱼虾、贝类、大豆、豆腐、红糖及新鲜蔬菜水果。纠正贫血,有利于增加心排血量,改善大脑的供血量,提高血压和消除血压偏低引起的不良症状。③莲子、桂圆、大枣、桑葚等果品,具有养心益血,健脾补脑之功效,可常食用。④伴有食少纳差者，宜适当食用能刺激食欲的食物和调味品，如姜、葱、醋、酱、糖、胡椒、辣椒、啤酒、葡萄酒等。⑤与高血压病相反，本病宜选择适当的高钠、高胆固醇饮食。氯化钠(即食盐)每日需摄足12～15克，含胆固醇多的脑、肝、蛋、奶油、鱼卵、猪骨等食品，适量常吃，有利于提高血胆固醇浓度，增加动脉紧张度，使血压上升。

(4)护理：无论是哪一种低血压病人，都可以适当多吃些咸一点的食品，因为盐能使血压上升，每天多喝水，多运动能增加血容量，还可吃些桂圆肉、大枣、红小豆等，不但能增加营养，还有利于纠正低血压。此外，应做到：①晚上睡觉将头部垫高(预防利尿作用)，可减轻低血压症状。②锻炼身体，增强体质，平时养成运动的习惯，均衡的饮食，培养开朗的个性，保证足够的睡眠，规律正常的生活。③早上起床时，应缓慢地改变体位，防止血压突然下降，起立时不能突然，要转身缓缓而起，肢体屈伸动作不要过猛过快，如提起、举起重物或排便后起立动作都要慢些，洗澡水温度不宜过热、过冷，因为热可使血管扩张而降低血压，冷会刺激血管而增高血压，常淋浴以加速血液循环，或以冷水、温水交替洗足，有下肢血管曲张的老年人尤宜穿用有弹性的袜子、紧身裤或绷带，以加强静脉回流，体格瘦小者应每天多喝水以便增加血容量。④不要在闷热或缺氧的环境中站立过久，以减少发病。低血压患者轻者如无任何症状，无需药物治疗，重者伴有明显症状，必须给予积极治疗，改善症状，提高生活质量，防止严重危害发生。

(5)预防：①告诉病人应用此类药物后不要突然站起，最好静卧1～2小时，站立后如有头晕感觉，应继续卧床休息。②用药后,夜间起床大小便最容易引起直立性低血压,故夜间最好不如厕大小便。③大量出汗、热水浴、腹泻、感冒、饮酒等,都是发生直立性低血压的诱因,应该注意避免。清晨起床时须加小心。

一旦发生直立性低血压,立刻将病人抬放在空气流通处,或将头放低,松解衣领,适当保温,病人一般很快苏醒。对发作持续较长而神志不清楚的病人,可针灸百会、人中、十宣穴,必要时皮下注射升压药。

4. 睡眠呼吸障碍性高血压 本症是指睡眠期间反复发作性呼吸暂停,每次持续>10 秒,每夜>30 次。它分为阻塞性和中枢性两种类型。

(1)临床特点:①多见于中年以上肥胖男性。②表现为日间嗜睡、清晨头痛、乏力、记忆力减退,夜间多尿、遗尿及经常夜间苏醒或梦游。③心电监护可见各种类型心律失常,包括窦性静止、窦房阻滞、房性期前收缩、房颤、室性期前收缩(联律与多源性)和室性心动过速。④夜间睡眠期间常有重度打鼾,或称为习惯性打鼾,并且反复发生呼吸暂停。⑤血流动力学研究表明,夜间血压呈周期性升高。⑥用多视野电视荧光屏和纤维光镜直视检查可发现,气道阻塞的主要部位是咽喉部,咽喉部肌肉收缩及狭窄(前后径或左右径)、增生的腺体和扁桃体组织、舌根部脂肪浸润后垂等是主要原因。阻塞性睡眠呼吸暂停综合征(简称 OSAS)常伴有重度打鼾,打鼾可被看做是阻塞性睡眠呼吸暂停综合征的前驱。⑦睡眠期间用多导生理记录仪同步做呼吸波幅描记、热敏电阻法测口与鼻气流及自动血压计血压监测,具有诊断意义。

(2)临床症状:临床可以引起头痛,多表现为一组复杂多样的精神神经症状。造成患者呼吸频率加快加深的原因很多,如在高空、地下等空气稀薄的环境中工作、生活,剧烈疼痛时的不断呻吟、感情波动、癔症等精神紧张时可引起过度呼吸;高热、脑炎、颅脑损伤时所引起的呼吸节律的改变及人工呼吸时吸气呼气比例调节不当等,都可造成过度呼吸。过度呼吸使二氧化碳更多地从肺里排出,动脉血中二氧化碳分压也随之降低,使血中 pH 值上升,造成呼吸性碱中毒。碱中毒时血中钙离子的游离度减低,使血管扩张,进而造成一系列症状。除了过度呼吸外,过度呼吸综合征患者还有头痛、头晕、恶心、呕吐、颜面部麻木、听力障碍、战栗、四肢抽搐等。

(3)主要病因:主要病因及危险因素:①中、老年人的发病率较高。②男性的发病率明显高于女性。③肥胖是常见的危险因素,脂肪在颈部及口咽部堆积和肥胖使胸廓和腹部活动受限,引起肥胖低通气综合征或睡眠相关呼吸障碍(SRBD)。④口、咽腔病变和咽喉肌肉松弛或活动受限,如咽腔狭小、扁桃体肿大、延髓麻痹等。⑤短颈和颈部压迫性疾病等。⑥吸烟、饮酒及服用镇静药等。

(4)诊断标准:①患者发作时有典型的深、快呼吸症状。②患者的深快呼吸可诱发此病的发生。③发作时动脉血中二氧化碳分压异常减低,血液 pH 值升高。④给患者吸入一定浓度的二氧化碳(一般为 5%)气体时,发作可终止。

(5)治疗方法:①呼吸机治疗的应用范围较广,可以在睡眠时通过输送一定的正压撑开咽腔,帮助维持气道的开放,呼吸机治疗前必须进行压力、模式的调配并选择合适的面罩。其缺点是必须持续佩戴，如果睡眠时不佩戴，就没有治疗效果了。②外科手术适合于部分患者，如果医师评估认为上呼吸道的形态和全身条件合适做手术，那么可以进行手术治疗。针对不同的阻塞部位、不同的解剖结构，采取不同的手术方式。优点：治愈患者不必终身使用呼吸机，能获得接近生理睡眠的效果。缺点：部分患者不适用，且必须在患者全身状况良好的情况下进行。③口腔矫治器。④改变生活方式，如减肥、戒烟、戒酒、侧卧位睡眠等。因为肥胖者的粗颈可增加气道的阻力，超重可以引起胸壁的肥厚和腹部横膈向下运动的阻力，从而导致呼吸方面的问题。饮酒可加重打呼噜，抑制上气道肌肉的活性，加重其塌陷，阻塞上气道。吸烟可加重呼吸道的损伤，影响睡眠呼吸。平卧位睡眠时，由于重力的作用使舌根后坠，阻塞呼吸道，而侧卧位睡眠则可减轻呼吸暂停和气道梗阻。

5. 高原性高血压 居住在高原地区的人血压增高（特别是舒张压增高多见），而又不存在其他致高血压的情况，返回平原后不经降压处理，血压很快恢复正常时，称为“高原性高血压”。总发病率无确切统计数据，但远高于居住在非高原地区的患病率。

(1)表现：高原性高血压临床上主要表现为一般心脑血管疾病的症状和体征，如心悸、气短、心脏扩大、心律失常及心功能不全等，同时伴有收缩压升高，有时发生高血压危象。其发病是多方面因素的共同作用。由于高原缺氧使动脉血氧含量下降，致小血管收缩、痉挛，外周循环阻力增高；缺氧致交感活性增高，心率加速，循环时间缩短；缺氧继发红细胞增多，致血容量及血液黏度增加；同时肾素分泌增加，肾上腺功能亢进等，这些改变均可使血压升高，从而发生一系列临床症状和体征。

(2)治疗：对高原性高血压的治疗，除应按常规给予强心、利尿、扩血管药物及控制感染外，还应作降压治疗。而对长期积极治疗效果不明显，或合并严重脏器损害者，及时转送到非高原地区进行治疗也是十分重要的。

6. 神经解剖源性高血压的特点 过去虽然人们都认为神经-精神因素在高血压发病中起重要作用，但真正发现高血压者神经解剖结构上有异常的极少。1985年，占奈他提出神经解剖源性高血压，即颅底搏动性血管异常，压迫影响左侧迷走神经和左侧延髓而引起高血压。其特点：①主要发生在中、老年患者，可伴有三叉神经痛、面肌痉挛、舌咽神经痛、动眼神经麻痹等症状、体征。②病变的血管主要涉及椎动脉和小脑后下动脉及其分支，当病变血管压迫迷走神经或左侧延髓时才引起高血压。③用显微外科手术成功的血管减压可有效地控制高血压。

二、高血压病单独用药与联合用药

(一)高血压病用药的学问

1. 高血压病单药服用的优缺点 临床上有时采用单一药物进行疾病的治疗，而多数则采用多种药物进行疾病的治疗。单独用药和联合用药各有利弊，我们应取其有利于疾病治疗的一面，避免其不利的一面。

(1)单独用药的优点：①单独用药可以减少病人或国家

的经济负担，避免浪费。②减少服药次数。③避免由于药物间的相互作用而引起的不良反应，减少多种药物的毒副作用。

(2)单独用药的不足：①长期服用某种药会出现该药的不良反应，如长期服用排钾利尿药，可引起体内电解质和酸碱平衡失调。大量钾离子从尿中排出引起低钾血症，而利尿药间歇使用，排钾和留钾利尿药交替使用或加服氯化钾，可克服此缺点。②长期单用一种药物，机体对该药会产生耐受性，如巴比妥类等，久用后机体对它们的反应都逐渐减弱而表现为耐受性。单一用药对血压的有效控制率较低。因为，高血压的诱发因素很多，其发病的机制也比较复杂，而大多数的降压药往往只针对某一个发病机制起作用，对于其他的发病机制则很难起到治疗效果。目前，临床医生对于高血压病的治疗已经达成共识：一是高血压病患者需要长期服用降压药；二是治疗高血压时需要联合使用≥2 种的降压药。如果患者能做到以上两点，不但可以持续地控制血压，还可减少心脑血管疾病的发生。

2. 长效降压药可每天服一次

(1)定义：所谓长效药物，就是维持疗效时间长，在血液中的药物浓度可以在很长时间内维持在有效水平，并且平稳、波动少。长效是和短效药物相对而言。大家应该都记得，以前的降压药物，一般来说每天和吃三餐饭一样，服药也要 3 次(也有每隔 4 小时服 1 次的)，因为药物维持的时间不够长，只有 5～6 个小时，所以需要服用 3 次以上，很容易忘记吃药，即使您按时服药，一天 24 小时，夜间没有药物控制，白天血压波动大，时高时低，打乱了人体 24 小时血压波动规律，尤其不能控制清晨的血压升高（晨峰），这样很容易导致脑梗死、心肌梗死、肾脏损害。所以，目前世界各国的指南都推荐服用长效降压药物，而以前的短效药物已经逐渐被淘汰，除非是在非常贫穷的边远地区。

（2）优势：长效降压药具有比较长的半衰期。半衰期就是吃药后，在血液中最高浓度降低一半所需要的时间。例如一个药物的半衰期[一般用时间（t）的 1/2 表示]为 6 小时，那么过了 6 小时血药物浓度为最高值的一半，再过 6 小时又减去一半，血中浓度仅为最高浓度的 1/4。以前的短效药，如钙离子拮抗药尼群地平，半衰期短，只有几个小时，吃药后很快药物浓度就下降了，所以需要每几个小时就吃 1 次药物。现在的新型钙离子拮抗药，如苯磺酸氨氯地平（络活喜）半衰期长达 35 小时，可以做到 24 小时平稳降压，控制危险的清晨血压升高，每日服 1 次即可以了。作者患高血压数十年，吃每天 3 次的复方卡托普利片（开富特）加酒石酸美托洛尔片（倍他洛克）。2012 年 5 月大病一场，住院专家教授给我换药了，改服培哚普利片（雅施达），每天早晨只服 1 小片，血压控制得十分满意，为了控制血脂，还服用瑞舒伐他丁片（可定），也是每天早晨服用 1 片，使我满意。还有一种办法，可以使药物半衰期延长，那就是随着制药技术的提高，通过在药物表面包上一层有孔的膜，让药物从孔中定量缓慢释放，就是常说的缓释片或控释片，这样在服用一片药物后，可以平稳而缓慢的释放，24 小时匀速释放，在血液中的药物浓度就不会波动太大，可以维持一条平稳的曲线，解决了夜间没有药物覆盖和血压波动大，难以覆盖早晨血压的缺点。使用长效药物，一天就只需要服用一次，大大方便了服药，病人就能坚持服药，既不容易忘记吃药，又提高了治疗效果。

(3)长效降压药种类：主要有两大类：①血管紧张素转换酶抑制药，如巯甲丙脯酸（卡托普利）、依那普利（洛汀新）、卡托普利片（开博通）、培哚普利片（雅施达），福辛普利（蒙诺），通过抑制血管紧张素转换酶，减少血管紧张素Ⅱ的产生而降低血压。缺点：孕妇、哺乳期妇女及严重肾功能不良者或双侧肾动脉狭窄者忌用。常见的不良反应有咳嗽、高血钾、低血压、斑丘疹、白细胞减少等。②钙离子拮抗药，代表有硝苯地平、尼群地平、苯磺酸氨氯地平、非洛地平、维拉帕米等，阻滞钙离子进入平滑肌细胞，使心肌收缩性降低，外周血管扩张而降压。缺点：除可引起头痛、颜面潮红等不良反应外，还可导致反射性心动过速，不利于心绞痛的控制。尤其以头痛和踝部水肿最为常见。

3. 高血压病用药必须个性化 “高血压病病人用药必须个性化，不能分享他人的用药经验。”中华医学会心血管病分会副主任委员林曙光博士生导师指出，虽然可选择的高血压药物非常多，但是高血压在每个人身上的表现形式不一样，伴随的危险因素也不一样，需由专科医生根据个体情况进行选药。

4. 效果与价格要同时兼顾 目前，临床上使用的一线降压药主要有 5 大类，共 200 多种。林曙光主任医师指出：“这 200 多种药物还可以组合成多种复方制剂。这样一来，高血压药物种类就

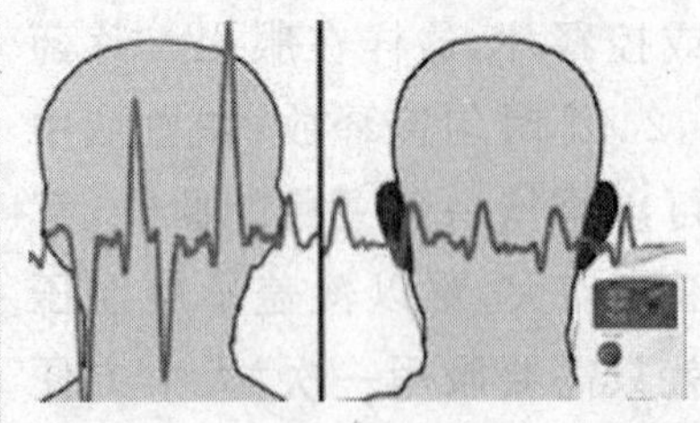

更多了，而用药的奥妙并不是老百姓所能够掌握的。因此，我非常反对高血压病病人自己买药吃。”

在高血压药物中，血管紧张素Ⅱ受体拮抗药沙坦类是最新型的降压药，当然价格也是最高的。按每类药物的平均价格由低到高依次为：噻嗪类利尿药、β受体阻滞药、血管紧张素转换酶抑制药(ACEI)、钙离子拮抗药(CCB)、血管紧张素Ⅱ受体拮抗药(ARB)。

单纯的轻中度高血压病病人，只要血压得到控制，就能减少心血管病的危险。所以，只要所服用的药物能够有效地降压，且无明显不良反应，当然是越便宜越好。若选择噻嗪类利尿药或β受体阻滞药作为病人的初始治疗药物，将节约大量成本，产生较好的效价比。若使用较贵的新型降压药，病人经济负担可能较重，到后来可能难以为继，造成治疗中断。高血压病需要终身服药，所以费用对病人来说是一个很大的负担。如何在价格和疗效之间获得一个最佳的平衡点，是治疗的关键。

另外，我们不仅仅要关心降压药的费用，还应该考虑如何节省不必要的转诊和复诊费用，减少并发症(如脑卒中、心肌梗死、心力衰竭、肾功能不全等)处理和住院费用等，即应该从病人可能支付的所有费用的整体去考虑。

看来，高血压病病人不但要学会使用血压计，同时也要学会使用计算器，药价与药效要兼顾。

5. 同类药替换问题并不大 中华医学会心血管病分会副主任委员博士生导师林曙光指出：“有时，病人先找张医生看，张医生开的是血管紧张素转换酶抑制药福辛普利(ACEI类的一种)；两周后复诊，接诊的李医生却让他用贝那普利(也是ACEI类)。病人可能每次见的医生都不同,开的药也不同,这会不会有什么影响?"西医和中医不一样,西医都是一个老师教出来的,基本知识是一样的,即便个别医生对某种具体药物有所偏爱,但是给药的大方向不会有太大的变化。现在各个国家都制定了相关的高血压病治疗指南,我国也有自己的指南,医生只要按照指南治疗就行了。尽管有个别药物不同,但总的治疗原则是不变的。所以这点不用担心。

"事实上,这种情况是很少发生的。作为一个有经验的医生,如果上一手的医生用福辛普利治疗有效的话,下一手医生是不会随便更改药物的。但如果上一手医生用福辛普利治疗不理想,那自然要给病人换药。在同类药物中做些改动,问题并不大。因为从药理学机制来说,同一大类的药物只要等效量一致,换不同的药物问题不大。"

6. 降压中药只能甘当配角 市场上有很多中药类的降压药,那么专家对这些药又是如何看待的呢?"目前没有一种可靠的中药能够降压,中药只能作为西药降压的辅助用药,不能单独作为一种降压药使用,这点千万要注意。"林曙光主任医师对此一再强调。

对于轻度的高血压病,也不能单独用中药降压吗?林曙光主任医师告诉笔者,高血压病病人不管是轻度或中度,在诊断后的3～6个月,可尝试使用非药物疗法,如运动、减肥、低盐饮食等。如果经过3～6个月的生活方式调整,仍不能降低血压的话,就一定要用降压药。

"现在很多病人使用降压药物后,血压仍然不达标,降压药是否难辞其咎呢?"林教授认为,问题不在降压药本身,而主要在于病人的治疗依从性(即病人是否按医生的指导进行治疗),其次是医生的治疗水平。如果这两点达到的话,那么医生手头所拥有的降压药,是能够使绝大部分病人的血压达标的。然而,目前大多数情况是病人嫌药太多而不愿意吃,医生怕不良反应而不敢开得太多。

“会不会是有些病人对某种降压药不敏感,导致其治疗效果不佳呢?”林教授说:“当然会有这种情况,但目前临床上常用的5大类、200多种降压药中,很少有病人对每一类降压药都不敏感。”

7. 便宜的降压药也有好药 “从物美价廉的角度出发,您会给普通老百姓推荐使用什么样的降压药?”林曙光主任医师回答说:“利尿药非常便宜,几分钱1片;β受体阻滞药普萘洛尔,几分钱1片;硝苯地平,几分钱1片……这些药物的综合使用,可以使病人的血压降下来,而花费却非常少,可以说物美价廉。”

“现在的降压药有长效和短效之分。以前用硝苯地平降压,弄得血压如同海浪一般骤起骤降。这类药在临床上是否即将被淘汰?”这是不少医生对药物的片面理解而导致的错误说法。如果从方便病人的角度出发,一天吃一次药是最好的。但是,由于硝苯地平半衰期比较短,如果一天服一次的话,可能达不到目标而引起血压波动。病人如能遵循医嘱,一天服3~4次,病人的血压还是能够得到有效控制的。结合我国国情,如果病人经济条件非常宽裕,可以用非常高级的药,可以一天吃一次的药。但是,全国8 000多万高血压病病人在农村,他们用什么药物去治疗呢?其实,硝苯地平是一个非常值得推荐的药物。

林曙光再次强调，治疗高血压不要离开国情。长效制剂服用方便，但它在效果方面其实没有太大的优势。

8. 家庭常用的降压药介绍

(1)复方降压片：用于早中期高血压病，每次1～2片，口服，每日3次，未见不良的反应。

(2)帕吉林：为单胺氧化酶抑制药，有明显的降压作用，用于重度高血压病和肾性高血压。轻度高血压病不宜用。不良反应：有胃肠道症状，可致直立性低血压。甲亢、肝肾损害者忌用。开始每次10毫克，每日1～2次，口服，适应后渐减至每日1次，服20毫克。

(3)可乐定：为中枢性降压药，通过抑制血管运动中枢，降低外周交感神经的功能而引起降压，用于各型高血压病，与利尿药或其他降压药合用可提高疗效。不良反应：可有口干、便秘、嗜睡、乏力、心动过缓、胃肠道反应。治疗高血压病可乐定每次0.075毫克，每日3次，口服。

(4)拉贝洛尔：降压作用温和，适用于治疗轻度至重度高血压及心绞痛。不良反应：常有眩晕、乏力、幻觉及胃肠道症状。每次100毫克，每日3次，口服。

(5)哌唑嗪(脉宁平)：使全身血管扩张而降压，对心率无影响，用于轻、中度高血压病及中重度急性心力衰竭。此药长期服用可产生耐药性。严重心脏病、精神病慎用，过敏者忌用。开始每次0.5毫克，每日3次，口服，渐增至每次1毫克，每日3次。

(6)利舍平：通过耗尽肾上腺素能神经末梢递质而降压，疗效缓慢、温和而持久，有弱安定作用，用于轻、中度早期高血压病。不良反应：多见鼻塞、腹泻、嗜睡。消化道溃疡者慎用。每日0.25～0.5毫克,1次服或分3次服。

(7)地巴唑:可直接松弛血管平滑肌,使血压略有下降,用于轻度高血压病、脑血管痉挛。每日3次,口服,每次10～20毫克。

(二)高血压病联合用药

1. 什么叫做联合用药

(1)定义:联合用药是指为了达到治疗目的而采用的两种或两种以上药物同时或先后应用。用药品种偏多,使药物相互作用的发生率增加,影响药物疗效或毒性增加。因此在给病人用药时,应十分小心,应尽量减少用药种类,减少药物相互作用引起的药物不良反应。

(2)指征:联合用药的指征主要有:①单用一种药物不能很好地控制疾病,为了增加药物的疗效而采用联合用药,多采用有协同作用的药物联合,如硝酸酯类制剂和β受体阻滞药联合应用治疗冠心病心绞痛。②为了减轻药物的毒副作用,如氢氯噻嗪和螺内酯联合应用,即排钾利尿药和保钾利尿药联用,防止出现电解质(主要是血钾)紊乱。

(3)作用:联合用药往往会发生体内或体外药物的相互影响。药物在体外发生相互影响称为配伍禁忌,指将药物混合在一起发生的物理或化学反应,尤其容易发生在几种药物合在一起静脉滴注时。药物在体内发生相互影响称为相互作用,主要发生在药动学和药效学方面的一些环节上。无论发生在哪个方面,最终的变化只有两种:一是使原来的效应增强,称为“协同作用”;二是使原有的效应减弱,称为“拮抗作用”。在协同作用中又分为“相加作用”和“增强作用”。相加作用指两药合用时的作用等于单独用药时的作用之和；增强作用指两药合用时的作用大于单用时的作用之和。拮抗作用又分为“相减作用”和“抵消作用”。相减作用指两药合用时的作用小于单用时的作用；抵消作用指两药合用时的作用完全消失。

2. 联合用药比单独用药好 降压药物联合治疗，是提高现阶段血压控制达标率的最重要途径。2 种药物联合治疗的降压效应≥2 药降压疗效之和，并可通过不同的药理作用相互中和或对抗不良反应，或通过减少剂量避免不良反应。优点：①2 种药物小剂量联用，避免用单药全剂量时出现不良反应。②对于血压非常高的患者，联合治疗可以避免寻找有效单药治疗的徒劳，或减少器官损伤。③固定剂量复方降压制剂将两种药物制成了一个药片，简化了治疗并提高了患者对治疗的依从性。④联合两种药物起始治疗，可使患者血压尽早达标。

单一用药对血压的有效控制率较低。因为，高血压病的诱发因素很多，其发病的机制也比较复杂，而大多数的降压药往往只针对某一个发病机制起作用，而对于其他的发病机制则很难起到治疗效果。目前，临床医生对于高血压病的治疗已经达成共识：一是高血压病患者需要长期服用降压药；二是治疗高血压病时需要联合使用≥两种降压药。如果患者能做到以上两点，不但可以持续地控制血压，还可减少心脑血管疾病的发生。

3. 降压药联合应用有哪些原则

(1)增强疗效，减少不良反应原则：这是降压药联合应用的核心原则。合理联合使用不同类药物，不仅能使各类药物的降压作用相加或增强，还可减少不良反应。血管紧张素转换酶抑制药(ACEI)与噻嗪类利尿药合用，前者可减轻后者引起的低钾血症和对抗后者引起的交感激活，后者带来的血容量相对减少可增强前者的降压作用。血管紧张素转换酶抑制药与钙离子拮抗药合用，可通过不同的机制，降低外周血管阻力而增强降压作用，而且可明显减少单用钙离子拮抗药引起的水肿不良反应，适用于中、重度高血压病。血管紧张素转换酶抑制药、血管紧张素Ⅱ受体拮抗药(ARB)和β受体阻滞药抑制肾素-血管紧张素-醛固酮系统的活性，而钙离子拮抗药和利尿药激发这个系统的活性，因此，前3类药与后2类药联合应用就比较合理。β受体阻滞药与二氢吡啶类钙离子拮抗药合用其降压作用相加，而且前者还可减轻后者引起反射性心率增快的不良反应，并能提高治疗冠心病的疗效。β受体阻滞药可拮抗利尿药增加肾素分泌、升高血浆肾素活性的作用。β受体阻滞药与α_1受体阻滞药联用也能增强疗效，前者尚能抵消后者引起的心动过速不良反应。一般认为，利尿药可与各类降压药联用，不仅能增强降压作用，而且能减轻其他某些降压药，如β受体阻滞药、α_1受体阻滞药引起的水钠潴留，血管紧张素转换酶抑制药和血管紧张素Ⅱ受体拮抗药的轻度潴钾作用，可抵消利尿药使血钾减少的不良反应，利尿药可算得上联合降压中的最佳“配角”。如果3种以上降压药联用，其中一种应是利尿药，否则很难达到理想的降压效果。但由于β受体阻滞药和利尿药对血脂和血糖代谢均有一定的不良影响，还可引起性功能障碍，所以不宜长期联合应用。

(2)小剂量联合原则：关于降压药的剂量，除β受体阻滞药、α_1受体阻滞药外，其他降压药一般不会用＞3 个的剂型剂量（如福辛普利 1 片为 10 毫克，此即 1 个剂型剂量）。这是因为所有降压药都有一定的不良反应，若通过不断增加一种药物的剂量来增加疗效，其代价可能是增加该药物的不良反应。目前公认，降压药联合用药应采取小剂量联合，多数降压药用 1 个剂型剂量，少数必要情况下可用 2～3 个剂型剂量，氢氯噻嗪只用半个或 1 个剂型剂量。此外，目前国外进口降压药的有效性和安全性较好，但价格比较高，我国不少病人尚难以承受长期应用这些药物的费用。因此，在实际临床工作中，有时要求我们考虑这一因素而不能把进口药的剂量用大。

(3)量加倍一药加种序贯原则：当一种首选药的 1 个剂型剂量未能使血压下降到目标水平时，可将剂量加大 1 倍，或者加用第二种药；如血压仍未下降到目标水平，可将第二种药剂量加大 1 倍，或加用第三种药；如血压仍未下降到目标水平，可将第三种药剂量加大 1 倍，或加用第四种药；如血压仍然未下降到目标水平，应分析原因（是否为继发性高血压，是否为已合并严重靶器官损害如肾功能不全，是否为所用药物尚未能针对其高血压病的发病机制，或者是顽固性高血压），采取相应的治疗方法或调整降压药种类。降压药的启用应该根据血压水平即高血压病级别从 1～3 种药开始，然后再根据疗效进行药物种类和剂量的“微调”。一个具体的高血压病患者，究竟需几种降压药才能达到血压控制的目标水平，这多取决于高血压病的程度。综合国际上许多大型临床试验发现：所需降压药个数＝高血压级别数±1。如 1，2，3 级高血压病常需降压药 0～2，1～3，2～4 种。

高血压病急症还需静脉使用降压药。

(4)其他因素同控原则:高血压病患者常常合并冠心病等其他危险因素,如吸烟、血脂异常、糖尿病和肥胖等,是否兼顾治疗这些危险因素,也严重影响高血压病预后,因此必须同时控制。此外,高血压病患者50%以上合并其他各种内科疾病,或者高血压病本身已经导致靶器官(药起作用的器官)损害,在选择降压药时必须考虑这些因素。所以要综合干预,降低心血管病的总体危险。

4. 联合用药应注意的问题

(1)中枢神经抑制药氯氮䓬、异丙嗪与多种降血压药配伍,能增强降血压效果。巴比妥类与钙离子拮抗药合用,可引起血压下降。氯丙嗪与普萘洛尔,前者使后者代谢受阻,加强了心血管的抑制,可导致严重的低血压。异巴比妥与β受体阻滞药(美托洛尔)合用,因前者的酶促作用,加速后者消除而降效。

(2)心脑血管疾病伴有脑卒中的患者,不宜选用中枢性降血压药(可乐定、甲基多巴),以避免引起昏睡;不宜使用血管扩张药胍乙啶,防止导致直立性低血压。有心脏传导阻滞者,不宜选用β受体阻滞药及非二氢吡啶类钙离子拮抗药,防止引起心律失常甚至心脏抑制。冠心病患者不能服用肼屈嗪,因为肼屈嗪能增加心率、心排血量及耗氧量,可诱发心绞痛。洋地黄类制剂(洋地黄毒苷、地高辛)与降血压药合并用药要特别谨慎,与钙离子拮抗药(地尔硫䓬)、尼卡地平、硝苯地平、维拉帕米及血管紧张素转换酶抑制药(ACEI)卡托普利等合用时,可影响前者的肾清除率,使血药浓度升高,引起房室传导阻滞。地高辛与利尿降血压药(呋塞米、吲达帕胺)联用,可致低血钾及低镁,增加心律失常的危险。有心力衰竭者不宜选用普萘洛尔、胍乙啶,因为这些药物能抑制心脏,降低心排血量。血液黏稠度是导致心肌梗死和脑梗死的原因之一,为了降低血液黏稠度,防止血小板凝集,患者需长期服用阿司匹林。复方解热镇痛药、感冒药中常含有阿司匹林成分。阿司匹林可通过降低前列腺素合成,而削弱血管紧张素转换酶抑制药卡托普利、苯那普利、西拉普利、福辛普利和β受体阻滞药美托洛尔、阿替洛尔的降血压作用,应引起注意。阿司匹林与银杏制剂合用时,可引起眼底和前房出血,原因是抑制了血小板激活因子。

(3)降血糖药氯磺丙脲、甲磺丁脲与降血压药β受体阻滞药普萘洛尔、美托洛尔合用,可引起高血糖。二甲双胍及磺脲类降血糖药格列齐特、格列喹酮、格列吡嗪与血管紧张素转换酶抑制药卡托普利、苯那普利、西拉普利、福辛普利等联用,可加强降血糖效果,导致低血糖症状发生。

(4)高脂血症伴有脂质代谢异常的,不宜选β受体阻滞药及利尿药。为了同时治疗不同类型的高脂血症,应禁止他汀类与吉非贝齐联用,如若联用可增加患肌病和横纹肌溶解的可能性,使肌酸磷酸激酶血浓度增高,产生肌球蛋白尿而致急性肾衰竭,严重者可导致死亡。血管紧张素转换酶抑制药降血压药不宜与他汀类降血脂药洛伐他汀(美降脂)、辛伐他汀(舒降脂)、血脂康联用,防止产生肌病和严重的高钾血症。

(5)氨茶碱与硝苯地平、地尔硫䓬合用。因为后者可降低氨茶碱在肝脏的代谢作用,提高其血药浓度,可使前者药理作用加强，引起氨茶碱中毒症状。普萘洛尔与氨茶碱合用，后者可拮抗前者的血钾升高和血糖降低作用，但前者有诱发哮喘的可能。支气管哮喘、抑郁症患者不宜选用β受体阻滞药。有报道，氨茶碱能逆转硝苯地平的降血压作用。

(6)解热镇痛药吲哚美辛与硝苯地平或维拉帕米同用，可致后二者血药浓度增高，因而毒性增加。与呋塞米同用时，可减弱后者排钠及抗高血压作用。雷尼替丁与美托洛尔、硝苯地平合用时，前者减少肝血流量，同时抑制肝细胞色素 P-450，使后者代谢变慢，血药浓度升高，药效增加。β受体阻滞药(普萘洛尔)与肾上腺素合用使β受体作用被拮抗，使α受体作用相对加强，而引起血压骤升。α受体阻滞药(特拉唑嗪)与肾上腺素合用使α作用被拮抗，使β受体作用相对加强，而引起血压急剧下降，因此服用β受体阻滞药、α受体阻滞药患者，在3天内禁用肾上腺素制剂。妊娠期不宜用血管紧张素转换酶抑制药(ACEI)、血管紧张Ⅱ受体拮抗药(ARB)。

(7)β受体阻滞药(BBS)、血管紧张素转换酶抑制药合用。多数可使降血压作用加强，同时毒副作用增加，应注意合理选用和调整药物剂量。非洛地平与美托洛尔合用，可使后者血药浓度增加35%，疗效和毒性均有增加。普萘洛尔与硝苯地平合用，降血压效果加强，但要警惕血压过低和心力衰竭。硝苯地平、地尔硫䓬与β受体阻滞药(美托洛尔、阿替洛尔)联用，可发生累加协同的治疗和毒性作用。美托洛尔、阿替洛尔与维拉帕米合用，可致心力衰竭及传导异常。维拉帕米与其他降血压药合用有协同作用，应调整剂量。硝普钠与其他降血压药合用可使血压剧降。但有的降压药物合用能使降血压作用削弱，应引起注意。卡托普利与维拉帕米、阿替洛尔联用，前者可降低后者的药理作用。中枢性降压药（甲基多巴、可乐定）与其他降血压药有协同作用。利尿药作为基础降血压药与各类降血压药配合使用，起到降低降血压药的剂量和增强降血压效果，减少不良反应，利尿消肿以消除某些降血压药的不良反应。但β受体阻滞药与噻嗪类药合用，可引起血浆中低密度脂蛋白、三酰甘油、胆固醇升高等不良反应。合并痛风的患者，不宜使用利尿药，以避免引发痛风。合并肾功能损害者，不宜选用噻嗪类、胍乙啶。噻嗪类利尿药与银杏制剂合并使用，可引起血压升高，机制尚不详。保钾利尿药（螺内酯、氨苯蝶啶），血管紧张素转换酶抑制药（ACEI）卡托普利、依那普利、福辛普利合用时，易导致钾浓度升高，引发高钾血症，引起严重的心脏传导阻滞，心律失常，甚至有心脏停跳的危险，如若应用要注意监测血钾浓度。利尿降压药吲达帕胺、氢氯噻嗪与血管紧张素转换酶抑制药联用，较单独使用更易导致肾衰竭。

专家指出：高血压对靶器官损害程度与日间均值血压强度、血压稳定程度有关，因此选择抗高血压治疗药物时，不仅要考虑药物之间相互作用，同时要考虑对血压作用时间与平稳性，即峰药浓度不过高，谷药浓度不过低。要做到这一点，用药应选择长效、缓释和控释制剂，使血压始终保持在理想范围内，这样就可以减少对靶器官的损害。所有高血压病患者均应改善生活方式，少食高脂肪饮食，减少食盐摄入，减轻体重，戒烟，饮酒限量，适当增加体育运动和户外活动。多数患者需终身用药。用药应力求简便有效，在剂量上采用最低有效量，力争减少药物引起的不良反应，增加患者治疗的依从性。

5. 降压药之间的配伍禁忌

(1)同类药物不能联合应用：比如美托洛尔和比索洛尔同属β受体阻滞药，不能联用。但在确实必要的情况下，硝苯地平可与维拉帕米联用，这是一个例外。不过临床上不要泛用这种联合，因为有效的优质的降压药不少，这种联合并非是最佳的联合方式，只能算非禁忌联合。不同作用机制的利尿药可以联合。

(2)AB/CD斜线同侧药物不必联合应用：从理论上说，AB/CD 5类降压药中，斜线同侧的药物一般无必要联合用来治疗高血压病。理由是它们的降压机制相似，所以斜线同侧的药物不宜作首选联合。但斜线同侧的药物并非禁忌联合，实际临床应用中对那些血压较难控制的患者这种联合很普遍，如血管紧张素转换酶抑制药(ACEI)＋β受体阻滞药，利尿药＋钙离子拮抗药，甚至还联用血管紧张素转换酶抑制药和血管紧张素Ⅱ受体拮抗药(ARB)。

(3)β受体阻滞药(BBS)不宜与下列药物合用：与可乐定合用会加重心动过缓，突然停用可乐定则可能导致β受体阻滞药诱发反跳性高血压，甚至心脑血管意外。

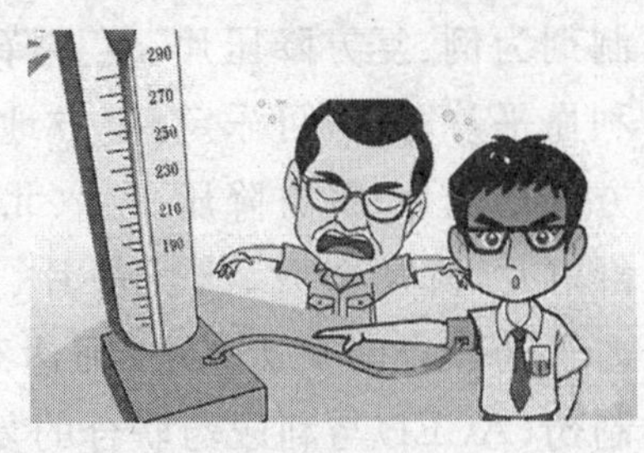

与胍乙啶合用因两者都能降低心排血量，可诱发心力衰竭和直立性低血压。与哌唑嗪合用容易出现哌唑嗪首剂反

应，故在高血压病开始治疗时两者不宜联合。与维拉帕米、硫氮䓬酮合用会加重心动过缓、心脏传导阻滞和心力衰竭，甚至心跳停搏。

(4)其他联合禁忌：胍乙啶与哌唑嗪，二氮嗪与呋塞米联用可引起严重的直立性低血压。可乐定与甲基多巴联用，会加重各自的嗜睡和心动过缓不良反应。血管紧张素转换酶抑制药(ACEI)与保钾利尿药合用可导致高钾血症。噻嗪类利尿药与二氮嗪合用可使血糖升高，因此糖尿病患者不宜使用。

6. 降压药的复方制剂 有人总结出降压治疗过程中一种规律"十定律"，即平均每降低10毫米汞柱血压就要增加一种降压药物。为达到目标血压常需要≥3种降压药物合用，因此选用每日口服1次和药物间相互作用少的降压药物显得尤为重要。为了满足广大高血压病患者的需要和提高服药依从性，降压药的复方制剂应运而生。

我国早在20世纪60年代就开始研制复方降压药物，先后研制并应用的复方制剂多种。但多选择中枢作用药或利尿药作为搭配药。以中枢作用药与利尿药联合为主的复方制剂为例：复方降压片、复方降压素片、复方降压胶囊、复方利血平片、复方可乐定、复方地舍平片(降压乐、安降乐)、复方催压降片、复方降压平片(北京降压0号)、常药降压片、脉舒静片、降压静片、维压静片、安降片。以中枢作用药与扩血管药联合的安达血平(阿达芬)。以血管紧张素转换酶抑制药(ACEI)与利尿药联合的复方卡托普利片(克甫定)。以α受体阻滞药与利尿药联合的复哌嗪。以利尿药与利尿药联合的复方氨苯蝶啶(利降平)、复方阿米洛利片(武都力、蒙达清)。中西药合剂:新降片、复方罗布麻片、珍菊降压片(菊乐宁降压片)、安速降压片。国外的复方降压制剂起步比我们晚,但选择的药物比我们新(表4)。我国的复方降压制剂的最大缺憾是大型临床试验不足。

表4 国外抗高血压复方制剂

联合方案	合用的药
ACEI+钙离子拮抗药	贝那普利、氨氯地平
	依那普利、非洛地平
	群多普利、维拉帕米
	依那普利、地尔硫䓬
ACEI+利尿药	卡托普利、氢氯噻嗪
	贝那普利、氢氯噻嗪
	依那普利、氢氯噻嗪
	赖诺普利、氢氯噻嗪
	莫西普利、氢氯噻嗪
	喹那普利、氢氯噻嗪
ARB+利尿药	坎地沙坦酯、氢氯噻嗪
	依普沙坦、氢氯噻嗪
	依贝沙坦、氢氯噻嗪
	氯沙坦钾、氢氯噻嗪
	替米沙坦、氢氯噻嗪
	缬沙坦、氢氯噻嗪

续表

联合方案	合用的药
β受体阻滞药＋利尿药	阿替洛尔、氯噻酮
	比索洛尔、氢氯噻嗪
	长效普萘洛尔、氢氯噻嗪
	美托洛尔、氢氯噻嗪
	纳多洛尔、氢氯噻嗪
	噻吗洛尔、氢氯噻嗪
中枢作用药＋利尿药	甲基多巴、氢氯噻嗪
	利舍平、氢氯噻嗪
	利舍平、氢氯噻嗪
利尿剂＋利尿药	阿米洛利、氢氯噻嗪
	螺内酯、氢氯噻嗪
	氨苯蝶啶、氢氯噻嗪

注：血管紧张素转换酶抑制药(ACEI)、血管紧张素Ⅱ受体拮抗药(ARB)

近年来，对复方降压制剂的研究越来越重视，不但体现在剂型的改进和制剂的更新，而且还出现了新的给药系统。更加令人耳目一新的是，复方制剂的组成已经有了新的概念，不再是单纯几种降压药物的合理搭配，而是考虑到整个心脑血管疾病的综合防治。英国研制出一种新的复方制剂，包括 1 种降脂药、3 种降压药、叶酸和阿司匹林。美国也研制出了用于防治心脑血管病的“多药片”。尽管这些复方制剂的效果尚需得到循证医学的验证，但是综合控制多着重于心血管病危险因素，这一理念已获得心血管医学界的广泛认同。

7. 降压药联合用药的禁忌　对于高血压病患者来说，往往不仅只有高血压病，常还伴有其他疾病，所以在使用降压药物的同时，往往要联用其他药物。但是，合理地联用药物可增加疗效，反之不仅疗效没有提高，还会增加不良反应。

例 1. 卡托普利＋利尿药，易致低血压。

患者，男，67 岁，3 年前出现高血压，口服降压药物卡托普利，每次 25 毫克，每天 3 次，血压控制理想。4 个月前，患者血压升高，于是加用呋塞米片，每次口服 20 毫克，每天 2 次，使用 3 天后，患者突然出现头痛、头晕、疲劳，测血压为 120/80 毫米汞柱，出现低血压。

分析：该病人为老年患者，在联合使用卡托普利和呋塞米时应该注意，卡托普利与利尿药合用，可以导致严重的低血压。为了防止出现严重的低血压，应该停用利尿药或减量，而且卡托普利需要从低剂量开始使用。

例 2. 酒石酸美托洛尔＋麻黄药物，降低高血压药物的疗效。

患者，男，52 岁，1 年前出现高血压，使用酒石酸美托洛尔治疗，每次 25 毫克，每天 2 次口服给药。一周前患者出现感冒、头痛，给予布洛芬伪麻黄碱片，每次 1 片，每天 3 次，使用 5 天后，患者感冒减轻，但出现头晕、恶心、呕吐等症状。测血压为 160/110 毫米汞柱，血压明显升高。

分析：该患者为高血压病，酒石酸美托洛尔为常用的β受体阻滞药，可以用于高血压、心律失常、心绞痛等，为一线降压药物，但是该药物不能够与麻黄药及含麻黄的制剂合用。因为麻黄含有麻黄碱和伪麻黄碱，可以降低高血压药物的疗效。在使用酒石酸美托洛尔治疗时，患者应避免使用含麻黄的药物，以防降低疗效。

例 3. 硝苯地平＋地高辛，增加地高辛毒性。

患者，女，71 岁，5 年前出现头晕、恶心，诊断为高血压病，给予硝苯地平缓释片，每次 20 毫克，每天 2 次口服，血压控制较好。5 个月前患者出现慢性心功能不全，给予地高辛，每次 0.25 毫克，每天口服 1 次。服药 2 周后，患者出现头晕、恶心、呕吐、精神症状，出现地高辛中毒。

分析：该患者为高血压病患者，使用硝苯地平治疗高血压，后来出现慢性心功能不全，合用地高辛治疗。但是两药合用后，硝苯地平可以抑制地高辛的肾脏清除或肾外清除，导致地高辛血药浓度升高，毒性增强，所以不宜合用。如果必须合用，需要及时监测地高辛血药浓度、监测心电图等，必要时调整地高辛的使用剂量，以防出现地高辛中毒。

（三）分清情况联合用药

1. 联合用药才能达标 《中国高血压防治指南》提出，≥2 级高血压病患者，常需联合应用降压药以使血压达标。

大型临床研究表明，单药治疗有效者只占 1/3。单一药物只能对高血压的其中一种机制进行调节，所以疗效不佳，且血压降低后会启动反馈调节机制，使血压回升，药物加量至剂量-反应平台后，再增加剂量不会增加疗效，且导致不良反应增加。因此，对单药治疗不能满意控制血压，血压水平较高的中、重度高血压病，应予联合用药。

美国预防、检测、评估与治疗高血压全国联合委员会第七次报告（JNC7），降压治疗方案指出，＞2 期高血压病（≥

160/100毫米汞柱)多数需≥2种降压药联合应用,通常为噻嗪类利尿药加血管紧张素转换酶抑制药(ACEI)或血管紧张素Ⅱ受体拮抗药(ARB)或β受体阻滞药或钙离子拮抗药(CCB),并且血压比目标血压>20/10毫米汞柱,初始治疗即应2种药物联用。世界卫生组织/国际高血压协会(WHO/ISH)强调30%病人需要≥3种降压药治疗。联合用药可使有效率增至75%~90%,并增加患者的依从性。研究表明当2药联用时,其降压幅度基本是2种单药降压幅度之和,此时联合用药具"相加效应",而不良反应较2种单药之和小,即相互抑制另一药物引起的不良反应。此外,联合用药有利于多种危险因素和并存疾病得到控制,保护靶器官,减少心血管事件。

2. 联合用药搭配应具有的原则 联合用药时药物搭配应具有协同作用,应为两种不同降压机制药物联用,常为小剂量联合,以降低单药大剂量所致剂量相关性不良反应,不良反应最好相互抵消或少于两药单用。为简化治疗,提高患者依从性,联用药物需服用方便,每日1次,疗效持续>24小时。选择药物时还应注意,是否有利于改善靶器官损害、心血管病、肾脏病或糖尿病,有无对某种疾病的禁忌。

联合用药有各药按需剂量配比处方和固定配比复方两种方式。较好固定复方剂如代文(缬沙坦+氢氯噻嗪),海捷亚(氯沙坦+氢氯噻嗪)、安博维(厄贝沙坦+氢氯噻嗪)。

2003年《欧洲高血压协会-欧洲心脏协会高血压治疗指南》提供了一个联合治疗的药物搭配图,即常见的6种抗高血压药的配合。这6种药物为:α受体阻滞药、β受体阻滞药、利尿药、血管紧张素转换酶抑制药(ACEI)、血管紧张素

Ⅱ受体拮抗药(ARB)、钙离子拮抗药(CCB)。治疗开始采用小剂量单一用药的优点,在于能够发现病人对哪种药物反应最佳,但降低了治疗的依从性。可吸收支架(Progress)试验表明,起始治疗采用联合用药是有效的。如血压控制不满意,可加大剂量或小剂量联合应用第三种药物。

血管紧张素转换酶抑制药或血管紧张素Ⅱ受体拮抗药,可预防肾脏疾病的进展,是合适的初始用药。常规推荐利尿药或其他降压药与一种血管紧张素转换酶抑制药或血管紧张素Ⅱ受体拮抗药联合应用。临床试验支持药物联用的有效性和耐受性:利尿药和β受体阻滞药;利尿药和血管紧张素转换酶抑制药;利尿药和血管紧张素Ⅱ受体拮抗药;二氢吡啶类钙离子拮抗药和β受体阻滞药;钙离子拮抗药和血管紧张素转换酶抑制药;钙离子拮抗药和血管紧张素Ⅱ受体拮抗药;钙离子拮抗药和利尿药;α受体阻滞药和β受体阻滞药。必要时亦可联合中枢性降压药。绝大多数糖尿病病人至少应用2种药物。在很多高血压合并肾脏疾病患者,>90%的患者需要≥3种不同药物最小剂量的联合治疗,以达到血压目标值。

3. 大于两类降压药联合用药的范例

(1)噻嗪类利尿药和β受体阻滞药:用于无并发症、无靶器官损害的高血压病患者。小剂量合用对血糖、血脂和尿酸影响不大。

(2)噻嗪类利尿药和血管紧张素Ⅱ受体拮抗药(ARB):用于高血压合并心力衰竭、高血压合并左心室肥厚、单纯收缩期高血压。

(3)噻嗪类利尿药和血管紧张素转换酶抑制药(ACEI):

用于高血压合并心力衰竭、单纯收缩期高血压和老年人高血压病。肾素血管紧张素醛固酮系统(RAAS),使血管紧张素Ⅱ(AngⅡ)减少,继发性醛固酮减少,减少利尿药产生的不良反应。

(4)钙离子拮抗药(CCB)二氢吡啶类和利尿药:用于单纯收缩期高血压和老年人高血压病。两者均可兴奋交感神经系统。理论上无相加降压作用,临床试验联合应用较单药疗效增加。

(5)CCB(二氢吡啶类)和β受体阻滞药:用于高血压合并冠心病。降压有叠加作用,并中和彼此触发的反馈调节。

(6)CCB(二氢吡啶类)和血管紧张素转换酶抑制药(ACEI):适用于高血压肾病,高血压合并冠心病,高血压伴动脉粥样硬化。2药联用有效控制率>80%,ACEI抑制CCB心动过速和踝部水肿的不良反应。

(7)CCB(二氢吡啶类)和血管紧张素Ⅱ受体拮抗药(ARB):适用于高血压肾病,高血压合并冠心病,高血压伴动脉粥样硬化。

(8)β受体阻滞药和血管紧张素转换酶抑制药(ACEI):适用于高血压合并心肌梗死,高血压合并心力衰竭,高肾素型高血压。二者均作用于肾素-血管紧张素系统,理论上合用无明显协同作用。

(9)血管紧张素转换酶抑制药和血管紧张素Ⅱ受体拮抗药(ARB):适用于高血压伴糖尿病肾病,减少蛋白尿优于单药治疗。

(10)α受体阻滞药和β受体阻滞药:用于急进性高血压。β受体阻滞药抵消α受体阻滞药的反射性心动过速,而后者抵消前者所致的代谢异常。合用降压作用协同放大。

(11)噻嗪类利尿药＋保钾利尿药:保持钾的平衡。

(12)其他联合用药:血管紧张素转换酶抑制药＋钙离子拮抗药(CCB)＋利尿药;ARB＋CCB＋利尿药;ACEI＋β受体阻滞药＋利尿药;ARB＋β受体阻滞药＋利尿药;ACEI＋β受体阻滞药＋CCB;β受体阻滞药＋钙离子拮抗药＋利尿药。

高血压病联合用药搭配有多种组合,应根据患者不同的临床情况而制订方案。联合用药时应个体化,应考虑每个患者的用药史、合并其他疾病、基线血压水平、有无靶器官损害和危险因素。在低剂量2药联用后,如血压未达标,可有两种方案,一为加用小剂量第三种药物,二为继续用原2种药,但加至最大量。如血压仍未达标,3种药物加至有效剂量。

4. 高血压病开始最好就联合用药 目前,临床上数以百万计的高血压病患者虽然服药,但血压却不能完全达标,血压控制情况和达标速度是影响患者预后的一个因素。联合降压药物治疗的最终目的,并非只是为了血压数值的降低,更是为了减轻或防止高血压病患者心、脑、肾等靶器官损害,从而最大幅度降低各种心血管事件的危险,延长病人的生命和提高病人的生活质量。

过去的联合用药习惯从单药开始,在未能达到理想的治疗效果的情况下,再加用不同种类药物以进一步降压。

我国的《高血压防治指南》指出,高危或极高危高血压病患者、中度或中度以上高血压病患者,可以将≥2种药物的联合应用作为起始治疗。尤其是老年高血压病患者,以及伴有糖尿病、心血管疾病的高血压病患者，大都需要服用1种以上的降压药物，才能达到目标血压。因为2种药物联合应用，首先它们可以有协同作用；联合用药以后，每一种药的剂量就用得少了，其不良反应明显降低。这是提倡联合用药的另一个重要原因。

既往多项研究发现，血管紧张素转换酶抑制药(ACEI)和血管紧张素Ⅱ受体拮抗药(ARB)除了能有效降低血压外，还能最终减少心血管疾病的发病率和死亡率。因此，有效的联合降压药物治疗，应以肾素-血管紧张素系统阻断药为基础，即必须包括至少一种肾素-血管紧张素系统的抑制药物(ACEI或ARB)。

最新倡导的联合用药原则是一开始就联合使用两个药物。《新英格兰医学杂志》发表的研究结果显示：以肾素-血管紧张素系统阻断药(ACEI)贝那普利、卡托普利、福辛普利、培哚普利等为基础与钙离子拮抗药(CCB)氨氯地平联合治疗，作为高血压病患者的起始治疗不仅安全有效，而且是更积极的血压管理策略。起始联合降压治疗的最终目的并非只是为了血压数值的降低，更是为了减轻或防止高血压病患者心、脑、肾的损害，降低各种心血管事件发生率。

(四)治疗高血压病的几种错误

1. 治疗高血压病防十种错误

(1)以自我感觉来估计血压的高低：这样做往往不准确。特别是长期血压高的患者，由于对高血压产生了“适应”性，所以即使血压明显升高，也无任何不适。如仅以自我感觉来决定是否服药，那样贻害无穷。

(2)用药不规范:有些病人不能坚持服药,有时服药,有时又不服,导致血压不稳定,造成心、脑、肾等重要脏器长期受损。

(3)血压一正常即停药:这种不正确的服药方法,导致了血压出现升高-降低-升高的不稳定情况。这样不仅达不到治疗效果,而且由于血压出现较大幅度的起伏,将会引起心、脑、肾发生严重的并发症。

(4)“盲目治疗”:有的患者长时间一味服药而不定期到医院检查,这样易产生药物不良反应或耐药性。

(5)不做综合性治疗:高血压病是由多种因素造成的,治疗上也需要采取综合性措施,否则就不可能取得理想的治疗效果。

(6)认为用与不用降压药没有多大差别:在高血压患者中,80%以上的患者属于原发性高血压(原因不明的高血压),必须用药物来控制血压,以减少和推迟脏器的损害,延长寿命。

(7)盲目长期服用一种降压药:将服药作为一种“生活习惯”,不讲究实效,任何药物长期服用都会降低疗效,产生耐药性,并易出现药物不良反应。此外,不同的病人需根据其病程、年龄、个体差异、脏器功能等情况,选择适当的药物治疗,千篇一律或长期服用一类药物,不加更改,不明血压高低,实际上也是一种“盲目或无效治疗”,所以这种做法是不可取的。

(8)不求医自行购药治疗:这种做法实际上是将高血压病的治疗简单化了。目前,市场上治疗高血压病的药物多达几十种,各有适应证和一定的副作用,病人的情况也各不相同，科学、合理的用药，一定要在医师指导下进行，自行购药服用，带有一定危险性。

(9)认为血压偏高不值得治疗：一般来说，成年人的血压超过140/85毫米汞柱，即可认为患有高血压。但部分早期高血压病患者，血压处在上述的边缘状态，因此往往不被重视。这种程度的高血压同样对机体会产生危害。

(10)一味追求血压达到正常水平：老年人(＞60岁者)，均有不同程度的动脉硬化(主要指心、脑、肾)，稍偏高一点儿的血压，有利于脏器的血液供应。如果不顾年龄及病人的自身情况，而一味要求降压到正常水平，反而得不偿失。血压究竟降至多少为宜，应因人而异，不可一律追求正常血压值。

2. 如何正确对待降压药

(1)高血压病治疗不能仅依靠药物：饮食、运动、心理、生活、睡眠都很重要。吸烟、高盐摄入是高血压病明确的危险起因，所以高血压病病人需要戒烟，控制食盐的摄入量(每日＜6克)，严重者＜3克。高血压病受情绪影响较大，所以尽量保持平和的心态。减肥、体育锻炼能够有助于高血压病的治疗，天天活动必不可少。

(2)降血压不是一日之功：血压无论多高要立刻达标，这是一种误区。很多高血压病病人急于达标，原来血压180/110毫米汞柱，也想立刻降到正常，所以大量的服用降压药物。血压的一大作用是保持脑部供血，如果血压降低过快，会引起大脑供血不足，反而影响健康。我们提倡平稳降压，使机体血压平稳下降，每天的血压波动较小。

(3)我们提倡平稳血压：临床上很多病人认为，能使血压立刻下降的药物就是好药。其实我们提倡的是平稳降压，现在很多好的降压药物都是长效制剂，药效的发挥需要一周甚至更长时间才能达到最佳效果，所以在早期服用的几天效果不明显，很多病人因此以为这样的药物疗效差，而频繁更换降压药物，引起延误治疗，病情加重。

(4)服降压药最好量体裁衣：任何药物都有不良反应，其不良反应是在大量的临床研究中总结出来的，在一个人身上发生但不一定在另一个人身上发生。所以当别人服用这种药物有不良反应时，不一定自己也会发生。药物的使用是在考虑利弊的情况下进行的，如果一种降压药物最适合一个病人且无法替换，那即使有很多不良反应（在该病人身上不发生）也应该使用。

(5)用西药降压好还是用中药好：目前应用的多数降压药是西药，但是很多病人在应用很多西药效果不佳后，转而应用中药或中成药。这个问题如何处理，最好去找心血管病医师根据个体身体疾病状况决定。

（五）如何科学合理规范地治疗高血压病

下面6条策略已被视为提高降压疗效、降低靶器官损害发生率的核心理念。

1. 平稳降压　所谓平稳降压包括两方面涵义。一是降压速度不宜过快，根据患者基线血压水平，一般要求在数周之内，逐渐将血压降低至目标值以下。血压下降速度过快可能对患者产生不利影响。目前，临床上使用日趋广泛的长效降压药物（长效CCB、ACEI/ARB和β受体阻滞药）及噻嗪类利尿药，均符合平稳缓慢降压治疗的要求。但在临床实践中，许多患者常常缺乏足够的耐心，这需要临床医生与患者充分沟通，使其认识到平稳缓慢降压的重要性。平稳降压的另一层涵义是努力减小血压波动，降低血压变异性。初步研究发现，血压变异性增高，可能是高血压病患者靶器官损害的独立危险因素。应用前述长效降压药物也是减小血压变异性的有效手段。

2. 早期干预 高血压病一旦发生，其对心脑肾及外周血管的损害过程即已启动，因此无论患者是否具有临床症状，均应及早启动降压治疗，使血压持续达标，最大限度地降低高血压病对心血管系统的危害。研究显示，降压治疗启动得越早，其心血管残余风险就越低。随着高血压病病程的延长，虽然降压治疗仍可明显降低靶器官损害的危险性，但患者的残余风险仍将维持于较高水平。另一方面，在患者尚未发生靶器官损害之前，降压达标一般较易实现；若患者已经发生靶器官损害，由于降压目标值更低、选择降压药物受到更多限制等因素，使得降压达标更难以实现。因此，对于高血压病高危人群应加强筛查，对于确诊高血压病者应及早治疗，视患者给予生活方式干预和(或)药物治疗，及早阻断血压增高对人体的危害。

3. 长期治疗 高血压病是一种终身性疾病，绝大多数患者需要终身治疗。长期治疗、持久达标，有助于最大限度地降低高血压所致靶器官损害的风险。国际性维拉帕米缓释片/群多普利(INVEST)研究表明，在整个研究期间，患者血压达标的时间越长，发生致死性或非致死性心肌梗死与脑卒中的危险性就越低。因此，在降压治疗过程中，应加强对患者的督导与血压监测，努力提高其治疗依从性，并根据其血压水平与降压疗效，对治疗方案作必要的调整，保证血压持久达标。

4. 有效降压 对于高血压病患者而言，血压下降是患者获益的根本保障。因此，在降压治疗过程中，应将降压幅度作为疗效评估的主要指标。虽然不同类型降压药物的靶器官保护作用可能有所不同，但这种差异在降压与获益的关系中所占比重很小，过分强调“降压以外获益”是不合理的。大量研究表明，目前临床常用的各类降压药物（噻嗪类利尿药、长效 CCB、ACEI/ARB 和 β 受体阻滞药），降压幅度均相似。然而值得关注的是，虽然 β 受体阻滞药的降压作用与其他药物相似，但其降低心血管事件发生率的效果却较差。大规模临床试验（ASCO）研究发现，与血管紧张素转换酶抑制药（ACEI）、利尿药和钙离子拮抗药（CCB）相比，β 受体阻滞药降低肱动脉血压的作用相似，而对中心动脉血压的降压作用显著弱于其他药物。由于中心动脉血压水平与靶器官损害危险性之间的关系更为密切，而肱动脉血压只是中心动脉压力的一种替代指标，这可能是 β 受体阻滞药靶器官保护作用较差的机制之一。因此，2006 版英国高血压指南，已将此类药物从一线降压药中剔除。2009 版加拿大高血压指南，也不推荐将 β 受体阻滞药用于无并发症的老年高血压病患者的一线治疗。

5. 联合治疗 研究发现，一种降压药物只能使不足 1/3 的患者血压达标，多数高血压病患者需要应用 2 种以上的降压药物联合治疗。因此，联合用药是降压达标的关键措施。理想的联合治疗方案，应符合增强降压效果、减少不良反应的原则。2007 年欧洲高血压指南所推荐的联合用药配伍包括：钙离子拮抗药＋血管紧张素转换酶抑制药（CCB＋ACEI）、钙离子拮抗药＋血管紧张素Ⅱ受体拮抗药（CCB＋ARB）、钙离子拮抗药（CCB）＋利尿药、CCB＋β受体阻滞药、ACEI＋利尿药及ARB＋利尿药。这一推荐建议具有充分的循证医学证据，应被视为合理联合应用降压药物的基本准则。

6. 降低心血管系统整体危险水平 降压治疗的主要目的在于降低患者心血管风险、减少靶器官损害及不良心血管事件的发生。但高血压病只是诸多心血管危险因素之一，吸烟、糖尿病、血脂异常、肥胖等，均可显著增加患者心血管危险水平。INTERHEART研究通过对29 972例初次心肌梗死患者的研究发现，随着患者所存在的心血管危险因素（吸烟、糖尿病、高血压、血脂异常）数量的增加，其心肌梗死的危险性呈现指数级递增。因此，对于高血压病患者不应仅仅关注血压水平，应在积极降压治疗的同时，认真筛查患者可能存在的其他危险因素，并予以积极干预，包括戒烟、应用他汀类药降胆固醇、应用阿司匹林抗血小板治疗、控制血糖及改善生活方式等。只有综合控制患者所存在的各种心血管危险因素，才能最大程度的降低心血管危险水平并改善患者预后。

三、抗高血压病的药物分类

（一）六大系列抗高血压药

目前高血压病病人常用的抗高血压药物，按照药理的作用可以分为6大系列。

1. 利尿药 利尿药是使用最早、最常用的降压药物，降压作用显著，对老年人收缩期高血压和肥胖的高血压病病人降压尤为适用，但不适宜痛风、高脂血症及糖尿病病人。可与各类抗高血压药物合用，能增加降压的效果。由于长期应用易引起低血钾等不良反应，现在已经很少大剂量地使用。常用的利尿药按照降压作用的强弱分为：

(1)高效利尿药，如呋塞米、依他尼酸。

(2)中效利尿药，如氢氯噻嗪、氯噻酮。

(3)低效利尿药，如螺内酯、氨苯蝶啶，低效利尿药都有保钾的作用。利尿药最大的优势是价格低廉。

2. β受体阻滞药 β受体阻滞药既能降低血压，又能减慢心率，应用很广泛。这是一类"洛尔"系列，常用的有阿替洛尔(氨酰心安)、美托洛尔(倍他乐克、美多心安)、拉贝洛尔(柳安苄心定)、比索洛尔(博苏)。β受体阻滞药适用于年轻人和心率偏快的高血压病病人，对合并冠心病的高血压病病人尤为适合。但是，对心率已经很慢、存在心脏传导阻滞和有哮喘的高血压病病人禁止服用。

3. α受体阻滞药 α受体阻滞药的特点是不影响血脂和血糖的代谢。这是一类"唑嗪"系列，常用的药物有：

(1)短效的哌唑嗪。

(2)长效的多沙唑嗪、特拉唑嗪等。

由于α受体阻滞药同时能治疗前列腺肥大，对伴有前列腺肥大的老年男性更为适用。α受体阻滞药主要的不良反应，是会引起直立性低血压，所以服用该药的病人，起床时要格外小心，动作要慢。

4. 血管紧张素转换酶抑制药 血管紧张素转换酶抑制药是一类安全有效的降压药，它的种类最多，适应证最广，对血脂和血糖的代谢没有影响，对肾脏有保护作用，是高血压病合并心力衰竭和糖尿病理想的首选药物。肾功能不好的病人也能应用，只是要从小剂量开始服用，严重的肾衰竭和患有双侧肾动脉狭窄的病人及怀孕妇女则不能服用。令人遗憾的是，这么好的一类降压药却有咽痒干咳的不良反应，发生率在10%左右，影响了药物的广泛应用。这是一类"普利"系列。根据药物作用时间的长短，可分为短效、中效和长效。

(1)长效的种类很多，有苯那普利(洛汀新)、培哚普利(雅施达)、福辛普利(蒙诺)、贝那普利(一平苏)、咪达普利(达爽)等。

(2)中效的有依那普利(依那林)。

(3)短效的有卡托普利(巯甲丙脯酸)。

5. 血管紧张素Ⅱ受体拮抗药 这是一类最新的降压药，是在血管紧张素转换酶抑制药的基础上开发成功的。不会引起咽痒干咳的不良反应。被认为是不良反应最少的一类降压药，作为"沙坦"系列，最早应用的是氯沙坦，以后不断开发的有缬沙坦、依贝沙坦等。

6. 钙离子拮抗药 钙离子拮抗药降压效果安全有效，其特点是在降压的同时，不降低重要器官的血液供应，对血脂、血糖的代谢没有影响，适用于老年高血压病和已有心脑肾损害的高血压病病人。此类"地平"系列种类不少。

(1)短效的有硝苯地平(心痛定)、地尔硫䓬(恬尔心)。

(2)中效的有尼群地平。

(3)长效的有氨氯地平(络活喜)、非洛地平(波依定)、尼卡地平。通过对制剂工艺的改进,制成缓释和控释片,使短效的药物具有长效的作用,如硝苯地平控释片(拜新同)、地尔硫䓬缓释片、维拉帕米(缓释异搏定)。常见的不良反应有面红、头痛、心跳加快、脚踝水肿,短效药的不良反应更为显著些。

(二)短、中、长效降血压药的特点

降压药的作用时间长短,是根据药物在血液中维持有效的作用时间来评定。

1. 短效降压药 一般维持的时间在5～8小时。常用的硝苯地平约5小时,卡托普利约6小时。所以,一天必须服用3次,否则就不能保证有效的降压效果。这类药的维持作用时间不长,但起效作用时间很快,如硝苯地平仅需3～15分钟、卡托普利需15～30分钟。所以,在遇到血压突然升高时,常用这些药作为急救药,如硝苯地平(心痛定)、卡托普利、维拉帕米(异搏定)、地尔硫䓬(恬尔心)等。

2. 中效降压药 在血液中维持的时间在10～12小时。如硝苯地平控释片,服用后能维持最低的有效血液中药物浓度在12小时以上,尼群地平也可以维持6～15小时,依那普利则可达11小时。服用这类药,一天可以服2次,如依那普利、非洛地平(波依定)、美托洛尔(倍他乐克)、尼群地平等。

3. 长效降压药 要求能维持降压疗效>24小时。作用时间最长的是左旋氨氯地平(施慧达)、培哚普利(雅施达),但这些药达到稳定的降压作用时间较长,一般需4～7天。

所以，病人服用这些药后不要着急，起效慢一些，并不是没有效果。长效药一天只需服用 1 次。为了达到有效的控制 24 小时的血压，一般情况下药还是放在早餐前后 1 小时服用为好，如氨氯地平（络活喜）、培哚普利（雅施达）、氯沙坦（科素亚）、福辛普利（蒙诺）、苯那普利（洛汀新）等。

（三）降血压药物选用的原则

1. 应用降压药物治疗原发性高血压需长期服药 因此，宜选用降压作用温和、缓慢、持久，不良反应少，病人易于掌握而使用方便的口服降压药（如氢氯噻嗪、利舍平、复方降压片等）作为基础降压药，再按不同病期选用其他降压药物。

2. 从小剂量开始 用降压药一般从小剂量开始，逐渐增加剂量，达到降压目的后，可改用维持量以巩固疗效，尽可能用最小的维持量以减少不良反应。

3. 注意药物不良反应 使用可引起明显直立位低血压的降压药物时，宜向病人说明，从坐位起立或从平卧位起立时，动作应尽量缓慢，特别是夜间起床小便时更要注意，以免血压突然降低引起昏厥而发生意外。

4. 缓进型病人的用药 缓进型第一期病人症状不明显，一般治疗（包括镇静药）即能奏效，可不必应用降压药物；必要时用少量作用温和的降压药如利尿药、萝芙木类或复方降压片即可。第二期病人多需采用≥2 种的降压药治疗，如利舍平、肼屈嗪和利尿药合用或再选加酶抑制药、节后交感神经抑制药、神经节阻滞药或肾上腺素受体阻滞药等。第三期病人多需用降压作用强的药物，如节后交感神经抑制药、神经节阻滞药，如盐酸可乐定、米诺地尔等治疗。

5. 临床上联合用药治疗的优点 药物的协同作用可提高疗效；几种药物共同发挥作用，可减少各药的单剂量；减少每种药物的不良反应，或使一些不良反应互相抵消；使血压下降较为平稳。最常用的联合是利尿药和其他降压药合用，利尿药既可增强多种降压药疗效，又可减轻引起水肿的不良反应；利舍平和肼屈嗪，β受体阻滞药和米诺地尔合用时，各自减慢和增快心率的不良反应互相抵消。

6. 急进型和缓进型第三期用药 急进型高血压病的治疗措施和缓进型第三期相仿，如血压持续不降可考虑用冬眠疗法；如出现肾衰竭，则降压药物以选用甲基多巴、肼屈嗪、可乐定为妥，血压下降不宜太显著，以免肾血流量减少加重肾衰竭。

7. 对血压显著增高多年的病人 一般不宜使血压下降过快、过多，病人往往因不能适应较低或正常水平的血压而感不适，且有导致脑、心、肾血液供应不足而引起脑血管意外、冠状动脉血栓形成、肾功能不全等可能。发生高血压危象或高血压脑病时要采用紧急降压措施。

（四）临床常用的降血压药物

1. 临床常用的血管扩张药

（1）硝普钠：为首选的强有力的血管扩张药，作用迅速，降压效应恒定，给药后 5 分钟即见效，停药后作用能维持 2～15 分钟。用法：50 毫克加入 5%葡萄糖 500 毫升中，静脉滴注，滴速为 1 毫升/分钟，每 2～3 分钟测 1 次血压，根据血压值调整滴速和用量，以维持适宜水平。本药通常无不良反应，一般不会发生硫氰酸盐中毒，在有条件时，用药后24小时内检测血浆硫氰酸盐浓度，>120毫克/升时应停用本品。本药性质很不稳定，须新鲜配制在12小时内使用。

(2)硝酸甘油：作用迅速，效果可靠，使用简单，不良反应少，尤其对中老年人合并冠心病、心功能不全者更适宜。用法：10～20毫克加入5%葡萄糖液250～500毫升中，静脉滴注，根据血压情况调整滴速。

(3)硝苯地平(心痛定)：为钙离子拮抗药，口服剂型，使用方便，临床常用。用法：10～20毫克，口含，3次/日，20～30分钟开始降压，1.5～2小时降压最明显。

(4)利舍平：用法：1～2毫克，肌内注射，1～2次/日，1.5～3小时开始起效，不必经常监护血压，适于快速降血压后的维持用药。

(5)乌拉地尔(压宁定)：具有外周和中枢双重的作用机制，在外周阻断突触后α_1受体，扩张血管；在中枢激活5-羟色胺(5-HT)中的受体(5-HTIA)，降低延髓心血管中枢的交感反馈调节而起降压作用。本品不干扰糖、脂肪代谢，不增加颅内压，对心率影响甚小，且无血压反跳，为临床常用。用法：先静脉推注12.5～25毫克，观察5～10分钟，必要时再推注12.5～25毫克。之后可用50～100毫克，加入250毫升液体中，静脉滴注维持，根据血压调节滴速。孕妇、哺乳期禁用。

(6)拉贝洛尔(柳胺苄心定)：用法：20毫克，静脉缓慢注射，必要时可每隔10分钟注射1次，直至产生满意效果或总剂量200毫克为止。孕妇、哮喘患者禁用。

(7)酚妥拉明：为α受体阻滞药，近年来使用渐少，但对于合并嗜铬细胞瘤患者，仍是首选。用法：5～10 毫克加入 25%～50%葡萄糖液 20 毫升中，立即静脉推注，同时密切观察血压。当血压降至 160/100 毫米汞柱左右即停止推注，继之以 20～30 毫克加入 5%葡萄糖生理盐水 500 毫升中，静脉滴注维持，根据血压情况调整滴速。不良反应有心动过速、直立性低血压等。

(8)硫酸镁：有镇静、解痉、解除血管痉挛的作用。用法：25%硫酸镁液 5～10 毫升加入 25%葡萄糖液 40 毫升中缓慢静脉注射，或用 25%硫酸镁 1 毫升深部肌内注射。

2. 减轻脑水肿的常用药物

(1)甘露醇：可使血浆渗透压在短时间内明显升高，形成血与脑组织的渗透压差，将水“回抽”到血中，当甘露醇从肾脏排出时可带走大量水分，从而具有显著的脱水降颅压作用。用法：20%甘露醇 250 毫升，快速静脉滴注，1 次/6～8 小时，心肾功能不全者慎用。

(2)呋塞米：临床上多与甘露醇联合使用，疗效更好。用法：40 毫克，静脉注射。

(3)地塞米松：可降低毛细血管通透性，维持血-脑屏障功能，用药后 12～36 小时显示出抗脑水肿作用。不良反应有并发感染、引起消化道应激性溃疡和影响血压、血糖的控制，临床不作常规使用，病情危重者可早期短时间使用。用法：10～20 毫克，静脉注射，1～2 次/日。

(4)甘油：脱水、降颅压作用较缓和，多在症状较轻或病情好转时使用。用法：10%复方甘油溶液 500 毫升，每日 1 次，静脉滴注。主要不良反应是用量过大或输液过快时易引起溶血。

(5)10%或20%人体人血白蛋白:50～100毫升,每日1次,静脉滴注,对低蛋白血症病人更适用,可提高胶体渗透压,作用较持久。

(五)降血压药物"阶梯治疗"方案

目前,治疗高血压病的西药有200多种,临床常用的有数十种之多,但应用有一定的规范,不可随便滥用。首先要求药物治疗宜个体化,即根据每个患者的具体情况,选择适合的药物,其次是实行分级阶梯治疗。"阶梯治疗"是世界卫生组织1978年提出高血压病的药物治疗方案。方案具有治疗简化、副作用减少,因病施治,针对性强的特点。用药先从单一或简单地给药方式开始,疗效不明显或无效时,再逐步增加其他药物。

1. 用药步骤

第一步:利尿药(如氢氯噻嗪)从排钠和减低血容量着手,或用β受体阻滞药(如普萘洛尔)以减少心肌收缩力、减慢心率、减低心搏出量,以达到降压目的。若无效,则进行第二步治疗。

第二步:可同时用2种药物治疗。利尿药加β受体阻滞药,或用其中的任何一种,另加其他一种降压药如利舍平或甲基多巴等。利尿药加利舍平,或利尿药加甲基多巴,或利尿药加可乐定,或β受体阻滞药(如普萘洛尔或美多心安)加肼屈嗪。如仍无效,则进行第三步治疗。

第三步:同时应用3种药物。如利尿药加β受体阻滞药加血管扩张药(如肼屈嗪)。若再无效,可改为第四步治疗。

第四步:同时应用4种药物。利尿药加β受体阻滞药,加血管扩张药，再加其他降压药如米诺地尔。

在治疗中，血压得到适当控制，经一段时间巩固后，可试行减药，即逐步“下阶梯”，直减至最少的药物及最小的剂量，仍使血压稳定，既适用于每个病人的药物量，又减少了药物的副作用，疗效可达个体最佳水准。本阶梯疗法适用于无并发症的病人。

2. 用药原则

(1)开始用有效而不良反应较小的单一药物，以适度降低血压。

(2)用小剂量逐渐增量的方法。

(3)如疗效不佳时，可晋级联合用药。

(4)联合用药不宜用同一类型的药物。

(5)对患有严重高血压病的患者，首次治疗即可选用联合用药。

(6)当血压得到控制后，可考虑降级用药。

3. 用药误区

(1)药不到量：高血压病治疗的目的，是要把血压降到正常范围，这才算是“治疗达标”。但目前现实情况是，不少病人虽然服用好几种药物，但其中只有一种是降压药，其他都不是降压药，没有降压作用。结果血压自然不会达标。这并不是病人的血压顽固，降不下来，而是服用的降压药剂量或品种不够。在高血压病病人中，这样的情况不在少数。例如，有的病人服用珍菊降压片，每天 3 次，每次 2 片，血压仍旧＞160/100 毫米汞柱。要知道珍菊降压片虽然有 2 种降压药，但是剂量都很小，降压作用也不大，只对病情很轻的高血压病病人有效。像这样的病人就应该停用珍菊降压片，改用其他降压药。还有些病人虽然在服用一些正规的降压药，如“地平”类、“普利”类，但血压始终降不下来，这时就需要 2 种降压药联合应用，并且剂量也必须足够。如果 2 种降压药联用，血压仍不达标，就必须 3 种降压药联合应用。有些病人甚至个别医生，不喜欢多用降压药，而是喜欢用那些没有降压作用的保健性质的“辅助药”，结果降压药剂量不够，血压仍旧在高血压的水平，起不了预防高血压并发症的作用。

(2)治疗过度：有这样的病人，年龄不大，刚发现高血压病，血压 170/100 毫米汞柱左右，以前没有服用过降压药。医生一开始就给他服用 2～3 种降压药，病人服用后血压很快下降到很低水平，觉得头晕、软弱，非常不舒服，这就是“治疗过度”。实际上这样的病人不需要服用那么多的降压药。因为他刚有高血压病，年龄也不大，没有明显的不适症状；也不是高血压病的急诊，可以慢慢地把血压降下来。由于他从来没有服用过降压药，一般对降压药比较敏感，为了预防产生过低的血压，一般都是先用一种降压药，从小剂量开始，然后根据血压情况逐渐增加剂量，使血压达标。很多这样的病人，后来只服用一种降压药，血压就一直保持在正常水平，病人自己也感到很舒服。但是久而久之，西药产生的不良反应就会越来越大。所以要避免这种情况，初期可用中药进行降压。

专家提醒：应用降压药，剂量必须恰当，既不要过量，也不要不足。防止治疗不足，可以提高高血压病病人治疗的血压控制率，预防高血压并发症，特别是脑卒中的发生率；防止治疗过度，不但节省了药物，减轻病人的经济负担，而且减少了不必要的药物不良反应。

四、高血压病中医药个体化治疗

（一）高血压病的中药治疗

1. 中医辨证施治治疗高血压病 河南省中医药研究院，为国家中医药管理局确定的全国惟一一家中医药高血压病治疗中心，该院采用中医辨证分型个体化治疗高血压病，经该院和国内20多家医院对10万余例高血压病患者的治疗表明，有效率高达98.06%，舒张压（12千帕即90毫米汞柱）控制率达87%，显著地提高了降压疗效和控制率，降低了高血压病并发症的发病率和死亡率。

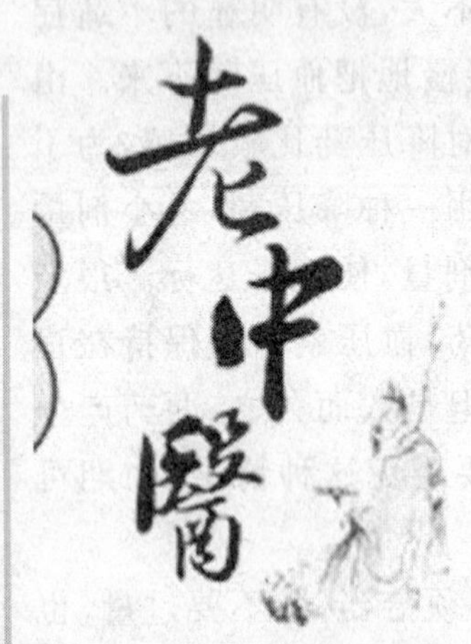

该院副院长、主任医师邓启华经过近20年的探索，研究了十万多个数据，采用传统医学与现代科学相结合、中西医结合的手段，独创了一套中医辨证分型、对症施治的个体化治疗高血压病的新方案。邓启华独创的中医辨证分型个体化治疗高血压病方案的突出特点，是改变了多年来治疗高血压病的“公式化”方案。他本着中医辨证施治的原则，在重视中医证候特征的同时，注重采用心电、彩色B超、动态血压监测、CT等现代医学手段，采集病人的生理、病理信息，通过微机系统，将患者的中医证候定性特征与决定血压高低的血流动力学定量指标有机结合，经过模糊数学技术处理，并在此基础上采用他研制的纯天然中草药“降压宝”，进行个体化治疗，同病异治，一症一方，一型一药。

据了解，该院使用的个体化治疗中药“降压宝”，既不是成包的中草药，也不是传统的丹、丸、散，而是现代化的包衣片剂。“降压宝”5种片剂都采用了低温提取，真空浓缩技术，引进国际上最先进的薄膜包衣片技术和包衣原料，既有效地保持了中药的有效成分，又方便了病人服用。

2. 中药治疗高血压病　高血压病是现在比较常见且多发的疾病，早期的高血压病往往可表现为无症状或者症状不明显，但是随着血压的持续升高，就可损及心、脑、肾等靶器官，高血压病常合并并发症出现，尤其是老年高血压病患者。高血压用药控制十分关键，服用对症的药品，控制血压并不是难事。市面上比较常见的降压药是西药，主要以刺激靶器官为主来发挥药效，虽然降压功效大，但是毒副作用也大。

西药降压时高时低，西药降血压主要通过扩张血管、利尿、血管紧张转化、强制刺激受损器官带病工作，血管扩张、再扩张，利尿、再利尿，效果不佳，继续加大服药剂量，直到吃什么药都不起功效，血管破裂，血管阻塞，器官彻底丧失功能，而且西药降压会使病患朋友产生依赖性，也就是一停药，血压就上升，而且在用药时也是时高时低的。因此，不建议病患朋友长。可西药、中药联合应用，这样可减西药的不良反应，又使病人血压保持稳定在正常水平。

相比而言，纯中药没有不良影响和体内蓄积，讲究辨证施治，采取个体化治疗手段，治疗效果明显，可确保血压经常性平稳不反弹。

传统医学治疗高血压病是讲究辨证论治的，采取个体化治疗手段，控制血压，防治高血压并发症有很大的优势。中药主要针对高血压病患病的体质和发病机制进行治疗，控制血压安全可靠，可以提高心脏供血功能，改善心室肥厚症状，防治心脏病等心脑血管疾病疗效确切。

3. 常用的降压中药

(1)葛根：是常用的祛风解表药，临床报道用于治疗高血压伴有颈项强痛者疗效显著，每次15～30克。

(2)野菊花：清热解毒，有降低血压作用，治疗高血压病，可以单味煎服，亦可与夏枯草、草决明同用，每次10～15克。

(3)夏枯草：清肝火，散郁结，常用于治疗高血压病具有头痛、目眩、耳鸣、烦热、失眠等肝热症候者，可配伍决明子、黄芩、菊花等，水煎服，每次15～30克。

(4)黄芩：清热燥湿，泻火解毒，对于肝经实热的高血压病，有消除眩晕、头痛、口苦、心烦等症状的作用，常与钩藤、草决明同用，每次9～12克。

(5)钩藤：平肝熄风清热，可用于肝阳上亢所致的眩晕、头痛、目赤等症，常与石决明、白芍同用，每次20～30克。

(6)天麻：平肝熄风，适用于肝阳上亢所致的头痛、眩晕等症，常与川芎配伍，如天麻丸。若为湿痰眩晕可配用半夏、白术、茯苓等健脾燥湿药物，如半夏白术天麻汤，每次9～12克。

(7)石决明:平肝潜阳,适用于肝肾阴虚,肝阳上亢所致的头晕目眩等,常与菊花、白芍、生龙骨、生牡蛎同用,每次30～45克。

(8)地龙:熄风,清热,活络,平喘,利尿,降压,适用于早期高血压病伴有肢体麻木者,多复方使用,每次10～20克。

(9)罗布麻叶:平肝熄风清热,对消除头痛头晕、头胀、失眠等症状有良好作用,以单味代茶饮用,每次6～10克。

(10)臭梧桐:祛风除湿降血压,复方单味皆可,每次10～20克。

(11)川芎:性味辛温,可祛风活血止痛,主要适用于头身疼痛,以及血瘀气滞的痛经、闭经及产后瘀阻腹痛等病症。临床报道用于治疗高血压病与利舍平合用,有良好的协同作用,常用量每次9～15克。

(12)桑寄生:祛风湿,补肝肾,养血安胎,主要用于痹症血不养筋,肝肾不足的筋骨痿弱,腰膝酸软等症,亦常用于肝肾阴虚型高血压病治疗,每次10～15克。

此外,有一定降压效果的中草药还有杜仲、牡丹皮、黄连,通过扩张周围血管而降压,用量各10克,黄连减半。青木香通过交感神经节阻滞作用而降压,常用量为10克。

4. 降压中成药应用选择

(1)牛黄降压丸(胶囊):清心化痰,镇静降压,适用于治疗高血压病,主要用于阴虚阳亢型高血压病引起的头晕目眩、心烦易怒、心悸失眠等症。每次1～2丸,每日1次。腹泻者忌服。

(2)松龄血脉康胶囊:平肝潜阳,镇心安神,可用于治疗高血压病患者症见头痛,眩晕,急躁易怒,心悸失眠等肝阳上亢表现者。每次3粒,每日3次。注意:剂量随血压波动加以调节,连服30天。

(3)镇脑宁胶囊:熄风通络,用于内伤头痛,伴有恶心,呕吐,视物不清,肢体麻木,头晕,耳鸣等症。每次4粒(0.3克),每天3次。

(4)银杏叶胶囊:活血化瘀,通脉通络,主要用于脑动脉硬化和冠心病的治疗。每次1粒(9.6毫克),每天3次

(5)六味地黄丸:滋补肝肾,对于肝肾阴虚型的高血压病患者,有一定的治疗作用。蜜丸每次9克,每日2次;浓缩丸每次8粒,每日2次。

(6)清脑降压胶囊:平肝潜阳,清脑降压,适用于肝阳上亢,头晕头昏,失眠健忘的高血压病患者。每次4～6粒,每日3次。

(7)脑立清丸:平肝潜阳,醒脑安神,用于肝阳上亢引起的头晕目眩,耳鸣口苦,心烦难寐等症。每次10粒,每日2次。

(8)复方罗布麻颗粒:清热,平肝,安神,用于高血压病,神经衰弱引起的头晕,心悸,失眠等症。每次1袋(15克/袋),每日3次。维持量每日2袋。

(9)天麻钩藤颗粒:平肝熄风,清热安神,用于肝阳上亢,高血压引起的头痛,眩晕,耳鸣,眼花,震颤,失眠。每次10克(10克/袋),每日3次。

(10)速效救心丸:行气活血,祛瘀止痛,用于气滞血瘀型冠心病,心绞痛,高血压病。每次4～6粒,每日3次。

(11)安宫牛黄丸:益气养血,镇静安神,化痰熄风,用于气血不足,痰热上扰引起的胸中郁热,惊悸虚烦,头目眩晕,

口眼歪斜，半身不遂，言语不清，神志昏迷，痰涎壅盛。每次1～2丸(3克/丸)，每日1～2次。专家提醒：孕妇慎服。内含朱砂等有毒之物，不可久服或过服。中医讲究辨证，只有对症治疗，才能达到最好的疗效。

(二)中医的非药物自然疗法

高血压病的自然疗法有饮食疗法、药茶疗法、药枕疗法、贴敷疗法、熏洗疗法、足疗、耳穴疗法、气功疗法、体育疗法、推拿疗法、情志疗法、音乐疗法、磁疗、刮痧疗法、艾灸疗法、体针疗法等。

1. 高血压病的足疗法

(1)中药泡脚：吴茱萸、桃仁、夏枯草、川牛膝各10克。加清水2 000毫升，煎至1 500毫升，倒入脚盆内，待药液温度50℃～60℃时，先用毛巾蘸药液擦洗双脚(脚底、脚背)数分钟后，再将双脚浸泡在药液中30分钟，每日浸洗1～2次。适用于各种原因引起的高血压病。方中药味大部分归肝经，药理试验证明除桃仁外均有镇静降压作用，其中桃仁能扩张血管，牛膝可利尿镇静降压，夏枯草、桃仁能阻止胆固醇在血管内沉积，从而改善血管弹性，达到稳定血压之目的。

(2)按摩涌泉穴：一是取坐位，将一条腿放在另一条腿上，同侧手托住脚踝，对侧手用小鱼际部在涌泉穴做上下推擦，直到脚心发热为止，再换另一条腿。二是坐在床上，两脚心相对，用两手拇指指肚自脚跟往前推至涌泉穴，由上而下反复36次，推至脚心发热为止。可引热下行，壮体强身，使血压稳定。每日早、晚各1次，长期坚持。

(3)拿捏大脚趾：大脚趾是血压反射区所在，随兴用手上下左右旋转搓揉即可。在血压突然升高时，立即用手的指甲掐住在大脚趾与趾掌关节横纹正中央，约 2 分钟血压会下降。

(4)足心呼吸：中医学认为，高血压病乃因肝肾阴虚、肝阳上亢所致。而位于足心的涌泉穴则是肾水之源，强化此穴气化功能，则能滋生肾水，平抑肝阳，从而达到引气血下行，降低血压作用。方法是坐、卧、站、走均可；双目微闭或睁开眼睛均可；自然呼吸，全身放松；意想一呼一吸在足心进行。每次 20 分钟，1 日 2 次。

2. 高血压病的贴敷疗法　穴位药物疗法是在中医经络理论的指导下，根据穴位和药物的特点将有关的药物置于穴位局部的皮肤，或穴位浅层，或穴位深层，通过经络、穴位及药物的药理作用，调节人体阴阳平衡，调和气血，舒经活络，补虚扶正，祛邪外出，以治疗疾病为目的的一种治疗方法。敷贴疗法之所以对高血压病有疗效，主要是由于药物的作用和穴位刺激的作用，来调节人体的阴阳平衡。操作处方如下：

(1)涌泉穴敷贴方：涌泉穴，位于足底前(不包括脚趾)、中 1/3 交界处，第二、三趾关节后方。涌泉穴是足少阴肾经的井穴。肾主纳气，调节全身气机。现代医学研究证明，刺激涌泉穴，可改善机体循环，提高免疫力。因此，脚心敷药能降血压，而且安全、简便、无不良反应，疗效显著。以下涌泉穴中药敷贴方对于高血压病具有很好的疗效，但需在医生的指导下使用。

方 1. 吴茱萸 30 克，研细末用醋调糊状，敷于双足心(涌泉穴),外用纱布包扎固定,24 小时换药 1 次。一般敷药12～24 小时后,血压即开始下降。

方 2. 取吴茱萸 46 克,硫黄、面粉各 16 克,研细末均匀,酒炒热。包足心,用男左女右法。

方 3. 吴茱萸、肉桂各等份,共为末,敷足心。

(2)肚脐敷贴方:药物贴脐降压法是一种古老的治病方法。这种治疗方法是以中医经络理论为依据,运用相应的药物敷贴于肚脐之上,利用药物对肚脐的刺激和药理作用,以疏通经络,加强气血运行,调整脏腑功能,从而达到调整血压的目的。

①降压散填脐法。吴茱萸、川芎、白芷各 30 克。诸药混合研为细末,过筛,装入瓶内,密封备用。用时取药末 15 克以脱脂棉包裹如小球状,填入患者脐孔窝内,以手往下压紧,外以纱布覆盖,胶布固定之。每天换药 1 次,10 天为 1 个疗程。

②降压饼贴脐法。吴茱萸、肉桂、磁石各 30 克,蜂蜜适量。诸药混合研为细末,密封保存。临用时每次取末 5～10 克,调蜂蜜使之软硬适度,制成药饼 2 个备用。取药饼 2 个分别贴于患者脐中(神阙穴)、涌泉穴上,用胶布固定,再以艾条悬灸 20 分钟,每天 1 次,10 次为 1 个疗程。

3. 高血压病的耳穴疗法

(1)王不留行耳压法:主穴取降压点、耳尖、降压沟、下脚端(交感);配穴取神门、心、枕、屏间(内分泌)。主穴必用,配穴选 2～3 穴或全用。将王不留行用麝香镇痛膏贴压在耳穴上,贴后连续按压 3～5 次,以耳郭清凉、热辣和受压感为度。每天按压 3～5 次,每次约 10 分钟,隔天 1 次。血

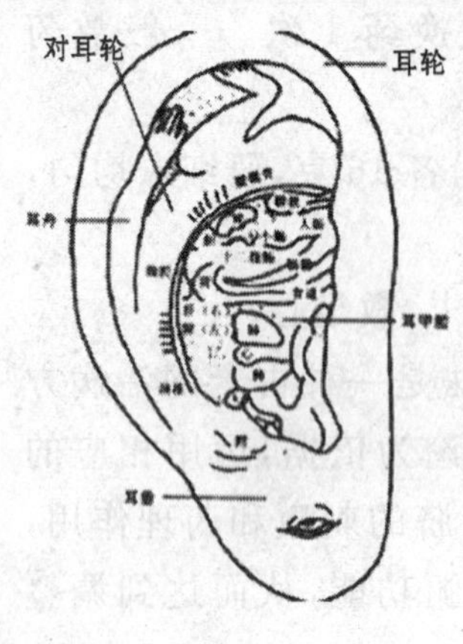

降压的耳尖穴

压正常后改为每周1次，双耳交替，10次为1个疗程，休息1周继续贴压。贴压后测量血压并记录，贴压期间停服降压药。

(2)绿豆耳压法

方1. 穴位：主穴取降压沟，降压点及肝阳1、2、3；配穴选加内分泌穴。操作步骤：每次取3～5穴，将圆形绿豆贴压在耳穴上，每天按压3～5次，每次1～3分钟，3～7天更换1次。

方2. 穴位：利眠，降压1、2，神门，耳尖。操作步骤：先用三棱针在耳尖穴放血7～10滴，血压降低后再用绿豆贴压耳穴处巩固疗效。

4. 高血压病体针、艾灸疗法

(1)高血压病体针疗法

疗法1：取穴：曲池、少海。取双侧曲池穴，向对侧少海穴透刺1.5～3寸深，得气后，用捻转提插手法，使针感上传至肩，下行至腕，行针1分钟，每5分钟行针1次，30分钟后每10分钟行针1次，留针1小时。每日1次，15次为1个疗程，疗程间隔5天。

疗法2：取穴：主穴取风池、三阴交、丰隆、太冲、太溪(双侧)。配穴耳鸣加翳风(患侧)；呕吐加内关(双侧)；心悸加阴郄(双侧)；胸闷加膻中；食少加足三里(双侧)；口苦加阳陵泉(双侧)。留针15分钟，隔日1次，10次为1个疗程，休息1周，再行第二个疗程。

(2)高血压病艾灸疗法：艾灸降压用之得当降压很迅速，有时比药物降压见效更快，且不致使血压降至过低，因其具有双向调节作用，可使高血压下降，使低血压升高。操作方法：

取穴：足三里位于屈膝时外膝眼下3寸，胫骨外缘一横指处，或屈膝，手掌按膝，中指尽头处；绝骨位于外踝上3寸，腓骨后缘；涌泉位于足底中，足趾屈时凹陷处。

操作：艾条悬灸足三里、绝骨穴。每次取1穴，双侧灸20分钟，每日1次，两穴交替。待血压稳定于正常水平后，改为每周2～3次。或灸涌泉穴，每日艾灸1次，每次10～15分钟，血压稳定后改为每周2～3次，巩固疗效。

提醒：艾灸降血压的速度是极快的，又没有不良反应，是非常值得推广的，希望大家最好都能认真掌握，养成针灸降压的意识，对人对己都是非常有好处的。

5. 高血压病的按摩疗法

(1)肝阳上亢：①取坐位，家人用拇指指腹端从太阳穴沿头侧面推揉至风池穴，重复进行5遍；再用拇指端点按风池穴30下；最后拿肩井穴2分钟。②取仰卧位，家人用拇指端点按曲池、内关、太冲穴各30下。③取俯卧位，家人用小鱼际沿足太阳膀胱经走向，从肩颈部推至足部，反复进行5遍；再用拇指端点按心俞、肝俞、腰阳关、肾俞、委中、阳陵泉、承山穴各30下；最后用双手同时提拿背部肌肉及下肢腓肠肌3分钟。

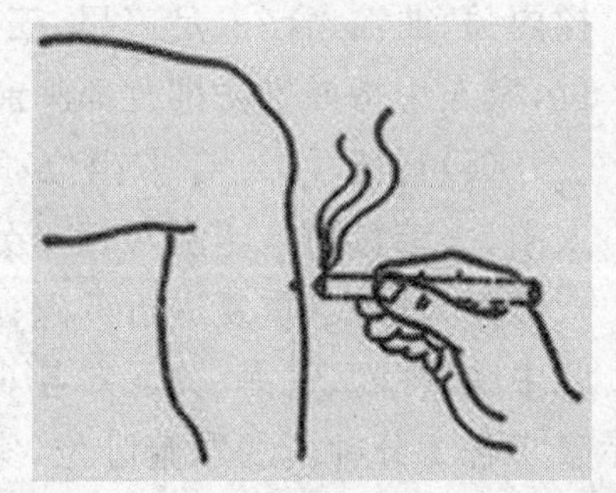

(2)痰浊中阻：①取坐位，家人用指禅推法从印堂穴推至太阳穴，重复进行5遍；再用拇指指腹端按揉百会、风池穴各1分钟；最后用手指捏拿肩井穴1分钟。②取仰卧位，家人用中指端点按天突、膻中穴各30下；再用掌揉法顺时针方向揉腹，重点在中脘、神阙、关元穴；最后用指禅推法推足三里、丰隆穴各1分钟。③取俯卧位，家人用掌根自上而下揉背部督脉3遍；再用拇指指腹端按揉风府、大椎、肝俞穴各1分钟；最后用双手捏拿背部肌肉3分钟。

(3)瘀血内阻：①取坐位，家人立其背部，双手托住患者颈部及下颌，双肘抵住其双肩，用力向上提拔牵引，并左右慢慢旋转，每次持续1分钟，重复进行3遍，以颈部舒适，头晕、头痛减轻为度。②取仰卧位，家人用拇指指腹端按揉内关、曲池、太阳、印堂、血海、阳陵泉、三阴交穴各1分钟。③取俯卧位，家人用指禅推法推大椎、膈俞、膏肓俞、肝俞穴各1分钟；再用双手指捏拿下肢腓肠肌3分钟。

(4)气血亏虚：①取坐位，家人用拇指指腹端从印堂穴向外推至太阳穴，向上推至头维穴，重复进行5遍；再用拇指指腹端按揉百会、风池穴各1分钟。②取仰卧位，家人用掌摩法顺时针方向摩中脘、关元穴各60次；再用拇指指腹端按揉内关、曲池、合谷、足三里、三阴交穴各1分钟。③取俯卧位，家人用指禅推法推背部脾俞、胃俞、心俞穴各1分钟。

(5)肾精亏虚：①取坐位，家人用拇指指腹端按揉百会、太阳、头维、攒竹、印堂穴各1分钟；再用拇指指腹端自印堂穴推至太阳穴，重复进行5遍。②取仰卧位，家人用掌摩法摩中脘、神阙、气海、关元穴各60次；再用小鱼际擦两足底涌泉穴各2分钟。③取俯卧位，家人用拇指指腹端按揉风池、风府穴及颈项部各1分钟；再用指禅推法自上而下推足太阳膀胱经3遍，重点在肝俞、肾俞、命门穴；最后用指擦法横擦肾俞、命门穴各1分钟，以局部透热为度。

6. 高血压病的磁疗方法

(1)磁球贴压降压沟法：耳郭局部常规消毒后，将直径3毫米、磁场强度400×10^{-4}特斯拉的磁球，用胶布固定于一侧耳背降压沟穴上。两侧耳背降压沟穴交替使用，5～7天1次，连用1个月为1个疗程，根据情况可行第二个疗程。

(2)三组耳穴交替贴压法：取耳穴神门、心为第一组；取耳穴交感、肾为第二组；取耳背降压沟为第三组。耳郭局部常规消毒后，把直径3毫米、磁场强度400×10^{-4}特斯拉的磁球，用胶布固定于耳部穴位上。两耳神门穴交替使用，第一组至第三组耳穴交替贴敷，每周1次，连用3周为1个疗程，根据情况可行第二个疗程。

(3)内关穴佩戴磁片法：把磁场强度为600×10^{-4}特斯拉的磁片缝在布带内，佩戴于一侧内关穴处，可连续佩戴，也可根据降压情况调整佩戴时间；两侧内关穴交替使用，1～3个月为1个疗程。

(4)内关穴佩戴磁性降压表法：取市售磁性降压表1只，佩戴于手腕内关穴处，每日不少于16个小时，连戴1～3个月为1个疗程。

(5)磁性贴压三穴法：穴位局部常规消毒后，把磁场强度为600～2 000$\times10^{-4}$特斯拉的磁片，用胶布固定贴于曲池、内关、足三里穴上。一般每日贴敷1次，每次30～60分钟，连用1个月为1个疗程，先用磁性较低的磁片，时间宜短，以后视情况逐渐增加。

(6)磁球磁片配合法:穴位局部消毒后,采用磁球贴压耳穴降压沟与磁片贴压体穴曲池、足三里、外关、三阴交相配合的方法,进行贴压治疗。磁球宜用磁场强度为 400×10^{-4} 特斯拉,磁片可用磁场强度为 $600\sim2\,000\times10^{-4}$ 特斯拉,两侧穴位交替使用,5～7 天 1 次,连用 1 个月为 1 个疗程。

7. 高血压病的刮痧疗法

(1)选穴定位:①风池。在项部,当枕骨之下,与风府穴相平,胸锁乳突肌与斜方肌上端之间的凹陷处。②肩井。在肩上,当大椎穴与肩峰端连线的中点上。③曲池。在肘横纹外侧端,屈肘,当尺泽穴与肱骨外上髁连线中点。④足三里。膝盖下 3 寸,胫骨外侧一横指处。⑤三阴交。在小腿内侧,当足内踝尖上 3 寸,胫骨内侧缘后方。

(2)刮拭手法:①顺序。先刮风池穴、头后部、肩井穴及肩部,再刮背部膀胱经,然后刮手臂曲池穴,最后刮下肢的三阴交、足三里穴。②方法。在需刮痧部位先涂抹适量刮痧油。常用降压刮痧部位为颈背部、胸部的肌肉胀痛处。若身体胀痛不明显,则以督脉两旁腧穴,足太阳膀胱经,足少阳胆经及颈部、腋窝动脉行走部为重点刮痧区;头痛甚者由百会穴开始由上往下重刮;情绪激动,伴有心悸、心烦者加刮手少阴心经及手厥阴心包经,血压高而体虚头晕之人,加刮下肢足太阴脾经及足阳明胃经。③手法。先在刮痧部位涂上刮痧油,再用刮痧板的凸面在皮肤表面呈 45°由上至下,紧压皮肤,用力压刮。刮痧手法由轻至重,先轻后重。刮痧降压多提倡重手法,刮至病人自觉刮后身体轻松为度。身体胀痛,头痛而伴见高血压者,尤须反复重刮,每次刮痧时间约 10 分钟。若无凝血功能障碍患者刮出人工瘀斑为正常现象,可增强疗效,人工瘀斑3～5天可自行消退。刮痧一定要用刮痧油,以免刮破皮肤。④禁忌。糖尿病患者、凝血功能障碍患者禁用。

五、特殊人群个体化治疗

(一)儿童高血压的防治

1. 儿童高血压的定义与表现

(1)定义:3～7岁幼儿舒张压>80毫米汞柱,8～14岁幼儿舒张压>85毫米汞柱时,就认为是血压异常了。高血压可发生于任何年龄,不一定是成年人的"专利";儿童高血压并不少见,而且近年来有逐渐增加的趋势。据报道,美国和日本儿童高血压发作率分别为14.1%和13.3%。我国儿童医院对5 000名6～18岁儿童和青少年进行血压普查时,发现血压偏高者占9.36%。

(2)表现:儿童高血压可表现为头晕、眼花、头痛、抽搐、呕吐、呼吸困难、心力衰竭等。1/3～1/2的儿童并无任何症状,甚至当舒张压>120毫米汞柱时,也无异常现象。由于少儿这个群体的非凡性,他们不会或是很少能正确地描述自己的不适,再加上人们对高血压的误解,认为"只有老年人才会得高血压"。因此,儿童高血压不像成年人高血压那样受到重视。

(3)分类:儿童高血压也分为原发性高血压和继发性高血压两种。

2. 儿童继发性高血压常见

(1)心血管疾病:主要见于先天性心脏病患儿,如得了先天性主动脉狭窄的孩子,常有严重的高血压。由于循环功能较差,所以孩子的个子一般多长不高。

(2)肾脏疾病:较为常见,如先天性肾脏发育不全、先天性泌尿道畸形、肾动脉狭窄、急慢性肾小球肾炎、隐匿性肾炎、肾盂肾炎等。一般病人早期症状多较轻微,主要表现为发育迟缓、面色苍白、消瘦等,随着病情进展,可发生严重肾性高血压。

(3)内分泌疾病:引起血压增高的内分泌疾病,有肾上腺皮质增生、肾脏肿瘤等。临床上常发现患儿发育迟缓、面色绯红、汗毛多而黑长,尤其前额和背部更为明显。

(4)维生素 D 过剩:在儿童成长期,为了预防佝偻病,给孩子补钙时若长期服用维生素 D 制品,如注射维生素 D 或口服鱼肝油等,会促使大量钙沉积于肾脏和大血管,引起肾钙化和大血管钙化,也会引起高血压。肾钙化常影响正常发育,使孩子长不高。

3. 儿童原发性高血压常见原因 引起儿童、青少年高血压的起因有多种:除了神经内分泌因素、遗传因素、营养因素外,还有繁重的课业负担、不科学的生活习惯,以及网络游戏的祸害等。近日有报道称,一位 18 岁男孩因过度沉迷于网络,直至头晕、眼花后被送至医院,诊断为高血压病。高血压是因人到中年之后,血管逐渐老化、变硬,扩张收缩受阻产生的病理现象,而现在青少年中的发病率达到了 3.18%,令人担忧!

学生学习紧张、压力大,情绪激动时,血压会升高,长期反复刺激，就可能得高血压。有些孩子一到考试就特别紧张，说自己头晕，这很可能是血压高了。每逢高考中考前后，患高血压的青少年就会明显增多。而从近年来的临床情况看，年龄在20岁出头的年轻人患高血压的逐渐增多。

专家提醒：青少年长时间沉溺于网络游戏，再加上大脑和中枢神经还处于发育阶段，极易兴奋和疲乏，长时间受刺激，大脑皮质兴奋和抑制失衡，引起了血压升高。像这样的学生高血压病病人现在还不少，且有增长趋势。其中，除了因肥胖引发的高血压外，不少学生得高血压都因脑力劳动紧张引发。

4. 儿童高血压有哪些症状 很多人对儿童高血压知道的很少，由于原发性儿童高血压没有症状或者症状较轻，儿童不会或很少能正确诉说症状，儿科医生对此病关注不够，一般儿科门诊也不测量血压，所以大部分家长不知道孩子患上高血压，更谈不上重视孩子的高血压。那么儿童高血压的症状有哪些呢？原发性儿童高血压主要是遗传、肥胖、精神压力、饮食习惯所导致，继发性儿童高血压主要由疾病引发。下面我们根据儿童高血压的分类来阐述儿童高血压的症状。

(1)原发性儿童高血压的症状：早期往往无明显的自觉症状，当血压明显升高时，会出现头晕、头痛、恶心呕吐、眼花等症状。婴幼儿常表现哭闹、烦躁不安，兴奋，易怒，夜间尖声哭叫等。有的患儿体重不增，发育停滞。如血压过高，还会发生头痛头晕加剧，心慌气急，视物模糊，惊厥，失语，偏瘫等高血压危象。

(2)继发性儿童高血压的症状：儿童除有上述表现外，

还伴有原发病的症状，如急性肾小球肾炎的患儿，在血压升高的同时，有发热、水肿、少尿、蛋白尿、血尿等。肾动脉狭窄、多囊肾等在婴幼儿期可引起高血压，患儿常表现发热、水肿、咳喘、苍白、乏力等，最终出现心力衰竭，常被误诊为心脏病。嗜铬细胞瘤的患儿除血压升高外，还有心悸、多汗、心律失常、手足冰冷等症状。

儿童继发性高血压病较多见，因而应及早查明原因以便彻底治愈。倘若不能及时发现，误以原发性高血压来对待，会造成不良后果。

绝大多数家长意识不到儿童高血压的危害性，儿童轻度高血压虽然在长时间内可能会无任何症状，但是长期的血压升高会损害血管、肾脏、心脏和大脑，患儿成年后会发生心血管疾病、肾脏损害、脑缺血、糖尿病，甚至失明，也可能出现血管堵塞、破裂或心脏病突发而猝死。因此，家长应根据儿童高血压的症状密切关注孩子的血压，尤其是肥胖儿童的血压，做到早发现、早干预，早治疗，并采取保健措施，预防并发症的发生。

5. 儿童高血压的治疗　当确诊儿童患高血压后，选择合理的儿童高血压的治疗方案是关键，下面我们就来看看针对儿童高血压的治疗方法。

(1)非药物治疗方法：①减肥及运动。只要能坚持长期、有效的减肥，都能降低血压水平。一定要改变久坐不动(长时间看电视，玩电脑游戏)的不良生活方式。②饮食控制。控制盐的摄入量，含钠食物每天应<3 克；少吃糖和脂肪，特别是薯片、炸鸡翅等油炸食品。③精神因素。避免长时间上网，学习负担过重导致的精神紧张，给孩子一个宽松

的环境,有助于降压。

(2)药物治疗方法:Ⅰ期儿童高血压患儿经非药物治疗3～6个月无效,Ⅱ期儿童高血压患儿,以及已出现靶器官功能损害的儿童高血压患儿,需接受抗高血压药物治疗。已明确儿童高血压病因的患儿,应针对病因进行个体化治疗,应用降压药控制血压。有肾动脉狭窄及大动脉狭窄的患儿,可行手术治疗。

专家提醒:预防高血压,应从儿童开始,每年检查一次血压,做到早发现、早治疗,并采取保健措施,预防并发症发生。肥胖儿童要适当控制饮食,限制食盐摄入量,少年儿童不吸烟、不喝酒、少吃或不吃动物脂肪,多吃新鲜蔬菜水果,积极参加体育锻炼,保持乐观情绪。

6. 儿童高血压如何预防

(1)主要措施:近期研究发现,成年人原发性高血压起源于儿童时期。尽管在儿童时期准确预测成年后发生高血压的因素有一定困难,但大量研究表明,除遗传因素外,儿童时期血压水平及其发展与体重、钠盐摄入、血脂和胰岛素水平、饮酒、锻炼,以及心理和社会因素有关。上述因素也是导致成人高血压的危险因素。世界卫生组织认为,在儿童中采取预防性措施,同在成人中进行原发性高血压一级预防是完全一致的。主要措施如下:

①广泛宣传。加强对少年儿童的健康教育,改变不良生活习惯,保持儿童心理健康。

②改进膳食结构。在提倡低盐饮食的同时,增加膳食含钾量,同时应增加食物中钙的含量,补充优质蛋白质等。

③减轻体重。专家指出,儿童肥胖率持续上升的原因,

与不吃早饭、经常吃零食、偏食、营养过剩、不爱运动、遗传、精神创伤、长时间看电视等密切相关。

(2)具体做法

①应帮助孩子养成良好的饮食习惯。家长应该认识到,孩子有能力根据自己的生长需要来调控热能摄入,家长只需提供多样化的食物,由孩子自己决定吃不吃、吃多少。在日常生活中,家长要以身作则、言传身教,让孩子从小养成良好的饮食习惯。防止从膳食中摄取过多热能,特别强调要减少胆固醇及饱和脂肪酸的摄入量,防止进食过多糖类、甜食,以降低血脂和胰岛素水平。并应增加体力活动,保持理想体重。

②通过增加活动量以增加热能的消耗,是预防肥胖的一个重要措施。即使在婴儿期,也不要总是将孩子抱在手中,而要帮孩子翻身、做做被动操,从5～6个月开始训练孩子在成人腿上自动跳跃、独坐、爬、扶走等。在幼儿期,要多让孩子独立走、跑、跳、玩游戏。在学龄期和青少年期,要让孩子每天有30～60分钟的体力活动。

此外,还要定期帮助孩子检测体重,发现体重增加过快时,则应引起重视,及时调整。

③禁止儿童吸烟、饮酒。

④对血压水平明显升高的儿童进行适当的药物治疗。

7. 贯穿生命周期的预防肥胖

(1)妊娠期(孕妇):①注意保持妊娠期体重指数(BMI)的正常。②不要吸烟。③保证能够耐受的中等强度的运动。④妊娠糖尿病者要注意控制血糖。

(2)产后和婴儿期:①最少3个月的母乳喂养。②推迟固体食物和甜液体的喂养。

(3)家庭用餐习惯：①和家人在固定地点和时间进餐。②不遗漏进餐，特别是早餐。③进餐时不看电视。④使用小器皿，盛食物的大器皿远离餐桌。⑤避免不必要的甜食和高脂肪食物及软饮料。

(4)在学校要注意：①取消糖果和甜点。②检查自动售货机销售的食品，保证健康食品。③安装饮水器。④对教师，特别是体育教师，进行基本营养和身体活动益处的教育。⑤对中小学生进行适当饮食和生活方式的教育。⑥达到最低的体育标准，每周 2～3 次 20～45 分钟剧烈运动。⑦鼓励步行到学校。

(5)在社区：①增加家庭间的友好运动(适合于所有年龄儿童)。②少乘坐电梯。③购买有益健康的食物。

(二)老年高血压病的治疗

1. 老年高血压病的特点

(1)脉压差大：单纯收缩期高血压，是轻度老年高血压的一种特有征象。由于动脉硬化，血管阻力增加，引起血液的回流，形成收缩压(高压)高，舒张压(低压)低，脉压差(高压与低压间的差值)大的特征性现象。这时选择钙离子拮抗药、利尿药和血管紧张素转换酶抑制药效果较好，有利于降低收缩压，减小脉压差。

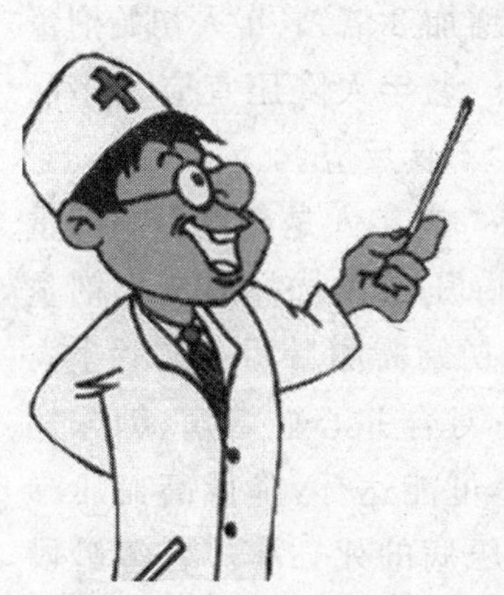

(2)并发症多:体弱多病是老年人的又一个特征。由于多种疾病的并存,增加了选择抗高血压药物的难度。有些药物因并存的疾病而不能选用,如伴有痛风不能应用利尿药,合并心力衰竭不宜使用钙离子拮抗药,肾衰竭而不可服用血管紧张素转换酶抑制药。老年人高血压病血压不易控制,绝大多数需要联合用药。

(3)反应迟钝:老年人的反应迟钝不仅仅表现在动作上,还反映在血管、神经的反射迟钝,易产生直立性低血压的现象,应避免使用能够引起直立性低血压的药物,如哌唑嗪、拉贝洛尔、甲基多巴等。用药前要测量坐立位血压,或卧位血压,更正确地评估老年人的血压情况。在正常情况下,立位血压要比坐位血压低,卧位血压则更低。血压不宜降得过快、过低,尤其是伴有心功能差、心脏供血不足,脑缺血的病人。

(4)代谢率低:老年人代谢功能的减低,对药物的排泄能力降低,同样的药量在老年人身上的作用时间会延长,特别是在肝、肾功能减退时,要避免药物在体内的潴留。老年人对药物的不良反应要比年轻人增加3倍,老年人初始剂量要比年轻人减少一半,甚至更少。老年人降压宜应用多品种、小剂量的方法,增加疗效,减少不良反应。

2. 老年高血压病的降压治疗 老年人是高血压病的重要组成群体,对这一特殊群体的降压药物选择应从小剂量开始,根据耐受性逐步增加剂量;初始需测量用药前后坐立位血压,避免出现直立性低血压;对合并心血管病、糖尿病的高血压,常需联合用药,以求尽可能达标,降低高血压导致的靶器官损害,最终降低高血压病的死亡率。各年龄段的高血压均可应用利尿药、钙离子拮抗药(CCB)、血管紧张素转换酶抑制药(ACEI)或血管紧张素Ⅱ受体拮抗药(ARB),医师可根据老年人的具体情况个体化调整治疗方案。>80岁的高龄老年高血压病,也可从适度降压中获益,目标收缩压<150毫米汞柱,降压达标时间可适当延长,部分舒张压低的老年收缩期高血压,如舒张压<70毫米汞柱、收缩压<150毫米汞柱。如收缩压>150毫米汞柱,可小剂量应用利尿药、血管紧张素转换酶抑制药、钙离子拮抗药;如舒张压<60毫米汞柱,应引起关注。

3. 中老年高血压危象的原因　高血压危象是高血压病的常见并发症,占高血压病的1%,也是高血压病致死的主要原因,其病死率高,1年病死率70%～90%,5年病死率99%。在原发性高血压和某些继发性高血压患者中,由于某些诱发因素的作用可引起高血压危象。其发生的常见病因有:①缓进型或急进型高血压,其中Ⅰ期和Ⅱ期患者均可发生。②多种肾性高血压,包括肾动脉狭窄急性和慢性肾小球肾炎、慢性肾盂肾炎、肾脏结缔组织病变所致高血压。③内分泌性高血压,其中有嗜铬细胞瘤、肾素分泌瘤等。④妊娠高血压综合征和卟啉病(紫质病)。⑤急性主动脉夹层血肿和脑出血。⑥头颅外伤等。在上述高血压疾病基础上,如有下列因素存在,高血压患者易发生高血压危象。

目前研究证实其诱发因素是:①寒冷刺激、精神创伤、外界不良刺激、情绪波动和过度疲劳等。②应用单胺氧化酶抑制药治疗高血压,或同时食用干酪、扁豆、腌鱼、啤酒和红葡萄酒等一些富含酪氨酸的食物。③应用拟交感神经药物后,发生节后交感神经末梢的儿茶酚胺释放。④高血压患者突然停服可乐定等某些降压药物。⑤经期和绝经期的内分泌功能紊乱。

4. 老年人高血压危象的症状 此类疾病原统称为高血压急症，1997年美国国家联合委员会（JNCVI）统一为高血压危象，并根据靶器官损害和是否需要立即降压治疗，将高血压危象分为高血压急症和次急症。常见老年高血压急症有以下几种。

（1）高血压脑病：是指在高血压病程中，发生急性血液循环障碍，引起脑水肿和颅内压增高而产生的一系列临床表现，任何类型高血压只要血压显著升高，均可引起高血压脑病，但临床上多见于既往血压正常而突然发生高血压者，如急性肾小球肾炎、妊娠高血压综合征等，是内科常见的急症之一。应在发生不可逆脑损害濒临死亡之前，立即作出诊断和积极的抢救治疗，否则易导致死亡。

血压可达200～260/（140～180）毫米汞柱。临床特点主要是：脑水肿、颅内压增高和局限性脑实质性损害；病程长短不一，长者可达数天，短者仅数分钟；最先症状常是弥漫性剧烈头痛，头痛后至少几小时，甚至1～2天后出现烦躁不安、兴奋或精神萎靡、嗜睡或木僵等意识障碍；随后意识模糊，进一步发展最终可出现昏迷，但大多数患者以烦躁不安为主，如有昏迷，其程度不深。脑水肿和颅内压增高表现除头痛外，往往还伴有喷射性呕吐、颈项强直和视力障碍，后者表现为偏盲、黑矇，严重者可有暂时性失明。如发生脑实质性损害时，还可出现一过性或游走性、局限性精神和神经系统症状和体征。常见有暂时性偏瘫、局限性抽搐、四肢肌肉痉挛、失语和刺激过敏等。病情严重者还会有心动过缓和呼吸困难等呼吸和循环衰竭的表现。

(2)颅内出血:包括脑实质、脑室内及蛛网膜下隙出血，高血压是颅内出血最重要的病因之一。高血压和脑出血的关系比高血压与动脉粥样硬化的关系更为密切。高血压的脑血管疾病不一定能排除脑梗死的可能性,相反若无高血压则不可能脑出血。颅内出血的原因:①血管痉挛或血管闭塞引起脑软化,减低了血管周围组织的支持力量,使血管易于破裂。②滋养血管破裂,在小动脉壁内形成小的夹层动脉瘤,在高的压力下,血液向外层管壁溃破而进入周围脑组织。③粟粒性动脉瘤破裂。④血管的功能性障碍引起血管的痉挛缺氧,使管壁坏死甚至毛细血管及静脉出血。

(3)急性心力衰竭:高血压是心力衰竭最常见的原因之一。高血压对于心脏的损害主要有二:心肌肥厚和冠状动脉病变。高血压心力衰竭的治疗目的是控制血压,减轻压力负荷;减轻心力衰竭时过重的容量负荷;增加心排血量减少脏器淤血。

(4)急性冠脉供血不足、不稳定心绞痛和急性心肌梗死:高血压是冠心病的主要危险因素之一,动脉粥样硬化可由于合并高血压而加速发展,并促进冠状动脉更快地发生闭塞。高血压使冠状动脉的储备功能下降,这主要由于血管增生不能满足左室质量增加的需要;由于动脉粥样硬化及小动脉壁增厚和管腔狭窄,也可引起心肌供血不足。临床表现为心绞痛、心肌梗死与猝死。

不稳定性心绞痛或急性冠状动脉供血不全,伴或不伴有急性心肌梗死者,有时合并有严重高血压,收缩压(SBP)可达 240 毫米汞柱,舒张压(DBP)＞140 毫米汞柱,临床表现酷似嗜铬细胞瘤。冠状动脉供血不足之后，出现的高血压可能是疼痛或焦虑不安所致，而升高的血压又加重了心肌的负荷并增加氧耗量，加重冠状动脉供血不足，形成恶性循环。无论高血压触发冠状动脉供血不足或后者触发了高血压，血压的极度升高，都会使心肌缺血或已发生心肌梗死的面积迅速扩大，出现严重并发症，故此时应将血压尽快降至安全水平。

5. 老年人高血压危象的处理

(1)降压对高血压急症的作用

①降压对脑的作用。有效的抗高血压治疗可改善大脑功能，尤其是高血压脑病患者表现更为明显。当血压适当的下降时，脑血管扩张，脑血流与代谢得以正常维持。但是血压过度下降，可引起脑血流量急剧下降，产生脑缺血，临床上易出现明显的头晕，甚至眩晕或昏厥。

②降压对心脏的作用。某些降压药物，治疗高血压急症时，特别是并发顽固性心绞痛和心力衰竭患者受益匪浅。研究结果表明，降低血压有利于心肌血液供应改善冠状动脉而有好转。

③降压对肾脏的作用。当血压急骤下降时，肾小球滤过率及肾血流量亦随之下降。由于肾小球滤过率没有增加，故肾脏功能未能得到改善。临床观察显示，严重高血压伴有肾功能不全时，降压并非禁忌，但必须谨慎，降压开始不宜过快，不要求降至正常，并应维持每天尿量＞1 升。否则，舒张压＞120 毫米汞柱，肾脏会发生进行性的损害。

(2)治疗高血压急症的决定因素：学者提出，舒张压＞140 毫米汞柱，是高血压危象的临床特征之一。目前认为治疗高血压急症的关键，是选用速效降压药，将血压控制在安全水平，目的是防止靶器官发生急性损害。

(3)老年高血压危象治疗注意事项

①年龄。血压过快降低，易在老年患者引起较大的不良反应，因为老年患者常合并有冠心病、血压自动调节能力较差，因而血压下降过低容易引起低灌注。老年人对药物的敏感性增加，因而通常用低剂量。

②体液容量状态。严重的高血压尤其是恶性高血压，其血管内容量常常是降低的。此时，应谨慎地使用血管舒张药。在液体容量过度负荷时，如由于肾实质性疾病、急性肾小球肾炎、原发性醛固酮增多症或高血压合并左心衰竭时，建议使用利尿药。

③目前的抗高血压治疗。已经使用了抗高血压药物，却未能降低血压时，应逐渐加大剂量或加用另一类药物，避免快速更换药物。

④高血压病程。对于慢性高血压病患者，自动调节功能受损，快速降压可导致心脑等脏器缺血。而且恶性高血压的患者由于小动脉管腔狭窄并已导致局部缺血，因此即使血压降至正常或正常以下，也可能引起脑缺血。

⑤可能引起的不良反应。某些药物如可乐定、甲基多巴和利舍平等具有中枢抑制作用，使用时应监测其神经系统症状。在心肌缺血和主动脉夹层的患者，应避免使用可引起反射性交感神经兴奋的药物。对于可能有心、脑血管疾病的患者，应避免将血压降得过低而引起心、脑等脏器缺血。

6. 常见老年高血压危象的治疗

(1)高血压脑病治疗要争分夺秒:尽快降压制止抽搐和防止严重并发症。但紧急降压到什么程度应按照个体化治疗原则,视患者原有的基础血压情况而定。一般情况下先将血压降低25%左右为好,将血压先保持在160/100毫米汞柱左右为宜。目前迅速降压首选硝普钠。本药属动静脉扩张剂,通过降低外周血管阻力而降压,降压作用发生和消失均迅速,应在严密血流动力学监测下,避光静脉滴注,一般剂量为50～100毫克,加入5%葡萄糖液500毫升中,静脉滴注,开始剂量为20微克/分钟,视血压和病情可逐渐加量。在某些情况下,可选用硝苯地平10～30毫克口服。

(2)高血压并发急性脑血管病:应小心降压,不宜急剧降压。对脑出血患者当收缩压超过200～210毫米汞柱,舒张压>110毫米汞柱时才应降压治疗。此外,对症处理、吸氧、镇静、卧床休息、支持疗法等治疗措施不应忽视,待病情控制后可改用口服降压药,并针对高血压的原因进行纠治。在缺血性脑卒中患者住院早期,应用阿司匹林可以减少病死率及缺血性脑卒中的再发率。

(3)高血压合并左心衰竭:治疗原则以降低心脏前、后负荷尤以后者为主,辅以强心、镇静、给氧等治疗。高血压并急性左心衰的治疗关键是尽快降低心脏前、后负荷,降低血压首选硝普钠50毫克加入5%葡萄糖液500毫升中,或硝酸甘油10～20毫克加于5%葡萄糖液250毫升中,静脉滴注,辅以利尿药如呋塞米20～40毫克加入50%葡萄糖液20毫升中,缓慢静脉滴注。

(4)高血压并急性心肌梗死或不稳定型心绞痛:过去认

为，急性心肌梗死或不稳定型心绞痛合并高血压＞180/100毫米汞柱，就应按高血压急症治疗。现在有人认为，急性心肌梗死患者血压＞140/90毫米汞柱，就会影响心肌梗死并发症发生和发展，直接影响到抢救成败，对远期心功能和病人生活质量产生不利影响，所以对于急性心肌梗死患者的血压应认真控制。

7. 老年高血压危象的康复治疗

(1)巩固治疗：患者紧急降压后，血压达到安全水平，应口服降压药物，绝对不能停用降压药。选用口服降压药应有针对性和合理性选择对心肾等脏器具有保护作用的药物，如β受体阻滞药、血管紧张素转换酶抑制药及血管紧张素Ⅱ受体拮抗药，如氯沙坦(科素亚)、缬沙坦(代文)。

(2)消除病因：老年高血压患者有一部分继发于肾脏动脉硬化、慢性肾功能不全等，在紧急处理后的巩固治疗阶段，应积极寻找病因，去除原发病使高血压得到根治。

(3)康复治疗：在处理完急性症状后，应注意对心脑、肢体等脏器进行康复治疗，提高患者的生活质量。

(三)男性高血压病的治疗

1. 男性高血压病来临前的征兆 高血压病作为人类健康的第一杀手，其危害已经渗入到人们的骨髓，可是人们普遍反映高血压病来临的时候是“悄无声息”的，事实却不是这样。尤其是对于男性而言，高血压病来临以前都是有一定的征兆。只是对高血压病没有足够的认识，才忽视了种种征兆。

对男性来说，有一个特有且非常准确的高血压病预警信号，那就是勃起功能。当男性发现自己不能获得或维持充分的勃起以进行满意的性生活时，就可能是患上勃起功能障碍。勃起是阴茎充血的一个过程。性兴奋时，阴茎内动脉显著扩张，流入阴茎的血流极度增加，疏松的海绵体大量充血，使之变得粗硬。如果阴茎小动脉出现内皮功能障碍，充血就不能完全，勃起程度就会减弱，这就是病理性勃起功能障碍的成因之一。阴茎内的血管非常细，一丁点病变就会导致异常。所以，勃起功能障碍是男性特有的无声的高血压病预警信号。

和正常人相比，高血压病患者的勃起功能障碍发生率高出很多。调查数据显示：在原发性高血压患者中，勃起功能障碍患病率达 35.2%，显著高于无原发性高血压对照组的勃起功能障碍发病率 14.1%；伴有轻、中、重度勃起功能障碍的人群比例均显著高于对照组。这说明，勃起功能障碍是高血压病心血管并发症的指标，是高血压病患者心血管并发症的独立风险因子。

2. 高血压病造成阳痿如何治疗

(1)心情舒畅：保持乐观的情绪和开朗的性格，正确对待疾病。只要病情不是十分严重，不必完全禁止性生活。

(2)更换药物：甲基多巴、胍乙啶、肼屈嗪、利舍平等降压药物有可能诱发阳痿，换用对性功能影响较小的药物。

(3)坚持运动：每周 5 次，每次运动＞40 分钟，如打太极拳、练放松功等。肥胖者要减肥，控制体重。

(4)合理膳食：避免高脂，饮食清淡，减盐戒烟，少饮白酒，多食蔬菜及含蛋白质丰富的食品。

阳痿患者如有高血压病，一定要注意治疗，服用药物一定要在医生的指导下进行。

（四）女性绝经期高血压的治疗

1. 女性绝经期为什么会患高血压　女性绝经期是指由中年向老年过渡时，女性生理和心理发生重要变化的时期。在这个阶段里，女性会因卵巢功能和性激素分泌水平下降，使机体出现一系列不适症状，如心脏、血管及自主神经功能紊乱等，即绝经期综合征。其中一些人还会伴有血压升高，即绝经期高血压。一般情况下，女士到了绝经期，随着生理的变化，内分泌失调、自主神经功能紊乱会导致情绪不稳定、睡眠不好、烦躁不安等，从而引发血压波动，称为绝经期高血压。绝经期高血压一般是收缩压上升，舒张压改变较少或没有，眼底、心脏和肾脏没有受累表现。

绝经期高血压的原因：

（1）绝经期卵巢功能退化，雌激素对大脑皮质、自主神经中枢的调节减弱，对垂体的抑制减弱，促性腺激素及促甲状腺激素反而增加，肾上腺髓质也高度活动，神经不稳定，感情易激动，可出现阵发性潮红与流汗、皮肤瘙痒、蚁走感、心动过速、心悸等症状。

（2）少数绝经期妇女由于雌激素水平的下降速度较快，交感神经系统兴奋，血管舒缩中枢调节异常敏感，细小血管容易痉挛，痉挛重时则血压暂时升高，成为绝经期高血压，这个阶段的血压波动性较大，容易受精神紧张、体力劳动的影响，以收缩压上升为主，舒张压改变较少或无明显变化。绝经期高血压需要相当长的时间进行调整。

（3）部分患者未经治疗，血压可在绝经期末恢复正常。

然而绝经期多在50岁左右，正值高血压有关发病因素——动脉硬化出现的年龄，因而绝经后的高血压病患者应当查明原因，不能简单将之归类为症状性高血压而掉以轻心。

(4)情绪不稳定是引起绝经期高血压的重要原因之一。因此，要注意保持情绪稳定，无论喜怒哀乐，都要适当控制，不可让精神受到大的刺激。生活要有规律，保持良好睡眠。同时，要积极参加力所能及的劳动和体育活动，养成好的生活习惯。

2. 女性绝经期高血压的治疗

(1)一般治疗：女性更年期高血压，建议首先进行低盐饮食、低脂肪饮食、多运动。一定要禁烟、禁酒，避免情绪激动。如果不能控制的话，再考虑应用降血压药物进行治疗，一般是可以控制的。高血压病患者一般需要长期用药，建议在医生指导下选择降压药，如缬沙坦、尼群地平、硝苯地平等。最好选择控释片如硝苯地平控释片口服，用药后使血压更平稳，这个药物也可以改善心脏的血液供应。高血压病只能控制，不能根治的，必须长期坚持吃药。多吃芹菜，尤其是其根，具有辅助的降压作用。

(2)负离子治疗：临床试验表明，负离子扩张冠状动脉增加冠状动脉血流量，对调整心率使血管反应和血流速度恢复正常，缓解心绞痛，恢复正常血压有较好效果，通过心电图、X线检查发现，负离子有效改善心功能和心肌营养不良状况。森肽基负离子(负氧离子)机，采用两项全球领先负离子生成技术：负离子转换器技术和纳子富勒烯负离子释放器技术，在无风机外吹的情况下，负离子可覆盖3～4米远的距离，形成负离子浴疗养环境，对高血压病的预防和治疗起到很好的疗效。应用负离子治疗高血压病避免了药物治疗所产生的毒副作用，是一种健康的自然疗法。

（五）妊娠高血压综合征的治疗

1. 妊高征的临床表现　妊娠高血压综合征简称“妊高征”，为常见的而又严重影响母婴安全的疾病。提早产前检查及处理，可使妊高征引起的孕产妇死亡率明显降低。我国1984～1988年在选点地区的7 485例孕产妇死亡中，前5位主要死因是：产科出血、心脏病、妊高征、羊水栓塞、产褥感染，占全部死因构成比的77.4%。妊高征的防治是极为重要的。专家警示：妊高症在我国的发病率为9.4%。近年来其发病率有所上升。主要原因可能与目前快节奏的生活造成孕产妇的精神压力大，怀孕后营养摄入不均衡及高龄孕妇数量增多有关。秋冬季和初春寒冷季节及气压升高的情况下易发生此病。发病时间一般多见于孕20周以后，尤其是孕32周后最为多见。应引起高度重视。

现分别介绍轻、中、重度妊高征的表现。

(1)轻度妊高征：主要临床表现为血压轻度升高，可伴轻度蛋白尿和（或）水肿，此阶段可持续数日至数周，或逐渐发展，或迅速恶化。①高血压。孕妇在未孕前或20周前，血压（即基础血压）不高，而至妊娠20周后血压开始升高≥140/90毫米汞柱(18.7/12.0千帕)，或收缩压超过原基础血压30毫米汞柱(4千帕)，舒张压超过原基础血压15毫米汞柱(2千帕)。②蛋白尿。蛋白尿的出现常略迟于血压升高，量微少，开始时可无。③水肿。最初可表现为体重的异常增加（隐性水肿），每周超过0.5千克。若体内积液过多,则导致临床可见的水肿。水肿多由踝部开始,渐延至小腿、大腿、外阴部、腹部,按之凹陷,称凹陷性水肿。踝部及小腿有明显凹陷性水肿,经休息后不消退者,以“+”表示;水肿延及大腿,以“++”表示;“+++”指水肿延及外阴和腹部;“++++”指全身水肿或伴腹水。

(2)中度妊高征:血压超过轻度妊高征,但<21.3/14.6千帕(160/110毫米汞柱);尿蛋白(+)表明24小时内尿内蛋白量超过0.5克;无自觉症状。

(3)重度妊高征:为病情进一步发展。血压可高达160/110毫米汞柱(21.3/14.6千帕)或更高;24小时尿内蛋白量≥5克;可有不同程度的水肿,并有一系列自觉症状出现。此阶段可分为先兆子痫和子痫。

①先兆子痫。在高血压及蛋白尿等的基础上,患者出现头痛、眼花、恶心、胃区疼痛及呕吐等症状。这些症状表示病情进一步恶化,特别是颅内病变进一步发展,预示即将发生抽搐,故称“先兆子痫”。

②子痫。在先兆子痫的基础上进而有抽搐发作,或伴昏迷,称为子痫。少数病例病情进展迅速,先兆子痫征象不明显而骤然发生抽搐。子痫典型发作过程为,先表现眼球固定,瞳孔放大,瞬即头扭向一侧,牙关紧闭,继而口角及面部肌肉颤动,数秒钟后发展为全身及四肢肌强直,双手紧握,双臂屈曲,迅速发生强烈抽动。抽搐时呼吸暂停,面色青紫。持续1分钟左右抽搐强度减弱,全身肌肉松弛,随即深长吸气,发出鼾声而恢复呼吸。抽搐临发作前及抽搐期间,患者神志丧失。抽搐次数少及间隔长者,抽搐后短期即可苏醒;抽搐频繁持续时间较长者,往往陷入深昏迷。在抽

搐过程中易发生各种创伤，如唇舌咬伤、摔伤甚至骨折，昏迷中呕吐可造成窒息或吸入性肺炎。子痫多发生于妊娠晚期或临产前，称产前子痫；少数发生于分娩过程中，称产时子痫；个别发生产后 24 小时内，称产后子痫。

妊高征，特别是重度妊高征，往往可发生肾功能障碍、胎盘早剥、胎儿宫内发育迟缓、胎儿窘迫等母儿并发症。所以，孕妇一定要做产前检查，以防妊高征对母亲、胎儿、婴儿的危害。

2. 妊娠高血压的治疗

(1)确诊后方采取措施：如果被确诊为妊娠高血压，医生首先会做一些初步检查，然后还将根据血压的升高情况、胎儿的发育状况和孕周，采取相应的措施给予治疗。

高血压会影响进入胎盘的血流量，因此如果被诊断出有妊娠高血压，医生会让患者做 B 超检查，确保宝宝发育是不是正常，看看羊水量是不是正常。有时，医生可能还会做生物物理评分(BPP)来检查宝宝的健康状况。但由于这项检查非常耗时，所以一般医院不经常进行。在某些情况下，可能还会进行多普勒超声检查，来测定流向胎儿的血流变化。

医生还会让患者做一系列的血液检测，并要求收集 24 小时尿液来检测蛋白质总量，因为这样做尿检比每次产前检查的尿液检测要准确多了。这些检测可以帮助医生诊断是不是患有先兆子痫，并跟踪疾病的发展情况。

(2)轻度妊高征的治疗：如果在怀孕 37 周或 37 周以后出现轻微的妊娠高血压，可能需要进行引产。如果胎儿不能承受自然分娩过程，或者由于其他原因不能顺产，有可能需要进行剖宫产。如果孕期未满37周,而且症状较轻,可能需要住院观察几天。当孕妇和宝宝的情况稳定后,可以出院回家静养,或者需要不同程度的卧床休息。

孕妇需要经常去医院,以便医生做血压和尿蛋白的检测,观察病情变化。每周或每2周需要通过生物物理评分或胎心监护来密切监测宝宝的情况。为了观察宝宝的发育情况,每隔3周左右,还需要做1次B超检查。医生可能还会要求孕妇每天数宝宝踢其肚子的次数,来监测胎动情况。这是每次产前检查前进行自我检测宝宝健康的一个好方法。一旦发现胎动不如以前活跃,请立即去医院检查。

如果出现先兆子痫的任何症状(水肿、体重突然增加、持续或严重的头痛、视力变化、上腹胀痛或触痛、恶心或呕吐等)或胎盘早剥的迹象(见红、出血、子宫胀痛),应该立即去医院就诊。如果孕妇和宝宝出现有异常情况的征兆,可能需要住院,有可能需要提前分娩。

(3)重度妊高征的治疗:被诊断出患有重度妊娠高血压(血压≥160/110毫米汞柱),医生会开降压药,要求住院到宝宝出生为止。如果怀孕≥34周,医生可能会进行引产或剖宫产。如果怀孕＜34周,医生可能会同时开皮质类固醇,促进宝宝的肺和其他器官的发育。

如果孕妇的症状加重或宝宝在子宫内发育不好,医生将会进行引产或剖宫产(这要视情况而定),即便宝宝还没有发育成熟。如果不需要马上分娩,医生还会让继续住院,以便密切监测孕妇和宝宝的情况,好让宝宝有更多的时间发育成熟。

分娩后,医生会密切监测产妇的血压,注意高血压和先兆子痫有没有恶化的迹象(无论是在住院,还是待在家里,只要发现自己有任何先兆子痫的症状,都应该即时告诉医生)。多半情况下,血压会在生下宝宝后的1周内恢复到正常水平,但是也有一些女性的血压会维持在较高的水平。如果血压在分娩后3个月还居高不下,会被诊断为高血压病。这意味着可能一直患有高血压病,但自己并不知道。通常准妈妈的血压,在怀孕的3～6个月间会有所下降,这会暂时掩盖高血压症状。如果在怀孕之前没有测量血压,而又是到了怀孕3个月时才第一次去做产前检查,那高血压症状可能要到怀孕后期才会变得明显起来。

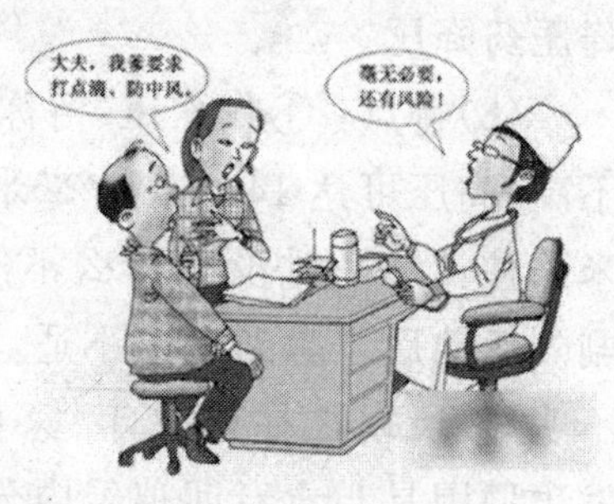
大夫,我爹要求
打点滴、防中风。
毫无必要,
还有风险!

(六)青春期高血压的治疗

1. 青春期高血压的表现与特点

(1)表现:顾名思义,青春期高血压是指发生在青春期的高血压。虽然不是常见病,亦并非罕见。当人在十三四岁时,其血压已开始接近成年人。如处于安静状态时,血压＞140/90毫米汞柱,就可以认为是血压偏高,被认为"青春期高血压"。青春期高血压的发生多数是暂时性的,平时无明显的症状表现,只有在运动量过大或过度疲劳时才表现有轻微的头晕乏力等症状。过了青春期,心血管系统发育迅速趋于平衡,血压就会恢复正常。如果持续好长一段时间血压继续上升,就需做进一步检查,并在医生指导下服用降压药降压。

(2)特点：①收缩压(俗称高压)高而舒张压(俗称低压)不高，高压可达140～150毫米汞柱，低压不超过85～90毫米汞柱。②平时没有什么不舒服的感觉，只在过度疲劳或剧烈运动后才感到一些不适，如头晕、胸闷等。正因为症状不明显，所以往往被少年、家长、医护人员所忽视。③部分发生原因是与青春期神经内分泌剧烈变化，心脏发育加快，血管跟不上心脏的发育有关，过了青春期，血压会逐渐恢复到正常水平。

2. 青春期高血压的原因与治疗

(1)发病原因：引起青春期高血压的主要原因：一是青春发育期，身体各器官系统迅速发育，心脏也随着发育，心脏收缩力大大提高，但此时血管发育却往往落后于心脏，导致血压增高。二是青春发育时期内分泌腺发育增强，激素分泌增多，神经系统兴奋性提高，自主神经调节功能不平衡，也会发生血压增高现象。三是青少年在迎考复习功课等特定环境下，由于精神高度紧张，大脑皮质功能紊乱，皮质下血管舒缩中枢失去正常调节，引起小动脉紧张性增强，外周循环阻力增加亦使血压增高。

(2)家庭治疗：家庭治疗方法适用于各级高血压患者。1级高血压如无糖尿病、靶器官损害即以此为主要治疗。家庭治疗方法可通过干预高血压发病机制中的不同环节，使血压有一定程度的降低并对减少心血管并发症有利。对于高血压患者来说，血压计和降压药应是不离身的。特别是血压不稳定的患者，建议每天测量2～3次血压，以观察自己早中晚的血压变化，避免因血压突然升高而导致心脑血管意外。在生活中可以用来调节血压的措施有许多，比如饮食、情绪等都对高血压的病情具有很大的影响。

3. 青春期高血压心理疗法与预防

(1)心理疗法：由于青春期高血压的发生是暂时性的，过了青春期，心血管系统发育迅速趋于平衡，血压就会恢复正常。因此，一般不主张过早应用降压药物，但必须通过建立健康的生活方式达到使血压恢复正常的目的。一是要保护情绪稳定，乐观、向上。盛怒、忧伤、恐惧、狂笑、争吵等不良情绪均会导致血压升高。二是生活要有规律，要保证有足够的睡眠时间，不能过多熬夜。三是饮食要合理科学，少吃肥肉及含胆固醇高的食物如动物油、鱼子等，可多吃新鲜蔬菜和水果，以及牛奶、黑五类食物(黑木耳、黑芝麻、黑豆、黑米、黑枣)、蘑菇等食品，要限制钠盐摄入量，每日用盐应控制在<5克。四是要戒烟、不饮酒，因为吸烟能引起血管收缩，增加外周血管阻力。五是要坚持体育锻炼。每天至少参加体育锻炼半小时，但运动量不宜过大，运动不宜过于激烈。如采取上述措施3个月后，仍不见好转或血压继续上升，就需做进一步检查，并在医生指导下服用降压药降压。

(2)积极预防：首先，要教育少年积极参加学校组织的体格检查，了解自己的血压情况，以便及时发现，进一步确诊，并查明原因，及时治疗；其次，注意劳逸结合，避免过度疲劳；保持情绪稳定，以免因为情绪波动而引起血压波动；适当锻炼身体，多做一些有益于心脏健康的锻炼，如游泳、跑步等；不吸烟、不酗酒，坚持良好的行为习惯。有关膳食问题，也应注意调整。

4. 走出青春期高血压治疗误区

(1)以自我感觉估计血压的高低:高血压患者症状的轻重与血压高低程度不一定成正比,每个人对血压升高的耐受性不同。有些患者血压很高,却没有症状;相反,有些患者血压仅轻度升高,症状却很明显。因此,凭自我感觉来估计血压的高低是错误的,也容易延误治疗。

(2)血压高就是高血压病:血压高与高血压病并不等同。正常人在剧烈运动、情绪激动、大量吸烟或应用某些药物之后,血压(尤其是收缩压)都可能增高。因此,偶尔发现一次血压升高并不一定就是高血压病。此外,血压在一天中并不是恒定的,无论是健康人还是高血压病患者,血压都有波动性。

(3)单纯依赖降压药,不做综合性治疗:引起高血压的病因很多,因此应接受系统检查,查明病因,采取综合性措施治疗,否则就不可能取得理想的治疗效果。

(4)血压一降立即停药:有些患者在应用降压药治疗一段时间后,血压降至正常,即自行停药,结果过一段时间后血压又升高,继续使用药物降压。这样不仅达不到治疗效果,而且由于血压较大幅度的波动,易引发心、脑、肾等严重的并发症。

专家提醒:青春期高血压病的发生可能是由于机体发育时,身体各器官系统迅速发育,心脏也随着发育,心收缩力大大提高,但此时血管发育却往往落后于心脏,导致血压增高。加之青春期内分泌腺发育增强,激素分泌增多,神经系统兴奋性提高,自主神经调节功能不平衡,也会产生血压增高现象。当青春期过后,血压一般可以恢复正常。因此,对于青春期高血压的朋友，如果症状不明显，是不必急于药物治疗的，注意饮食、规律生活、适量运动、充足睡眠，才是最好的方法。

第三章　高血压病个体化生活调养

一、高血压个体化心理调理

（一）高血压病心理调理的重要性

1. 心理重要　“在各类心血管疾病中，高血压病、冠心病和情绪的关联最显著。”北京大学人民医院心内科高血压科主任孙宁玲表示，虽然高血压病的发病机制目前还不完全清楚，但精神紧张、情绪压抑、心理矛盾等因素导致高血压病已被研究证实。国外学者研究发现，痛苦、愤怒会增加外周血管阻力而升高舒张压（低压），恐惧则通过增加心输出量而使收缩压（高压）升高。此外，性格也与高血压病的发生有密切关系，具有A型性格的人，因为长期紧张、压抑、忧虑、固执，更易患高血压病。

2. 心身疾病　高血压病被称为“心身疾病”，即由心理问题导致的躯体疾病。孙宁玲说，外界及内在的不良刺激，会引起剧烈、长期的应激状态，使中枢神经系统的兴奋与抑制过程失调，导致血压升高。调查显示，在原发性高血压患者中，超过七成的人存在不良心理因素，而接受心理治疗者几乎为零。

3. 明显特征 因为心理问题导致的高血压，一个明显特征是患者的血压升幅也许不大，但头痛、头晕等症状特别明显。并且，仅靠药物血压难以得到有效控制。尤其是许多中年高血压病患者，或因为工作压力大，或因为家庭杂务繁重，都面临一定的心理问题。孙宁玲提醒，这类人在进行药物治疗的同时，要关注心理调适，学会释放压力、化解不良情绪。如果难以"驾驭"自己的情绪，最好去心理科或精神科寻求帮助。

4. 地震实例 "其实，很多心血管疾病都是心病。"中华医学会心血管病分会副主任委员、四川大学华西医院心内科主任黄德嘉表示，"地震等自然灾害，对心血管的影响是很明显的，四川地震期间，出现急性心律失常，甚至心脏病发作的患者明显高于震前"。北京安贞医院心血管十二病区主任周玉杰说，不少心脏病和脑卒中也都是气出来的、吓出来的，爱生气、爱发牢骚的人爱得心脏病。所以，不急躁、不生气，控制好自己的情绪，保持心态平和非常重要。

（二）介绍两种高血压病心理调理方法

1. 色彩调理法 颜色与人的健康有密切关系。色彩疗法主要是运用采光照明、涂刷彩色墙壁和顶棚、布置色彩环境和彩色光直接照射等进行心理治疗。在日常生活中创造一个科学的、适宜的色彩环境，这不仅有益于人的身心健康，而且是许多慢性病患者治疗疾病的一个重要措施。在选择居室的色彩时，要结合自己的职业和爱好，创造有益于身心健康的环境。

(1)色彩的作用：色彩对人体健康和防治疾病的巨大作

用,已为越来越多的实践所证实。红色能刺激和兴奋神经系统,增加肾上腺分泌和促进血液循环,使人兴奋、暴躁,甚至心率加快和血压升高。接触红色过多,会使人产生焦虑情绪。黄色能促进消化,改善神经和内分泌系统,但金黄色却易造成不稳定的情绪。蓝色能使人产生凉爽、轻快的感觉,进而使人平静、放松,有助于减缓脉率和呼吸,降低血压,对发热患者有退热作用。绿色不但有助于消化,而且能起到镇静和松弛神经的作用,自然界的绿色,还能帮助人消除疲劳和安定情绪。紫色能维持体内钾的平衡,促进机体保持放松,特别可使妊娠妇女情绪安定。白色能使患者心情舒适和镇静,有助于人体健康。青色使人产生亲切、朴实、舒适、客观、柔和的感觉。不论色调的冷暖,都以浅淡为宜,浅淡柔和的色调才能给人以宁静、和谐和舒适的感觉。颜色过多或杂乱无章,往往会导致人们过度兴奋、烦躁,易引起人与人之间的争执与吵闹。此外,某些彩色环境却又能够陶冶人的情操,治疗疾病。通过试验发现,人在青色的环境中可以消除精神紧张和视觉疲劳,改善和调整机体功能。人在绿色环境中皮肤温度可以降低1℃~2℃,心跳每分钟减少1~2次,呼吸变缓、心脏负担减轻,并能使精神放松。人的大部分时间是在居室内渡过的,因此室内的颜色对人的精神影响也很突出。高血压病患者的居室色彩应以淡绿色为主,淡绿色有清肝火、滋阴潜阳、镇静神经、降低血压等作用。墙壁、窗帘也可用浅蓝色,因为浅蓝色能给人以安定清爽感,并有镇静、息怒、降低血压、降低体温等作用,对高血压病患者甚为有益。此外,蓝色能解除紧张的心理状态,收缩期血压可降低1.33~2.66千帕(1千帕=7.5毫米汞柱）。

(2)其他调理：居室灯光不宜过于明亮，以柔和的白色灯光为宜。避免使用红色、橙色、紫色等刺激性强的灯光。衣服色彩宜淡雅，如白色、牙色、天蓝、绿色等，以利于诱发出宁静的情绪。平时宜到绿色、宁静的环境（如公园、花房、林间、郊外田间等）中散步，可转移注意力，缓解紧张情绪，有利于改善中枢神经功能。平时可以想象蓝天白云，使人情绪轻松愉快，心旷神怡；想象碧绿平静的湖水、绿茵的草坪，引发出宁静、轻松、舒适之感，有降低血压、优化情绪之功效。

2. 保持情绪乐观法 人在紧张、忧愁、愤怒、悲伤、惊慌、恐惧、激动、痛苦、嫉妒的时候，可出现心慌、气急和血压升高，甚至导致脑血管痉挛或脑卒中致死。高血压病患者的情绪变化，常常导致血压不同程度的波动。高血压病患者保持心境平和、情绪乐观十分重要，良好的情绪能使血压稳定，有利于高血压病的恢复。下述做法可帮助高血压病患者保持情绪稳定：做一些业余的手工操作，如缝纫、编织、木工、雕刻等，可以使脑力有个歇息的机会。练字、绘画，可使情绪稳定，精神完全进入一个宁静的境界。当心情不佳、紧张焦虑时，外出旅游：改换一下环境，去郊外、公园、河边、山顶，欣赏一下大自然的美景，可将注意力转移，达到精神松弛的目的。遇到不满意的人和事，要进行“冷处理”，避免正面冲突，遇事要想得开，切忌生闷气或发脾气。还应培养多种兴趣，多参加一些公益活动及娱乐和运动，做到笑口常开，乐观松弛。

(三)高血压病患者的心理护理法

心理护理就是依据不同心理特征,采取不同的心理护理方法,用良好的语言、态度和表情,耐心做好解释工作,使病人有一个心理准备,树立起勇气和信心,保持心情轻松愉快,在最佳的心理状态下接受治疗,同时给病人创造一个整洁、安静、舒适的环境。

1. 抑郁的护理 抑郁是以苦闷的情感和心境为代表的症状,以生活兴趣减少、缺乏动力、寡言少语、活力丧失等为特征,反映了失望、悲观与抑郁相关的认知和身体的感受。少数病人还会有自杀念头。抑郁常常与高血压脑病、偏瘫、肢体运动障碍有关。由于疾病的原因,病人感到他们的家庭和在社会中的地位发生动摇,对疾病抱悲观情绪,丧失信心,形成了情感失调,表现为对一切缺乏兴趣,易伤感,经常责怪自己、感到孤单、前途无望等。对抑郁病人,应利用各种方式促使病人倾诉,或主动找病人谈心,交朋友。要使病人精神平衡,就必须通过适当的场合,向一定的人诉苦后,心里才会感到轻松,利用谈心等方式,让病人把压抑在内心的想法倾诉出来。护理人员还要帮病人搞好人际关系,多给病人安排一些有益的活动,如看电视、下棋、看报纸、听音乐等方式来摆脱疾病的困扰,帮助他们从心理上树立战胜疾病的

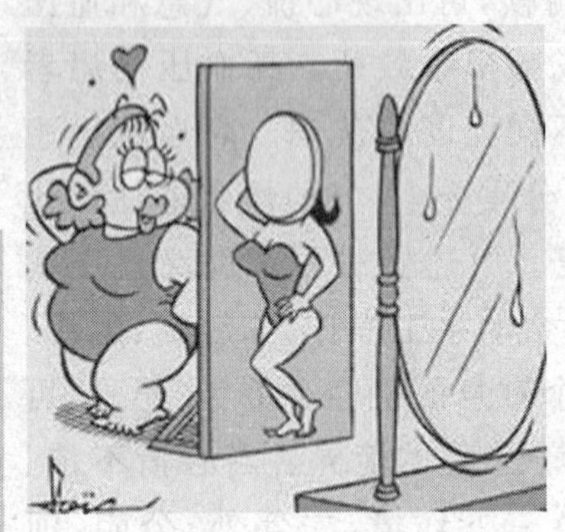

信心。

2. 焦虑的护理 一般症状有心烦易怒、坐立不安、神经过敏、紧张，以及由此产生的躯体症状，如震颤、抽搐，初次就诊的病人，往往不了解自己疾病性质和预后，会产生“期待性焦虑”，因而对医院的就诊程序不满、发牢骚、候诊时间长而发脾气；有时与熟悉的环境和亲人分离会产生“分离性焦虑”，对抽血检验、打针、服药抱怀疑态度。高度焦虑可增加生理和心理负担，夸大疾病的严重程度，怀疑医护人员解释疾病的真实性，从而对治疗产生不利影响。例如，一位中年女性高血压病患者，在量血压时突然全身颤抖，说不出话。经护理诊断为焦虑引起的反应后，护士即握住病人的手和蔼询问，耐心安慰、解释，转移她的注意力，使其摆脱焦虑情绪。事后帮助病人分析焦虑的原因，对病人进行疏导，帮助病人用理智和成熟的思维方式，去克服幼稚的情感和行为，从而达到解除焦虑的目的。

3. 强迫症的护理 指那些明知没有必要，但又无法摆脱无意义的思维冲动和行为的病人，如怀疑自己的衣服不合身，标准身材没有标准衣服，讲话咬文嚼字、之乎者也以示自己有文化修养。这种病人多数为文化层次较高者，由于脑动脉硬化、脑缺血、神经传导减慢，导致感知思维迟钝，注意力不集中，记忆力理解力减退，对各种刺激反应迟缓。这是一种老化现象，它可促使动脉硬化，导致血压升高。护士应用和病人屈膝谈心的方式，引导其恢复注意力、记忆力和理解能力，以及时间和地点的定向能力，对忘性大的患者告知其亲属提醒或使用备忘录（纸片、笔记本）等。

护理要点：①对症状做认真、细致的评估。制定出可行的护理计划。②掌握并熟练地应用森田疗法和行为矫正疗法,协助医生做好治疗。帮助病人体验积极的生活,指导病人改变消极的生活态度而将其行为逐渐投入到向上的、有建设性的生活中去。③健康教育是必不可少的内容。要帮助病人找出自身性格上的弱点。指导病人完善人格的科学方法,寻求良好的支持系统的帮助。④心理护理以支持疗法为主要内容。帮助病人正确对待疾病,建立战胜疾病的信心,减轻焦虑情绪。⑤对症护理,如对失眠病人的护理、对皮肤损伤病人的护理、对自杀病人的护理等。

4. 人际关系的护理

(1)人际关系敏感护理:指有些人不自在与自卑感,特别是与其他人相比较时更突出。在人际关系中,心神不宁,明显不自在,以及人际交流中的强烈自我意识与消极的期待。对他人责备求全,感到别人不理解、不同情自己,这种情绪对病人身心影响很大,可导致血压持续上升。对这种病人需要做好情绪调整,方法是维护病人的自尊心,将良好的护患关系建立在最初的信任格局之中,让病人体会到互相信任所带来的愉悦情绪,可使病人从中得到社会和他人的信任和自信。

(2)敌对情绪护理:敌对情绪的表现有三:思想、情感和行为,包括厌烦的感觉、摔物、发脾气、争吵,直到不可控制的地步,易烦恼激动。护理者应十分耐心、体贴、理解这类病人,不要批评、责备,要用诚恳的态度,亲切的语言抚慰病人。注意调整病人的情绪,帮助病人解决困难和问题,给病人营造一个舒适安逸的环境,帮助病人维持家庭和谐,社会融洽,利用人间的交叉影响,改变思维角度;通过病人间的较多接触,改变其原来的思维,避免任何对病人身心上的刺激,尽可能使病人的要求得到满足,使病人情趣稳定,血压稳定。

专家提醒:高血压病是一种慢性心血管疾病,病后均有心理状态的改变。所以,在药物治疗的同时,必须进行有效的心理护理,建立可行的护理方式和方法,寻找疾病康复的心理护理措施。由于个体性格心理素质不同,不稳定的心理状态表现也不一样,在心理护理上必须采取个体化有针对性的有效措施,通过对病人的心理安慰、支持、劝解、保证、疏导和环境的调整等方法,灵活运用,以达到治疗疾病的目的。

(四)高血压病心理调节方法

1. 心理疏导法 现代医学表明,高血压病作为一种心身疾病,社会心理因素对此病的发生、发展、转归及预后有一定的影响。研究结果表明,处于噪声条件下的人患高血压病较多;丧偶、离婚、失去亲人或独居,以及生活关系的突然变化,对高血压病有一定的影响;不良的社会体验,不良的行为活动方式,可增加突发性高血压病的危险;持续紧张、焦虑、恐惧、愤怒、敌视等均可引起高血压病。

良好的心态对于身体和精神疾病,常起到治疗或有助于健康的作用。美国著名教授弗里德曼曾因自己的血压太高而无法正常工作,为了研究自己的病因,做了著名的"捡豆子"和"下国际象棋"两个试验。他在做这两个试验的过程中,发现了自己火爆的脾气和急躁的性格是血压升高的主要原因,随着试验的继续开展,自己的耐心和承受失败能力在逐步地增强,他的血压不仅不再升高,反而下降了。实践证明，高血压病病人若能做到“得意淡然，失意泰然”，尽量减少情绪波动，这对保持血压相对稳定，减少并发症的发生具有重大意义。

心理疏导，主要是指当患者遇到不良刺激，如生活突然发生变化（丧偶、离婚、亲人故去）；不和谐的人际关系（邻里纠纷、家庭关系紧张、工作中与同事和领导关系）；地理环境变迁；嗜好烟酒；长期处于噪声条件下工作、生活，从事单调刻板或精神高度集中作业；长期的紧张刺激，如生活中无所依靠、悲观失望、蒙冤受屈、难以容忍的挫折等。针对这些情况，应因人施护，并加以正确引导，给病人以心理支持，让病人理解外界因素对自己疾病的影响，使其情绪稳定，从而疏导心理应激，达到降压的目的。

2. 全身放松法 开始时先对病人进行放松训练的培训，讲解有关高血压病的知识，将放松训练的引导词录成磁带，然后请病人坐在椅子或床上，两手掌自然放在两膝上，闭目养神，注意力集中在两脚心上，均匀而平缓的呼吸，然后缓慢睁开双眼，全身放松，此法可使病人摒除杂念，消除紧张刺激，达到调身、调息、调心、降低血压的目的。

这里推荐一种全身放松法，一学就会，一用就灵，不妨一试。①准备工作。拍打头部、肩部、两臂、两手、胸背、腰腹、两腿、两脚，顺序全身拍打一遍。②“放松”。两腿两脚放松，然后从头到脚节节放松，全身放松。要让每个部位都放松。全身放松，开始缓慢进行，做一遍，约三四分钟，做完了静一会儿，搓搓手，梳梳头，搓搓脸。每天早晚各做一遍，白天闲时再做一遍。一般三五天后，全身肌肉就有明显感觉。③体验。即体会某个部位肌肉的感觉，热、胀、麻或舒服的感觉，即见效果。开始不一定每个部位都有明显感觉，一般敏感部位先有感觉，逐步每个部位都有感觉。接着，哪儿不舒服，哪儿重点放松，消除肌肉紧张，自然就舒服了。

3. 倾听音乐、兴趣培养法

(1)倾听音乐法：在保证不影响其他人休息的情况下，经常播放一些病人喜欢听的愉悦音乐。因为音乐可以解脱压力；转移其注意力，创造新环境。情景音乐和舒缓音乐，能改善病人的焦虑情绪，达到降压效果。

音乐通过其音调能影响人的情绪，早在古希腊时代就为人所注意。他们认为E调安定、D调热烈、C调和缓、B调哀怨、A调高扬、G调浮躁、F调淫荡。古希腊的哲学家和科学家亚里士多德就推崇C调，认为C调最宜于陶冶情操。

近年来，欧美各国音乐治疗已被广泛使用，许多医院、养老院和康复机构，都采用音乐治疗。临床实践证明，高血压病患者听一首小提琴协奏曲，能使血压降低10～12毫米汞柱；让孕妇听音乐，能解除孕妇烦躁不安的心情，有利于分娩。英国剑桥大学的口腔治疗室还用音乐代替麻醉药，成功地为200多个病人拔去病牙。在治疗忧郁型和狂躁型精神病患者中，音乐更是被广泛运用。

(2)兴趣培养法：根据病人不同的年龄、性别、习惯、爱好及文化素养等，培养病人的多种兴趣，如绘画、集邮、读书、弹琴等，因为兴趣可以使人产生愉快的心理体验，培养人对生活的热爱，使病人在参与追求中消除对疾病的顾虑。

4. 催眠暗示法　首先通过语言暗示病人，让其放松安静，清除杂念。接着让病人注视某一固定目标或让病人注意听某一单调而有节奏的声音。护理人员再以重复单调的语言，诱导病人进人全身松弛的半睡眠状态，此时病人可产生一种心情舒畅和安静的感觉，表现出愿意与护理人员交谈，这时护士可以通过暗示诱导，使病人倾吐压抑在内心的记忆情绪，然后通过护士的疏导达到降低血压的目的。

下面介绍一首诗，具有指导意义。

一忌性子急，冲动发脾气；二忌有苦衷，心情受压抑；
三忌忙与乱，烦恼多难题；四忌灾祸重，精神强刺激；
五忌嗜酒肉，体胖血流细；六忌连失眠，熬夜不歇息；
七忌头猛震，抬举出过力；八忌大便干，内燥体温起；
九忌烈日晒，又怕太大意。按歌自检点，可怕脑血溢。

专家提示：治疗高血压病不能局限于药物，应从病因着手，做好心理护理。护理人员尤其要尽可能地全面了解病人的思想、生活、工作情况，消除病人对疾病的恐惧和焦虑情绪，鼓励病人树立战胜疾病的信心，保持宽松、平和、乐观的健康心态，遇事应冷静，不急躁，避免不良的精神刺激，更应该耐心细致地为病人做好心理咨询、心理护理，使病人能够正确对待生活和工作的压力，正确认识疾病，从心理失衡到心理平衡，使血压得到更好的控制，达到治疗和预防高血压病的目的，从而减少并发症，延长寿命。

二、高血压病个体化饮食调养

(一)高血压病患者的合理膳食

1. 高血压病患者饮食调理的原则

(1)减肥：肥胖是高血压病的危险因素之一，而肥胖的主要原因是热能摄入过多造成的。体内多余的热能能转化为脂肪，储存于皮下及身体各组织中，从而导致肥胖。有人观察超过正常体重 25 千克的肥胖者，其收缩压可高于正常人 1.33 千帕(10 毫米汞柱)，舒张压高于 0.93 千帕(7 毫米汞柱)。因此，控制热能和体重是防治高血压病的重要措施之一。

(2)限盐：流行病学调查证明，食盐摄入量与高血压病的发病呈正相关，食盐销售量大的地区，高血压病的发病率显著升高。故一般主张，凡有轻度高血压病或有高血压病家族史的，其食盐摄入量最好控制在每日＜6 克，对血压较高或合并心力衰竭者摄盐量更应严格限制，每日用盐量以 1～2 克为宜。

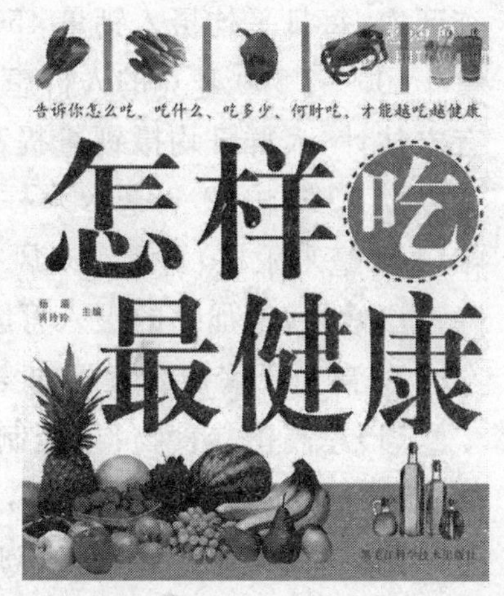

(3)降脂：食物脂肪的热能比，应控制在 25%，最高不应超过 30%。脂肪的质量比其数量有更重要意义。动物性脂肪含饱和脂肪酸高，可升高胆固醇，导致血栓形成，使高血压脑卒中的发病率增加；植物性油脂含不饱和脂肪酸较高，能延长血小板凝集时间，抑制血栓形成，降低血压，预防脑卒中。故食用油宜多选植物油，其他食物也宜选用低饱和脂肪酸、低胆固醇的食物，如蔬菜、水果、全谷食物、鱼、禽、瘦肉及低脂乳等。

(4)补充维C。多吃一些富含维生素C的食物,如蔬菜、水果。新近研究发现,在老年高血压病患者中,血液中维生素C含量最高者,其血压最低。据认为,维生素C具有保护动脉血管内皮细胞免遭体内有害物质损害的作用。

(5)补钙:保证膳食中钙的摄入充足。据报告,每日膳食钙摄入800～1 000毫克,可防止血压升高。流行病学调查证实,每日平均摄入钙量450～500毫克的人群,比摄入钙量1 400～1 500毫克的人群患高血压病的危险性高出2倍。有人估计,人群日均摄钙量提高100毫克,可使收缩压平均下降0.33千帕(2.5毫米汞柱),舒张压平均下降0.173千帕(1.3毫米汞柱)。近年来风行各地的醋蛋疗法,有明显的降血压效果,增加钙的摄入可能是原因之一。

2. 高血压病患者宜忌的食物

(1)忌高钠盐食物:如腌制品、熏制品、咸蟹、咸鱼、黄泥螺、咸菜、腌黄瓜等盐制食品,不宜多食久食。腌制的食物中钠盐高,可引起水、钠在体内潴留,使血容量增多,增加心脏负担,升高血压。食盐的主要成分是氯化钠,钠潴留可引起细胞外液增加,心排血量增多,血压上升。因此,高血压病患者应限制盐量的摄入。

(2)忌饮酒酗酒:高血压病患者能否饮酒,一直是人们关心的问题。现代研究证明,少量饮酒有扩张血管、活血通脉、增加食欲、消除疲劳的功效,但是长期饮酒,甚至酗酒、饮烈性酒,则会损伤动脉壁,从而加速动脉硬化,使高血压病难以控制。酒性温热,特别是酗酒,会突然导致脑血管扩张,硬化的血管破裂,诱发脑出血,导致生命危险。此外,饮酒可使心率增快,血管收缩,血压升高,还可促使钙盐、胆固醇等沉积于血管壁，加速动脉硬化。

(3)忌暴饮暴食：经常暴饮暴食可损伤脾胃，导致脾运失司，痰湿内生；而高血压病患者大多阴虚，肝阳上亢，有痰浊蒙蔽清窍而致中风之虑。所以，高血压病病人应忌暴饮暴食。

(4)忌烟：香烟中所含有害物质尼古丁，能刺激交感神经兴奋，使心跳加快；并使肾上腺素儿茶酚胺的释放增加，使全身血管收缩，血压升高。此外，尼古丁还可促使钙盐、胆固醇等物质沉积在血管壁上，加速动脉粥样硬化的形成；香烟中的有害物质一氧化碳(CO)可使血红蛋白结合氧的能力下降，引起血管壁等部位缺氧，缺氧血管壁对尼古丁的上述作用大为敏感，从而加速了动脉硬化和高血压的形成。所以，高血压病患者必须戒烟。

(5)忌饮浓茶：高血压病患者忌饮浓茶，尤其是忌饮浓烈红茶。因为浓茶中所含的茶碱量高，可以引起交感神经兴奋，收缩血管而导致血压上升。饮清淡绿茶则有利于高血压病的治疗。

(6)忌食热性食物：如狗肉、雀肉、雀蛋等温肾助阳；花椒辛热且气味浓烈，食之均可加重阴虚阳亢型高血压病病人的病情，甚至引动痰火，助阳生火，导致火盛血溢，引发脑出血等重病发生。高血压病病因虽多，但大部分属阴虚阳亢性质，狗肉温肾助阳，能加重高血压病病情。高热能食物(葡萄糖、蔗糖、巧克力等)可诱发肥胖，肥胖者高血压病发病率比正常体重者高。高血压病患者多合并有超重或肥胖。所以，高血压病患者应限制高热能食物。

(7)忌辛辣和精细食物：辛辣和精细食物易导致大便秘

结，患者排便时，腹压升高，血压骤升，诱发脑出血，所以高血压病患者禁食用辛辣和精细食物。

(8)忌高胆固醇、油腻食物：螃蟹、猪油、奶油、黄油、全乳、巧克力、冰淇淋、奶酪、烤鸡鸭、烤乳猪等高胆固醇油腻的食物，可致消化、吸收障碍。中医学认为，肥甘油腻之品会损伤人体的脾胃功能，导致痰浊内生，痰阻气机，脑脉淤阻而突发卒中。

专家指出：平素喜食油腻、高能量食物者，其高血压病发病率为8.1%，远远高于习惯低能量清淡饮食者的2.4%。我国高血压病的发生率，远低于西方发达国家的15%～20%，其主要原因之一，就是由于我国居民的饮食热能低于西方发达国家。因此，应该尽量避免食高热能油腻食物，以防止发生高血压病。

3. 高血压病患者饮食宜与忌

(1)糖类食品：宜食米饭、粥、面类、葛粉、汤、芋类、软豆类；忌食番薯(产生腹气的食物)、干豆类、味浓的饼干类。

(2)蛋白质食品：宜食牛肉、猪瘦肉、白肉鱼、虾、蛋、牛奶、奶制品(鲜奶油、酵母乳)、大豆制品(豆腐、纳豆、黄豆粉、油豆腐)；忌食脂肪多的食品(牛猪的五花肉、排骨肉、鲸鱼、鲱鱼、金枪鱼等)，加工品(香肠)。

(3)脂肪类食品：宜食植物油、少量奶油、沙拉酱；忌食动物油、生猪油、熏肉、油浸沙丁鱼。

(4)维生素、无机盐食品。宜食蔬菜类(菠菜、白菜、胡萝卜、番茄、百合根、南瓜、茄子、黄瓜)、水果类(苹果、橘子、梨、葡萄、西瓜)、海藻类、菌类宜煮熟才吃；忌食纤维硬的蔬菜(牛蒡、竹笋等)、刺激性强的蔬菜(香辛蔬菜、芫荽、芥菜、葱)。

(5)其他食物:宜食淡茶、酵母乳饮料;忌食香辛料(辣椒、咖喱粉)、酒类饮料、盐浸食物(咸菜、咸鱼子)、酱菜类、咖啡。

(二)高血压病患者饮食建议

1. 高血压病患者五大饮食建议 “病从口入”,这句话的意思是很多疾病是由于饮食不合理导致的。同样,合理的饮食就能改善病情。以下介绍高血压病患者5大饮食。

(1)多吃低脂肪、优质蛋白食物:对增加血管弹性、防止恶性高血压并发症的发生具有积极作用,多吃优质蛋白食品如豆类、鱼类、家禽类、奶类等,可以帮助改善高血压病患者血管的通透性。恶性高血压患者每日脂肪摄入应<50克。

(2)多吃绿色蔬菜和水果:胡萝卜素、纤维素,能改善心肌功能和血液循环,帮助体内多余胆固醇和脂肪排出。

(3)多吃含钙食物有降压功效:恶性高血压患者应多吃奶、豆类及其制品、海产品、绿色蔬菜等含钙较多的食物。

(4)粗粮、薯类等作为主食:如玉米、高粱、豆类、燕麦、荞麦、小米等,这些粗粮含有丰富膳食纤维,能促进胃肠蠕动,排出多余胆固醇。

(5)饮食规律,少吃多餐,七八成饱:减轻胃肠道的负担,保持体重,有利于控制血压。高血压病患者要少吃多餐,定时定量吃饭,养成良好的习惯。

总原则是:清淡为主,宁素勿荤,宁淡勿浓,宁饥勿饱。

2. 高血压病患者要做到饮食合理调配

(1)控制热能摄入:可使临床症状如呼吸困难得到改善。提倡吃复合糖类,如淀粉、标准面粉、玉米、小米、燕麦等植物纤维较多的食物，促进肠道蠕动，有利于胆固醇的排泄；少进食葡萄糖、果糖及蔗糖，这类糖属于单糖，易引起血糖升高。

(2)限制脂肪摄入：膳食中应限制动物脂肪的摄入，烹调时，多采用植物油，胆固醇限制在每日＜300毫克。可多吃一些鱼，海鱼含有不饱和脂肪酸，能使胆固醇氧化，从而降低血浆胆固醇，还可延长血小板的凝聚，抑制血栓形成，预防中风；还含有较多的亚油酸，对增加微血管的弹性，预防血管破裂，防止高血压并发症有一定作用。

(3)摄入蛋白质好：以往强调低蛋白饮食，但目前认为，除合并有慢性肾功能不全者外，一般不必严格限制蛋白质的摄入量。高血压病病人每日蛋白质的量为每千克体重1克为宜。例如：60千克体重的人每日应吃60克蛋白质，其中植物蛋白应占50%，最好用大豆蛋白。大豆蛋白虽无降压作用，但能防止脑卒中的发生，可能与大豆蛋白中氨基酸的组成有关。每周还应吃2～3次鱼虾类蛋白质，可改善血管弹性和通透性，增加尿钠排出，从而降低血压。平时还应多注意吃含酪氨酸丰富的食物，如去脂奶、酸奶、奶豆腐、海鱼等，如果高血压合并肾功能不全时，应限制蛋白质的摄入。

3. 微量元素对高血压病的作用

(1)钾：高血压患者可适当增加钾的摄入量。钾可以调节细胞内的渗透压和体液的酸碱平衡，参与细胞内糖类和蛋白质的代谢，有助于维持神经健康、心跳规律正常，协调肌肉正常收缩，防止脑卒中。含钾丰富的食品有：乳制品、水果、蔬菜、瘦肉、香蕉、葡萄干、芹菜、冬菇、紫菜、冬瓜、木耳、花生、洋葱、苦瓜、荸荠、大蒜、海参、蜂蜜、莲菜、苹果等。

(2)碘:含碘较多的海产品如海带、海苔、虾皮等,对高血压病动脉硬化有一定改善作用,因为碘是防止动脉硬化的重要元素。

(3)镁:镁能降低血压。因其能稳定血管平滑肌细胞膜的钙通道,激活钙泵,排出钙离子,泵入钾离子,限制钠进入到细胞内。此外,镁能减少应激诱导的去甲肾上腺素的释放,起到降低血压的作用。血压高的人吃含镁的食物:茄子、萝卜、橘子、小米、黄豆、紫菜、松子、榛子、西瓜子。

(4)钙:越来越多的证据表明,钙摄入量不足与高血压病、胰岛素抵抗、肥胖、直肠癌、肾结石等多种慢性疾病有关。报道指出,钙摄入量越高,妊娠高血压综合征的发生率越低。此外,补充钙还可以降低血管敏感性,抑制血管平滑肌对机体升压物质的反应。乳制品、豆制品、海带、虾皮、蔬菜中都含有钙元素,高血压病患者可适当选用。

专家指点:钾钙丰富食品有土豆、芋头、茄子、海带、莴笋、冬瓜、西瓜等,因钾盐能促使胆固醇的排泄,增加血管弹性,有利尿作用,有利于改善心肌收缩能力。含钙丰富的食品如牛奶、酸牛奶、芝麻酱、虾皮、绿色蔬菜等,对心血管有保护作用。选用含镁丰富的食品,如绿叶蔬菜、小米、荞麦面、豆类及豆制品,镁盐通过舒张血管达到降压作用。

4. 高血压病患者吃哪些蔬菜好　下面16种蔬菜具有降血压功效。

(1)大蒜。高血压病患者应多吃大蒜。大蒜含糖、蛋白质、脂肪、维生素A、B族维生素、维生素C及多种微量元素。具有止咳平喘,通窍行水,是治疗高血压病的常用食物。治疗方法:取大蒜适量,放糖、醋中浸泡7天,每次饭前空腹吃

2～4 瓣，并饮糖醋汁少许，连续服用 15 天；若伴有高血脂，则用大蒜捣汁，加适量牛奶口服，适用于痰湿偏盛者。大蒜还含有胡萝卜素、钙、磷、铁、大蒜辣素、硫醚化合物、芳樟醇等成分。大蒜含有一种配糖体，具有降压作用。大蒜素还能降低血糖，高血压糖尿病患者容易并发冠心病和脑血栓，所以大蒜对预防血栓形成有积极的作用。

(2)茄子：高血压病患者应多吃茄子。茄子是日常生活中的常见蔬菜，它不仅营养丰富，而且有很高的药用价值。高血压病患者经常食用茄子，可补充机体必需的钾，并促使钠的排泄，从而使血压下降。临床观察表明，常吃新鲜茄子或茄子干燥后研粉内服，对高血压病、动脉粥样硬化症、脑出血、眼底出血等病症均有疗效。茄子所含的生物类黄酮(维生素 P)具有降低毛细血管脆性、防止出血、降低血中胆固醇浓度和降血压作用。高血压病、动脉硬化症、咯血、紫斑症患者吃茄子有辅助治疗作用。

(3)洋葱：高血压病患者应多吃洋葱。因为其不但含有丰富的营养，而且有较高的药用价值。洋葱不仅有杀菌、祛痰、消炎、利尿、发汗、抗癌、强身等特殊功效；还具有很好的降压作用。洋葱含有的前列腺素 A_1 能直接作用于血管，使血管舒张，减少外周血管和心脏冠状动脉的阻力，并且对儿茶酚胺等升压物质有拮抗作用，从而促使血压下降。洋葱是中老年人，尤其是心血管疾病患者的保健蔬菜。

(4)蘑菇：高血压病患者应多吃蘑菇。蘑菇是一种味道鲜美、营养丰富的蔬菜。它含有蛋白质、脂肪、钙、磷、铁、碘、铜、锌、钾、镁等营养成分。其性味甘平，具有补气益胃和润燥透疹等功效。蘑菇适宜于高血压病、高脂血症、食欲缺乏、体虚乏力等病症。

(5)香菇:高血压病患者应多吃香菇。香菇中的脂肪以不饱和脂肪酸为主,且80%以上是亚油酸,是降压、降脂、防治动脉粥样硬化的重要物质。香菇中含有的香菇嘌呤等核酸物质能促进胆固醇的分解和排泄,连续食用能降低胆固醇及三酰甘油。香菇属于高钾低钠食品,对稳定、降低血压,保护血管十分有益。因此,高血压病、动脉粥样硬化、年老体弱及肿瘤等患者,宜常食香菇。

(6)番茄:高血压病患者应多吃番茄。番茄又名西红柿,具有生津止渴、健胃消食、凉血平肝、清热解毒等功效,适用于高血压病、眼底出血、高脂血症、冠心病等患者食用。番茄的番茄红素,有助消化和利尿作用,可改善食欲。番茄的黄酮类物质,有显著的降血压、止血、利尿作用。番茄中无机盐含量非常高,属高钾低钠食品,有利于高血压病的防治。番茄的B族维生素含量非常丰富,其中包括具有保护心脏和血管、防治高血压病的重要物质芦丁。因此,番茄是高血压病、冠心病患者的食疗佳品。番茄既可当水果生食,也可当蔬菜炒煮、烧汤佐餐。番茄营养非常丰富,不仅含有蛋白质、脂肪、多种维生素、多种微量元素,而且是治疗高血压病、眩晕、血脂增高的常用食物。治疗方法:取红番茄1～2个,每天晨起空腹食用,15天为1个疗程。若伴有高脂血症,则取红番茄100克,洗净绞汁;天麻10克,浓煎取汁,再将二汁混匀,温服,每次30毫升,每天2次。

(7)冬瓜:高血压病患者应多吃冬瓜。冬瓜具有清热祛风、消痰利湿、解毒宽胸、舒心益颜等功效,极受人们的宠爱。冬瓜由外及里,从粉霜、瓜皮、肉质层,到瓤及瓜子都可入药，甚至藤、叶和花都具有较好的药用价值。冬瓜具有明显的降压功效，是防治高血压病的绝妙蔬菜。

(8)芹菜：现代医学研究发现，芹菜含有丰富的生物类黄酮(维生素P)，能降低毛细血管通透性，具有降低血压的作用。用鲜芹菜捣汁加白糖饮用，对高血压病有明显的防治作用。芹菜富含蛋白质、胡萝卜素和多种维生素、氨基酸及钙、磷等矿物质，营养价值高，药用价值大，具有降压、降脂功效。治疗方法：取芹菜250克，捣烂取汁，每次20～30毫升，口服，每天2次；也可用芹菜250克，大枣10个，煎水加白糖调食，每天2次。高血压病引起头痛、头胀的病人，常吃鲜芹菜有很好的效果。

(9)葫芦：含有丰富的糖、B族维生素、维生素C、脂肪、蛋白质等，具有清热、利尿、降压的功效。治疗方法是取葫芦捣烂绞汁，以蜂蜜调服，每次20～30毫升，每天2次。

(10)荸荠：含有淀粉、蛋白质、脂肪、钙、磷、铁、维生素。荸荠清脆可口，不仅是生吃熟炒的食品，而且也是治疗高血压病的佳果。治疗方法：取荸荠、海蜇头(洗去盐分)各60～120克，水煎服，每天2次。

(11)萝卜：含有多种维生素、糖类及钙磷铁等矿物质。具有清热利尿，凉血止血的功效，是治疗高血压病的佳品。治疗方法是取白萝卜切碎捣烂取汁，每次50毫升，每天2次。

(12)胡萝卜：胡萝卜中含有槲皮素、山萘酚等物质，这类物质与生物类黄酮(维生素P)的作用有关，具有促进维生素C吸收和改善微血管的功能，同时还能增加冠状动脉血流量，降低血脂，促进肾上腺素合成，强心等效果。

(13)荠菜：对高血压病、眼底出血、牙龈出血及肾炎水肿等均有一定疗效。现代药理学研究证实，荠菜含有较丰富的乙酰胆碱、荠菜酸、钾等成分，具有降低血压的功能；所含的黄酮素等有扩张冠状动脉的作用。因此，荠菜是高血压病、冠心病患者的保健食品。高血压病、眼底出血、眩晕头痛者，可用鲜荠菜6～9克，煎汁代茶饮。

(14)海带：有利尿作用，可用于预防和辅助治疗高血压病。实验表明，坚持每天食用>2克的海带，对预防高血压病有作用，还可以预防动脉硬化和高脂血症。坚持每天食用10克的海带，对高血压病有治疗作用，可降低血压，并使血压稳定。

(15)发菜：发菜含有多种人体必需的氨基酸、不饱和脂肪酸、维生素和微量元素，对改善人体血液循环和器官功能有重要作用。因其具有补虚除热、降低血压、软化血管之功效，所以是高血压病、动脉硬化症患者的保健佳品。

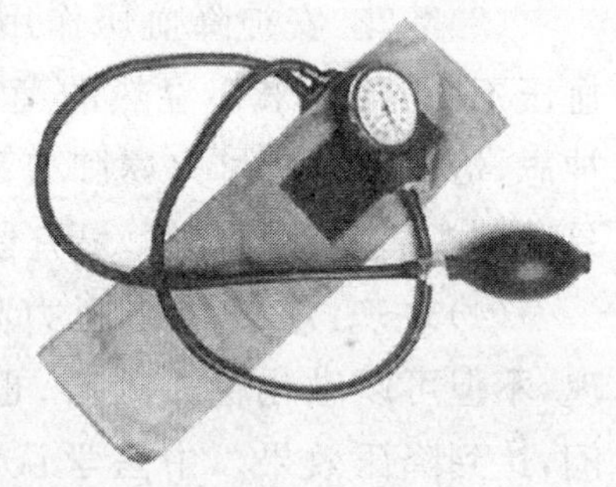

(16)荞麦：①荞麦面中含有烟酸和维生素P，这两种成分是其他粮食中很少具有的，且具有降低血脂和血压作用，保护血管，是治疗心血管疾病的良药。②荞麦叶捣烂外敷，可用于外伤出血的止血。③荞麦秧、叶含有较多的维生素P，以其做食品或煮水常饮，可预防高血压病引起的脑出血。

专家提示：多吃绿色蔬菜好处多。因为绿色蔬菜有利于心肌代谢，改善心肌功能和血液循环，促使胆固醇的排泄，防止高血压病的发展。少吃肉汤类，因为肉汤中含氮浸出物增加，能够促进体内尿酸增多，加重心、肝、肾的负担。

5. 具有降压作用的7种食物

(1)木耳：含糖、脂肪、蛋白质、B族维生素及钙、磷等微量元素。有补益气血，凉血止血，降脂降压作用。治疗方法是取黑木耳10克，洗净以清水泡透，然后加冰糖清蒸1～2小时，每晚睡前常服。可治高血压病、动脉硬化。

(2)玉米和玉米须：降血压作用。玉米油蕴含不饱和脂肪酸，高达六成的亚麻油酸，是良好的胆固醇吸收剂；玉米须在中药里则有利尿作用，帮助稳定血压。玉米洗净加水适量，煮成粥，玉米须煮成水当茶喝。

(3)菊花：安神降血压作用。感觉怒气难消，心烦气躁，血压不断升高，来杯温热的菊花茶消消气，清热降火，安定神志，恰好可以对付火爆脾气。尤其夏天气候炎热，特别容易感到头痛头晕的时候，最宜饮用。

(4)玫瑰：缓解情绪压力降血压作用。浪漫芳香的玫瑰，不但可以融化情人的心，也有助打开心结，一扫胸中郁闷，达到降压效果。中医学认为，长期压抑情绪累积，气机不畅，容易形成胸、腹部闷胀疼痛等肝气郁结现象，具有舒肝解郁效果的玫瑰，正好可以派上用场。可以喝茶，也可以用来泡脚，玫瑰的芳香分子可以舒展每一个紧绷的神经细胞，达到放松效果。

(5)绿豆：绿豆是高血压病患者很好的食物药品，不仅有助于降血压，减轻症状，而且常吃绿豆还有防止血脂升高的功效。

(6)蚕豆：鲜蚕豆花60克或干花15克加水煎服，治疗高血压病、鼻出血。

(7)莲子：莲子心有降压，强心作用，适用于高血压病、心悸、失眠等病症，用法是莲子心1～2克开水冲泡代茶。

6. 具有降压作用的水果

(1)香蕉：含淀粉、果胶、维生素A、B族维生素、维生素C、维生素E、维生素P和多种无机盐，尤其含钾丰富。研究人员调查发现，高血压病患者大多数伴有尿钠增加和尿钾减少，尿钠与尿钾均增高的人，往往血压不高，提示钾有拮抗钠的增压作用。香蕉所含维生素P有利于增强血管壁的弹性。防治高血压病引起的脑出血和脑卒中，可多食香蕉，也可用香蕉皮30～60克，水煎服。有条件的地方可取适量香蕉花煎水服，疗效较佳。

(2)苹果：俗语说得好："每天一苹果，医生不找我。"苹果含苹果酸、枸橼酸、维生素A、B族维生素、维生素C等10多种营养素，苹果中还含有大量的钾，能与体内过剩的钠结合，使之排出体外，对治疗高血压病有利。多吃苹果可改善血管硬化程度，有益于冠心病患者及嗜盐过多的高血压病患者。另外，苹果还具有防止血液中胆固醇的增加，减少血液中的含糖量等作用。

(3)山楂：可促进脂肪分解，善消肉食，另外还有抑菌、降血脂、强心、扩张血管、降低血压等作用，对高血压病、高脂血症、冠心病等都有一定疗效。用鲜山楂30克，苹果30克，鲜芹菜根3个洗净切碎，共放入碗中，加冰糖少许，水适量，隔水清蒸，汤渣同服，隔日1次，3个月为1个疗程，治高血压病有一定效果。

(4)菠萝：菠萝中所含糖、盐类和酶有利尿作用，多食对肾炎、高血压病患者有益。从菠萝汁中提取的蛋白水解酶，临床上用于抗水肿和抗炎、抗风湿，常食菠萝能加强体内纤维水解作用，对高血压性水肿、血栓症，有改善血液循环、消除水肿、炎症的良好作用。

(5)甜瓜：上焦实邪，如膈上之风热痰涎、头目眩晕、头痛的高血压病患者，可视体质情况常吃甜瓜，有降压除烦、生津健胃、消除胀满的作用。

(6)柿子：柿子除含有大量的糖类、维生素C外，还含胡萝卜素、B族维生素、维生素P和多种矿物质。治疗高血压病、动脉硬化、痔疮出血等效果良好。对高血压病、冠心病患者：柿子中含维生素较一般水果高，对于心脏病、心肌梗死、脑卒中都大有益处。其含有一种酚类化合物，有预防动脉硬化，降低心血管疾病发生率。①柿子生食有润肺、祛痰、止咳的作用；榨汁，用牛奶或米汤调饮，酌加适量冰糖，每次饮半茶杯，可作为防治卒中急用品。②柿饼加适量水煮烂，当点心吃，每月2次，每次50～80克，常食有效。③柿叶含大量维生素C，具有降压、保护心血管作用。用柿叶泡开水当茶饮，能促进机体新陈代谢，稳定和降低血压，增加冠状动脉血流量，对高血压病和冠心病患者也有好处。注意：空腹不宜食大量柿子，当心柿石症。

(7)金橘：金橘含大量维生素C，还含有挥发性芳香油，油中成分为柠檬酸、橙皮苷等，可降低毛细血管的脆性，治疗中老年常见病，如高血压病、冠心病、脂肪肝等。含大量维生素C、枸橼酸及葡萄糖等10余种营养素，多吃蜜橘可以提高肝脏的解毒作用，加速胆固醇转化，防止动脉硬化。饭后吃1只橘子，可消除高血压病引起的消化功能紊乱

(8)大枣:大枣含有丰富的维生素C,近年来还发现含有治疗高血压病的有效成分维生素P,并有保护肝脏、补血安神的功效。患高血压病和慢性肝炎的中老年人经常吃些大枣,是一种很好的食疗方法。

(9)猕猴桃:猕猴桃汁治疗高血压病、心绞痛、心律失常,预防缺血性脑血管病、脑动脉硬化。

(10)西瓜:西瓜除了不含脂肪外,其汁几乎包括了人体所需要的各种营养成分。西瓜不仅是治疗高热伤津,暑热烦渴的妙品,也是治疗高血压病的佳品。治疗方法是取西瓜汁100毫升,每日2次,饮服;西瓜汁富含维生素A、B族维生素、维生素C和蛋白质、葡萄糖、果糖、蔗糖酶、谷氨酸、瓜氨酸、精氨酸、苹果酸、番茄红素、磷酸及钙、铁、粗纤维等,对高血压病有很好作用。西瓜汁中所含的糖、蛋白质和微量的盐,能消烦、止渴、利尿、降低血脂、软化血管、降低血压。治高血压病用鲜西瓜汁或西瓜翠衣煮水,可适量经常饮用;西瓜翠衣12～15克,草决明10克,同煎当茶饮可治疗高血压。或用风干的西瓜皮30克,草决明15克,煎汤代茶饮,疗效较好。瓜子仁也是一味良好的降压利尿药。

(11)木瓜:含17种以上氨基酸及多种营养元素,能软化血管。

(12)草莓:富含维生素和果胶物质,防治动脉粥样硬化、冠心病,对高血压病有一定功效。

7. 水是高血压病最好的药

(1)人体不可缺水:高血压病是身体因为水量不足而进行自我调整的结果。水是最好的天然利尿药。只要高血压病患者排尿充分,就应该增加饮水量,不需要什么利尿药。

如果长期的“高血压脱水症”已经引发了心脏病综合征，就得逐渐增加饮水量，以免病人体内缺水过多，代谢废物排不出去。身体根据血液流量和组织需求的变化，打开或关闭不同的血管。当全身的液体流量减少时，主要血管的孔径就会收缩(关闭内腔)，否则就没有足够的液体填充腔内的空间。如果血管不能根据“水量”调节和收放，气体就会挤占空间，将血液分离开，形成“气栓”。血管根据液体流量调节内腔的大小，这符合流体力学的原理。这是一种最高级的设计，人体的血液循环就是根据这一原理而进行的。

(2)缺水是高血压病的潜在危险：我们喝的水最终都得进入细胞，水在内部调节细胞的容量，盐在外部调节细胞的容量。人体缺水危害多，甚至出现病症，适时喝水是解决问题的关键。

①身体缺水眼压升高。带来头晕、头痛，此时先喝一杯水，滴一点眼药水，可以缓解因缺水而升高的眼内压。

②血液缺水变得黏稠。坐在办公室里，血液会缓慢地转移至下肢，引起迷走神经兴奋，大脑供血不足从而犯困。黏稠的血液，会使血压升高，血栓形成，导致心肌梗死或脑梗死。

③大脑含水量85%。水为大脑所有的功能提供了“电能”，帮助形成由大脑产生的所有激素。一旦大脑缺水，最明显的迹象就是精力无法立即集中，并导致了长时间的头痛。红鼻子和红面孔就是脱水的症状，它证明当事者急需补充水分。大脑缺水也会导致焦虑感等。

产生缺水的原因就在于喝水不够！大脑能从食物和糖的新陈代谢中获取能量，也会在水的供给和水电能的转化中获取能量。身体缺水时，喝水就是最好的疗法。

④身体缺水腹壁紧缩。身体会出现“假性阑尾炎”的症状，慢慢地喝一杯水，同时在左腹下方进行轻柔的按摩，疼痛就能得到缓解。

所以提倡多喝水，人体的新陈代谢、氧化还原、营养运输、废物排出等都离不开水。

8. 高血压病饮食有哪些误区

(1)“鸡蛋内有大量胆固醇，中老年人不宜食用”：血液内胆固醇含量过高，是导致动脉粥样硬化的危险因素。但是胆固醇是生物膜（细胞、神经鞘膜等）的重要组成成分，是合成肾上腺素、性激素的主要原料，还参与维生素 D 的合成，具有十分重要的生理作用。鸡蛋内虽然胆固醇含量高，但它也含有许多人体必需的营养成分，如优质蛋白、多种维生素、矿物质及卵磷脂等。建议：正常人每天吃一个鸡蛋。低密度脂蛋白高、糖尿病、心血管病者每两天吃一个鸡蛋。

(2)“水果是零食，可吃可不吃”：水果含有人体必需而又不能自身合成的无机盐，具有强抗氧化作用，又含有防止细胞衰老的维生素，以及可以明显降低血液中胆固醇浓度的可溶性纤维——果胶等，对人健康十分有益。美国有句谚语叫：“一天一个苹果，医生远离我。”人工合成的维生素不能替代水果。建议在日常生活中，水果应作为每日膳食的重要组成部分。对正常人来说，不要用维生素制剂代替水果、蔬菜。

(3)“植物油不会造成动脉硬化，多吃点没关系”：其实，相同重量的植物油所提供的热能高于猪肉 1 倍多，是圆白菜的 40 倍。若每天多摄入 5 克油而不被消耗掉，10 年后将增加10千克体重，平均每年多长1千克。

(4)“盐对高血压病不好，那就干脆不吃盐”：医院接诊一位昏迷不醒的老太太，老人的家属既紧张万分又迷惑不解：平时身体不错的老人，怎么一下子就昏倒了呢？原来，这位老人3月份被查出患有高血压病，医生嘱咐她“饮食要清淡，控制盐的摄取量”，她理解为“盐对高血压病不好，那就干脆不吃盐”，从此烧菜少放盐甚至不放盐。前一阵子她就感觉没有力气。老人是因低钠导致的昏迷，采取相应的救治措施，并补充了适量的盐后，老人病情缓解了。一般认为，高盐饮食可导致高血压病，引发心脑血管疾病。科学的摄盐量为每人每日5克，高血压病患者应略低于这个界限，但也不能太低。盐量过低的饮食会导致人体低钠，并会引发神经精神症状，严重者甚至会出现昏迷、脑水肿等。服用利尿药的患者，或大量出汗、腹泻、呕吐的人，则需要适当补充钠盐才能满足机体的需要。低盐饮食并不是说吃盐越少越好，更不是不吃盐。钠盐摄入不足，会使机体细胞内外渗透压失去平衡，促使水分进入细胞内，产生程度不等的脑水肿，轻者出现意识障碍，包括嗜睡、乏力、神志恍惚，严重者可发生昏迷。

专家提醒：长期过度限盐，会导致血清钠含量过低，引起神经、精神症状，出现食欲缺乏、四肢无力、眩晕等现象；严重时还会出现厌食、恶心、呕吐、心率加速、脉搏细弱、肌肉痉挛、视物模糊、反射减弱等症状，医学上称为“低钠综合征”。极度限盐能使体液容量下降，肾素-血管紧张素系统及交感神经系统活性增加，可导致部分病人的血压反而升高。

(三)高血压病患者四季饮食调养

1. 春季高血压病患者的饮食调养 春季饮食调养很重要,应以清淡可口为主,忌食肥甘厚味和生冷油腻,多食用新鲜蔬菜如春笋、菠菜、芹菜等,少食辛辣等刺激性食品。

(1)菠菜:它是春天蔬菜的主要品种之一,又称波斯菜,从尼泊尔传入我国。菠菜柔嫩味美,营养丰富,蔬药兼优。中医学认为,菠菜有养血、止血、润燥之功。菠菜对出血、便血、坏血病、消渴、大便涩滞、高血压、肠结核、痔疮等病有一定疗效,并能促进胰腺分泌,帮助消化。食疗方:高血压病,便秘、头痛、面红者,可用鲜菠菜洗净放入开水中烫上三五分钟,取出切碎用少许香油、盐等拌食,一日 2 次,当菜食用很有疗效。若是糖尿病,可用菠菜根洗净 60 克,鸡内金 15 克,水煎代茶饮;或将菠菜根切碎,鸡内金研末同米煮粥食用亦可。若是夜盲症,用鲜菠菜 1 斤捣烂,榨取汁,每日 1 剂,分 3 次服用,但须常用才有效。尽管菠菜药蔬俱佳,但不宜过量,因为菠菜含有草酸,草酸进入人体后,与其他食物中含的钙质结合,形成一种难溶解的草酸钙,这就不利于人体对钙质正常吸收。

(2)芹菜:是春季的时令佳蔬,特别是钙、铁的含量较高,居新鲜蔬菜之首。因此,春季宜多食用,对身体健康大有益处。唐朝著名诗人杜甫赞美芹菜“香芹涧羹,皆美芹之功”。孟子也说:“置芹于酒酱中香美。”由此可见,芹菜作为一种春季美味佐料,早已为人们所熟悉了。芹菜,荤素皆宜,既可炒食,又可凉拌,亦可作馅。芹菜营养丰富,富含蛋白质、糖类、脂肪、维生素 A、B 族维生素、维生素 C、维生素 P

和钙、磷、铁及果胶、藻胶等多糖物质，还含有有益于心脏的化合物，热能低，既是减肥食品，又能降低血脂，预防心脏病。春季，常吃芹菜对高血压病、血管硬化、神经衰弱、小儿软骨病等有辅助治疗作用。芹菜中还含有芫荽挥发油、甘露醇、肌醇等，不仅具有较高的营养价值，而且有健神醒脑、润肺止咳、除热祛风、甘凉清胃和降低血压、软化血管、明目利齿的功能。现代临床研究证明，芹菜有降压作用和中枢镇静，对治疗高血压病有着较好的疗效。做法：鲜芹菜 250 克，清洗干净，切细，绞取汁液，每次服用 20 毫升，每天 2 次，几次就可见效。

(3)莴笋：又名莴苣，产期以春初和秋末为时令，春笋质量尤佳。莴笋中含有多种维生素和无机盐，其中以铁的含量较丰富；在有机酸和酶的作用下，易为人体吸收，故食用新鲜莴笋，对治疗各种贫血非常有利。莴笋中还含有一种酶，能消除强致癌物质，有一定的抗癌作用。莴笋中的烟酸，是人体里一些重要酶的成分，可激活胰岛素，促进糖的代谢，对糖尿病的老人非常有益。莴笋中的氟可帮助牙齿和骨骼的形成。一些人吃莴笋，常把莴笋叶扔掉，这是一种很大的浪费，因为莴笋叶的营养成分高于莴笋，其中胡萝卜素高 100 多倍，维生素 C 高 15 倍，因此不应丢弃。

(4)蕹菜：又名空心菜，味甘性平。可炒，可凉拌。因为味淡，常不被人们重视，忽略了它的药用价值。因它能解毒，如解毒蕈类、砒霜、野葛、木薯等中毒；治蜈蚣、毒蛇咬伤；治淋浊便血、妇女白带、肺热咯血、鼻出血及无名肿毒。

(5)蓬蒿：味甘辛性平。早在唐代已列为食疗之品。蓬蒿有明显的平肝、清虚热作用，对肝阳上亢者如高血压病头昏脑涨、烦热头昏、睡眠不安及热咳有痰等有良好的疗效。有润肠通便之功，尤宜于内热便秘者。

(6)香椿：是椿树的一种。每当春暖花开的时候，它便长出嫩绿的枝芽，这就是俗称的“香椿头”。可惜的是，香椿的“青春”太短，要不了几天就会变得叶大枝粗，失去了鲜香的味道。所以，香椿最好是谷雨前就采摘。正如民间俗话所说：“雨前椿芽嫩如丝，雨后椿芽生木质。”香椿的吃法：

第一，腌香椿。将香椿清洗干净，晾干，加适量食盐，用手揉搓，促使叶片软化和盐分渗入。然后，将香椿装进洁净的菜罐或盆中，加盖，腌制3～5天，便可食用。

第二，香椿拌豆腐。把豆腐切成2～3厘米的方丁，香椿加少许食盐，放入盆内，倒入开水适量，盖严，浸泡5分钟后取出，切成碎末拌入豆腐丁，加入香油、味精、食盐调拌即成。

第三，鸡蛋炒香椿。将香椿清洗干净，切成碎末，打进几个鸡蛋，加入适量食盐，拌匀，放热油锅内炒熟即成。

第四，香椿泥。将香椿清洗干净后，放上食盐，爱吃辣的也可放适量辣椒，捣烂如泥状，吃时再放点香油调匀即成。

第五，香椿末。如果香椿叶老了，可制成香椿末食用。将香椿老叶清洗干净，晒干，捣研成粉末，装入容器封好。在烧汤或做菜时加入适量香椿末，不见椿而闻其香。

第六，香椿鱼。这是西安久负盛名的素馔名菜。先将香椿用盐稍腌后，外面挂上鸡蛋面糊，炸成鱼状，蘸花椒盐吃。此菜外皮金黄，香椿碧绿，芳香浓郁，别有风味。

香椿入药，其药用价值较高。中医学认为，香椿性味辛、甘、苦、平，具有清热解毒、化湿杀虫的作用。适合肠炎、痢疾、尿道炎、子宫炎、疔、疽、漆疮、疥疮、斑秃等患者食用或外用。

(7)竹笋：即竹的嫩茎，古人又称“竹萌”“竹胎”。自古以来，竹笋被列为“蔬中第一品”，深受人们的喜爱。竹笋可分为春笋、冬笋、鞭笋3类。阳春三月，细雨霏霏，青翠竹林，春笋纷纷破土而出。春笋为斑竹、百家竹春季生长的嫩笋，色白、质嫩、味美。春笋不仅肉质丰脆，味香醇甜，且营养丰富，含有人体不可缺少的蛋白质、脂肪、糖类和B族维生素、维生素C、维生素E及铁、钙、磷等矿物质，所含氨基酸高达16～18种，笋中还含有大量的纤维素，对高脂血症、高血压病、冠心病、肥胖症、糖尿病、肠癌及痔疮均有较好的食疗作用。春笋作为佳蔬入馔，烧、炒、煮、炖、焖、煨皆成佳肴。由于它有吸收其他食物鲜味的特点，所以既可与肉、禽及海鲜等荤料合烹，也可辅以食用菌、叶菜类等素菜合烧，如海鲜炒笋、蘑菇笋片及笋炒肉丝、火腿鲜笋汤等。

春笋是良药。中医学认为，春笋味甘性寒，有“利九窍、通血脉、化痰涎、消食胀”和“清肠、透毒、解酲、发痘疹”及“主消渴、利水道、益气”等功效。历代中医常用竹笋治疗保健，如用春笋烧肉，可滋阴益血；芝麻油焖春笋，能化痰消食。小儿患麻疹，可用嫩笋尖做汤食用，能透发出疹，缩短病程，若与鲫鱼同炖，饮汤更佳。用春笋可煮粥、拌食，有解酒作用。春笋还具有吸附脂肪、促进食物消化的功能，常食对单纯性肥胖者也大有裨益。

(8)黄豆芽：春天风大、干燥，人们的活动量不断地增加，如果体内缺乏维生素B_{12}，就很容易患唇炎、口角炎等疾病。黄豆芽是一种含维生素B_{12}丰富的蔬菜，春季乍暖还寒时，很多新鲜蔬菜还未上市，黄豆芽可谓家常菜肴，既经济又有营养价值，经常食用黄豆芽，可以防治维生素 B_{12} 缺乏症。购买黄豆芽，以选择刚露头的黄豆芽为好。因为，黄豆芽长得过长，维生素 B_{12} 的含量减少。在烹饪过程中，应注意将黄豆芽炒熟，并加上适量的醋，以便维生素 B_{12} 少受损失。

(9)选择合理的调养膳食：以下食用方有利于降压、降脂，调养膳食。

①降压茶。取野菊花、草决明各 12～15 克，开水浸泡代茶饮，用于降血压和血脂；也可用罗布麻叶 3～6 克，开水冲泡代茶饮用。

②凉拌三丝。将白萝卜、海带、芹菜各 150 克洗净后切成大小均匀的细丝，然后在沸水中焯后迅速捞出，将三丝混匀，加入适量食盐与作料即可食用。海带、芹菜、萝卜均有降血压作用，海带还能降血脂，白萝卜助消化、抗衰老。

③黑木耳炖瘦肉。将黑木耳 10 克浸泡后洗净，猪瘦肉 50 克切成片，姜 3 片、大枣 5 枚一起放入锅内，加水适量，在文火上煲汤，浓缩水量至原来的 1/3 左右，再加少许食盐和作料即可食用。长期食用对血脂、血压有辅助降低作用，对心脑血管有良好的保健作用。

④凉拌芹菜。芹菜 500 克，洗净，在沸水中烫煮 2～3 分钟，取出，其水代茶；将芹菜切成 2～3 厘米长，加入香干丝、榨菜丝、盐、糖、味精、香油拌匀食用。

2. 夏季高血压病患者的饮食调养　炎夏对高血压病患者来说应着眼于清淡爽口，少吃油腻之品，多食易消化的食物，多食新鲜蔬菜和水果，适当多吃酸味或辛香的食物以增强食欲，以清热消暑为原则。切忌贪凉冷饮而暴饮暴食，注意饮食卫生，预防传染病，不食用腐败变质的食物。

(1)提倡“三少两多”:①三少,即少盐、少脂、少胆固醇。适当地减少钠盐摄入有助于降低血压,每日食盐的摄入量应<5克或酱油<10毫升;膳食中应限制动物脂肪的摄入,烹调时多用植物油;高胆固醇饮食容易导致动脉粥样硬化,故摄入过多胆固醇对防治高血压病不利。②两多,即多吃新鲜蔬菜水果、多吃动物蛋白。番茄、芹菜、黑木耳等食物含有丰富的钾离子与柠檬酸,可以调脂降压;西瓜、山楂、猕猴桃等水果含有钾离子与维生素P,可以改善血管弹性。动物蛋白也能够改善血管弹性,营养丰富而且利于吸收,如鱼、虾等动物蛋白可以去脂,防止动脉硬化,还可以抗血栓。烟会引起血管痉挛,直接损伤血管内壁,造成血管硬化;大量饮酒会诱发心绞痛与脑出血;适量饮酒则对健康有好处。一般来说,高血压病患者不宜喝白酒,喝葡萄酒每天应控制在50～100毫升。

(2)炎炎夏日,凉饮降压:现介绍几种凉饮。

①菊花决明子茶。决明子15克,加水煮沸15分钟,滤汁泡入杭菊花6克,当茶饮用。研究表明,菊花与决明子有调脂、降低血压的作用。暑天泡茶饮用,对于肝火较旺、头痛目赤、心烦易怒、口渴汗出较多的高血压病患者,不无裨益。

②玉莲饮。玉米须60克,莲子心5克,煎水做茶饮,有清热、安神、除烦的作用。患有高血压病、神经衰弱者饮此方甚好。

③芹菜汁。鲜芹菜250克,洗净,用沸水烫2分钟,切碎绞汁,每次服1小杯,每日2次。芹菜能平肝清热;实验表明,芹菜有一定降压作用。

④海蜇丝瓜汤。海蜇皮30克,鲜嫩丝瓜500克,虾米10克,煮汤饮用。海蜇皮有软坚散结、滋阴平肝、消积润肠的功能;丝瓜能清热凉血、平肝祛风;虾米既能调味,又能补肾。夏季用此汤佐餐,对高血压病患者颇为适宜。

⑤拌菠菜。新鲜菠菜250克,洗净,置于加入少许食盐的沸水中烫2分钟取出,加适量香油拌食。此道菜有疏通血脉、下气调中、益血润肠的功效,常用来治高血压病患者出现便秘、头痛、面红、目眩等。

⑥糖醋饮。陈醋100毫升,冰糖500克,拌合使之溶化,贮瓶中备用。每次饮用时取出2汤匙,放入冰块适量,慢慢呷服。冰糖陈醋甘酸化阴,既能养阴平肝,又能祛瘀通脉,用于伏暑清凉降压,较为适宜。

⑦山楂荷叶茶。山楂15克,荷叶12克,煎水代茶饮。山楂有扩张冠状动脉、调脂、降压等多方面的功效;荷叶能清热解暑、健脾开胃。此茶适宜于高血压病兼血脂异常患者暑天常饮。

3. 秋季高血压病患者的饮食调养 秋天天高气爽,大地呈现一片收获景象。但是秋风萧瑟,秋风过后,寒气又至,燥为秋之主气,燥胜则干,使病者口干、鼻干、唇干、咽干、皮肤干。高血压病患者在此季节应当适当调整情绪,饮食上以清淡滋润为主,食用多汁多浆富含维生素的酸甘之品。

(1)降压食品

①每天一梨。秋季水果中,梨有降低血压、清热镇静的作用,而且含有丰富的糖分和维生素,有保肝和帮助消化的作用。高血压病患者如果有头晕目眩、心悸耳鸣,经常吃梨

可减轻症状。柿子也有降低血压、预防动脉硬化的功效，苹果、荸荠等也能降低血胆固醇、降低血压。

②秋季清补。高血压病病人要结合自身特点以平补清补为主，选择一些既有丰富营养，又有降压作用的食物，如山药、莲子、银耳、芹菜、燕麦、百合等，有助于增强人的体质。可以选择低脂肪的鸽子、鹌鹑、甲鱼及去油鸡汤、瘦肉汤等，并可加入适量木耳、菌菇类、枸杞子、虫草等。饮食中可以适当多选用高蛋白、低脂肪的鱼虾类、禽类和大豆类制品，其中的不饱和脂肪酸和大豆磷脂有利于养生降压的作用。

③降压果蔬。高血压病病人选食的蔬菜、水果也有讲究，宜多吃一些冬瓜、萝卜、西葫芦、胡萝卜、番茄、茄子、土豆、藕、荸荠、洋葱、绿叶蔬菜、海带、紫菜、香菇、木耳及猕猴桃、柚子、山楂、苹果、香蕉、梨、柑橘、柿子、甘蔗、菠萝等。这些食物中含有丰富的钾离子，可以对抗钠离子升高血压的作用，同时也起到补中益气，生津润燥作用。

④低盐多水。在低盐的基础上可以多饮水，以维持水代谢平衡，防止皮肤干裂、内火上侵。以白开水、茶水、蜂蜜水为宜。

⑤适量吃蒜。秋季高血压的饮食要注意适量吃大蒜：大蒜是我们家里的常备食物，对于高血压病患者是一种有效降压的良药。大蒜不但具有调味的功能，还具有很高的药用价值和保健价值，可调节血脂、抗栓溶栓、调节血糖、平稳血压等的保健作用。但是，大量生吃大蒜也不利于身体健康，所以高血压病患者一定要选用一种可靠的蒜制品。

⑥要多饮茶。饮茶可以让高血压病患者气定神闲，这

时候的血压肯定会处于平稳状态。高血压病患者要采用有利于降压的山楂或莲子心泡制茶水，这样可以取得良好的降压效果。山楂茶可以助消化、扩张血管、降低血糖、降低血压；莲子心茶除了能降低血压外，还有清热、安神、强心之特效。

(2)降压药膳

①海带决明汤。原料：海带 30 克，草决明 15 克。制作：将海带洗净，浸泡 2 小时，连汤放入沙锅，再加入草决明，煎 1 小时以上即可。用法：血压不太高者，每日 1 剂，病重者可每日 2 剂。功效：清热明目，降脂降压。

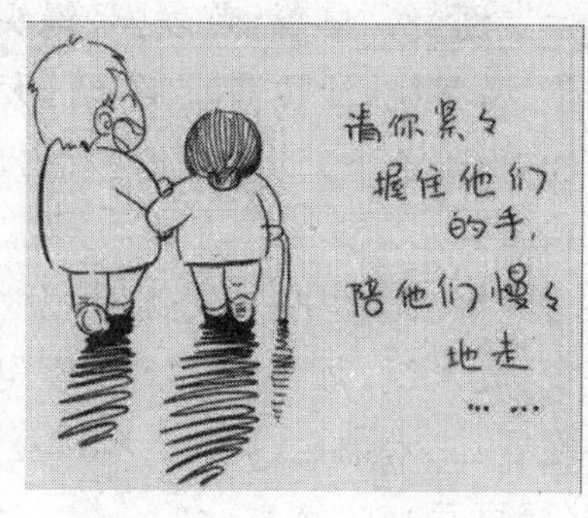

②紫菜鸡汤。原料：紫菜 30 克，鸡肉 200 克，枸杞子、葱各 10 克，植物油 30 克，姜 5 克，食盐 3 克。制作：把紫菜发透洗净；枸杞子洗净，去杂质；鸡肉洗净，切 4 厘米见方块状。锅置武火上烧热，加入植物油，烧六成熟时，下入姜、葱爆香，随即下入鸡肉，炒至变色时加入枸杞子及水 1 000 毫升，煮 30 分钟，加入紫菜，再煮 5 分钟即成。用法：每日 1 次，佐餐食用。功效：补气血，降血压。

4. 冬季高血压病患者的饮食调养 冬季到来，高血压病患者宜常食植物性蛋白含量高的食物，如各种豆类、豆制品、菠菜、茄子、芝麻、木耳、紫菜等；常吃些具有降血压作用和降血脂作用的食物，如芹菜、白菜、萝卜、胡萝卜、海蜇、海带、牛肉、鳜鱼、黑鱼等。口味比较重的人要同时多吃些含钾多的食品,如圆白菜、橘子、醋、柚子、柠檬等,这些食物有助于盐分排出人体外。吃麦米饭。因小麦含有大量纤维,有益于肠内细菌繁殖,重新生成泛酸,泛酸有助于防治高血压病,且小麦纤维本身也有助于胆固醇含量的降低,故吃麦米饭对高血压病患者来说比吃白米饭要好得多。

(1)高血压病冬季1周食谱

周一。早餐:燕麦粥,馒头,鲜牛奶,水果沙拉(苹果、香蕉、猕猴桃、沙拉酱)。午餐:大米饭,红焖排骨,麻辣萝卜丝(心里美萝卜)。晚餐:玉米粥,花卷,雪里蕻炖豆腐,洋葱炒鸡蛋。

周二。早餐:绿豆粥,发糕,茶蛋,炝土豆丝芹菜。午餐:大米饭,炒肉黑白菜(瘦肉、木耳、白菜),腐竹拌菠菜。晚餐:二米粥(大米、小米),豆包,肉片炒胡萝卜,清拌银芽(绿豆芽)。

周三。早餐:燕麦粥,全麦果酱面包,鲜牛奶。午餐:大米饭,氽羊肉菠菜粉丝,香辣金针菇。晚餐:杂粮粥(大米、大麦米、薏苡仁),馒头,鸡片炒油菜,番茄烧豆腐。

周四。早餐:豆浆,糖包,茶蛋,茄汁鲜蘑(番茄酱,蘑菇)。午餐:大米饭,宫保鸡丁(鸡肉、花生米、胡萝卜、青椒),虾皮炒西葫芦。晚餐:荞麦面条,肉丝炒蒜薹,南瓜炖土豆。

周五。早餐:燕麦粥,花卷,鲜牛奶,蒸红薯,香椿炒鸡蛋。午餐:肉菜包子,紫菜蛋花汤。晚餐:绿豆粥,发糕,鲫鱼炖冬瓜,海米炝三样(海米、黄花菜、莴苣、水发木耳)。

周六。早餐:大米粥,土豆饼(土豆、鸡蛋、面粉),酱豆腐。午餐:大米饭,红烧海参,鲜蘑菜心(鲜蘑、油菜)。晚餐:红小豆粥,馒头,鸡丝烩豌豆,醋烹绿豆芽。

周日。早餐:豆腐脑,烧饼,麻酱拌白菜心。午餐:大米饭,氽牛肉丸子萝卜汤,蒜蓉茼蒿。晚餐:肉菜水饺,香辣五丝(圆白菜、青椒、红椒、香菇、冬笋)。

提醒:全天烹调用油不超过 20 克,盐不应超过 4 克。

(2)不可随意进补:千万不可随意服用野山参、白参等,以免发生危险。必须在血压平稳后才可少量服用西洋参,保持健康的心态是最好的补药。有的高血压病病人"大腹便便",但仍一心想"进补",常来门诊询问应该吃些什么补药,如卵磷脂、深海鱼油、野山参、白参等,我的回答是都不必吃。一些病人平时血压基本降至正常,突然血压异常升高,询问后得知,病人为了"补"身体服过几支野山参,遵嘱停服后,血压立即正常。因此,高血压病病人千万不要随意服用野山参、白参等补品,以免发生危险。

那么,高血压病病人是否应与补品绝缘呢?那也不是,可以适量服用西洋参。现代药理研究证实,西洋参确有强身防衰,增强免疫功能的作用,它能调节人体神经功能,加强心肌收缩力,增加心肌血流量,还可促进胰腺分泌胰岛素,降低血糖等,是一味很适合中年人平补的药物。兼备补气与养阴的功能,常年服用,既能补养身体,又不易生热上火。年龄在 50 岁左右,已有体虚乏力的表现者,生理功能的衰退已经加快,及时、长期服用西洋参补气养阴,可以达到强身防衰的功效。但是,高血压病病人必须在血压平稳之后才能服用西洋参,而且宜长期少量服用。因为西洋参对血压有双向调节作用,长期少量服用,可扩张血管,降低血压;用量过大,反而会造成血压突然升高,加重病情。

其实,最好的"补药"是保持乐观、向上的健康心态,同时,每天坚持锻炼身体(如跳舞、快步走等),这样会使自己精神焕发,血压、血脂下降,健康长寿。

(3)多食鱼类食物:沿海渔民的高血压病发病率明显低于内地,高蛋白饮食有预防脑卒中的效果。高血压病病人可将鱼类作为冬季食谱上的"常驻理事"。从对浙江沿海渔民的调查发现,由于那里的人们长期食用多种鱼类,其高血压病、冠心病、脑血管病的发病率明显低于其他地区。此外,原住在格陵兰西部的因纽特人,由于多食深水海鱼,其高血压病、心肌梗死、脑梗死的发病率也明显低于白种人。由此提示,多食鱼类能防止心脑血管病的发生。

专家指出:鱼类含不饱和脂肪酸及优质蛋白质,多食鱼类对防治高血压病及其并发症确实很有益处。

(4)慎饮咖啡:饮用浓咖啡更容易导致血压升高。饭前不饮浓茶,冬天可饮淡茶。冬天为了驱寒,很多平时不喝咖啡、茶水的人,也会泡上一杯,捧在手上暖洋洋,喝进肚里热乎乎,此举对高血压病病人而言须相当慎重。因为咖啡等含咖啡因的饮料可使血压升高,从而增加脑卒中、心力衰竭的危险事件发生。研究发现,偶尔饮一杯浓咖啡的人,血压会显著升高,精神兴奋。有人做过这样的实验,喝咖啡后,血压可上升 11/5 毫米汞柱(收缩压/舒张压),并持续 3 小时左右。但令人惊奇的是,经常喝咖啡的人虽然表现为精神兴奋,但血压不升高。因此,对高血压病病人而言,是否喝咖啡需因人而异。如果平时经常喝咖啡,冬天仍然可以让咖啡为你驱寒;最好不要喝很浓的咖啡,也不要一次喝上二三杯;如果平时不喝咖啡,最好远离咖啡,特别不要为了商务洽谈等原因，在咖啡吧接连喝咖啡，这时本身就处于紧张状态，加上咖啡的突然介入，血压很容易升高。

(四)高血压病的药膳疗法

1. 高血压病的食粥疗法介绍

(1)芹菜粥：芹菜连根120克，粳米250克。将芹菜洗净，切成6分长的段；粳米淘净。芹菜、粳米放入锅内，加清水适量，用武火煮沸后转用文火炖至米烂成粥，再加少许盐和味精，搅匀即成。

(2)菊花粥：菊花15克，粳米100克。菊花摘去蒂，上笼蒸后，取出晒干或阴干，然后磨成细末，备用。粳米淘净放入锅内，加清水适量，用武火煮沸后，转用文火煮至半熟，加菊花细末，继续用文火煮至米烂成粥。每日2次，晚餐食用。

(3)绿豆海带粥：绿豆、海带各100克，大米适量。将海带切碎与其他2味同煮成粥。可长期当晚餐食用。

(4)荷叶粥：新鲜荷叶1张，粳米100克，冰糖少许。将鲜荷叶洗净煎汤，再用荷叶汤同粳米、冰糖煮粥。早晚餐温热食。

(5)何首乌大枣粥：何首乌60克，加水煎浓汁，去渣后加粳米100克，大枣3～5枚、冰糖适量，同煮为粥，早晚食之，有补肝肾、益精血、乌发、降血压之功效。

(6)胡萝卜粥：鲜胡萝卜120克切碎，同粳米100克煮粥食用。

(7)大蒜粥：大蒜30克放入沸水中煮1分钟后捞出；再取粳米100克放入煮蒜水中煮成稀粥后，重新放入大蒜再煮一会儿食用。

(8)葛根粉粥：葛根粉 30 克，粳米 100 克同煮为粥，作为早餐食用。

(9)红萝卜海蜇粥：红萝卜 120 克，海蜇皮、粳米各 60 克。红萝卜削皮切片；海蜇皮漂净，切细条，粳米洗净，3 物一起放入锅内，加清水适量，文火煮粥，粥成后加调味品调味。有化痰消滞，开胃健脾之功效。作早晚餐或作点心食用。

(10)淡菜皮蛋粥：淡菜 30 克，皮蛋 1 个，粳米 100 克。粳米加适量清水煮粥，待水开时加入洗净的淡菜同煮，粥将成时放入切碎的皮蛋，稍煮，加盐 1～2 克调味。有滋阴降火、清热除烦之功效。每日早晨食用，连食 5～7 日为 1 个疗程。

(11)核桃糯米粥：核桃仁 30 克，糯米 100 克。将核桃仁打碎，糯米洗净，加清水适量煮成稀粥，加少许糖调味即成。有调补阴阳之功效。每日早晨空腹顿服。

(12)荔枝粥：荔枝 5～7 个，粳米 50 克，水适量，煮粥服用。

(13)槐花粥：干槐花 30 克或鲜品、粳米各 50 克，煮粥服用。适用于糖尿病合并高血压、脑卒中患者。槐花可扩张冠状动脉，可防治动脉硬化，常服用有预防脑卒中作用。

(14)桃仁粥：桃仁 10 克，粳米 50～100 克。先将桃仁捣烂如泥，加水研汁去渣，同粳米煮为稀粥。每日 1 次，5～7 天为 1 个疗程。活血通经，祛痰止痛。适用于高血压病、冠心病、心绞痛等。用量不宜过大；怀孕妇女及平素大便稀薄者不宜服用。

(15)西米猕猴桃粥：西米、白糖各 100 克，猕猴桃 200

克。洗净西米浸泡30分钟沥干；猕猴桃去皮用刀切成豆粒大小的丁块。大火煮开倒入西米，水开后改成中火将其他原料放入锅中，稍煮即成。滋补强身，解热止渴，宜于高血压病、肝炎等病的中老年人。

2. 肝阳上亢型的药膳疗法　临床表现为头晕胀痛，烦躁易怒，目眩耳鸣，面赤升火，口苦口干，夜眠不安，舌红苔黄，脉弦数有力。

(1)鲜芹菜汁：芹菜250克。将芹菜用沸水烫2分钟，切碎绞汁，可适当调味。每日2次，每次1小杯。有平肝降压之功效。

(2)芹菜翠衣炒鳝片：黄鳝120克，西瓜翠衣150克，芹菜150克，姜、葱、蒜各少许。将黄鳝活剖，去内脏、脊骨及头，用少许盐腌去黏液，并放入开水中氽去血腥，切片；西瓜翠衣切条；芹菜去根叶，切段，均下热水中焯一下捞起备用。炒锅内加香油，下姜、蒜茸及葱爆香，放入鳝片稍炒，再入西瓜翠衣、芹菜翻炒至熟，调味勾芡即可佐餐食用。有清热平肝、利尿降压之功效。

(3)天麻鸭蛋：天麻9克，鸭蛋2个。将鸭蛋放入盐水中浸7日后，在顶端钻1小孔，倒出适量鸭蛋清，再灌入已研成细末的天麻(若鸭蛋不充盈，可将倒出的鸭蛋清重新装入，至充盈为度)；然后用麦面作饼将鸭蛋上的小孔封闭，随即将鸭蛋完全包裹，放在火炭灰中煨熟。每日早晨空腹时，用开水送食鸭蛋2个，可连服5～7日。有平肝熄风、清热养阴之功效。

(4)芹菜凉拌海带：芹菜100克，海带50克。将芹菜洗净切段，海带洗净切丝，然后分别在沸水中焯一下捞起，一起倒上适量香油、醋、盐、味精调味食用。有平肝清热降压之功效。佐餐食用。

3. 肝肾阴虚型药膳疗法　临床表现为头晕头痛，耳鸣，失眠健忘，心悸乏力，口干舌燥，两目干涩，手足心热，腰酸腿软，舌质红，苔少，脉细弦或细数。

(1)枸杞肉丝：枸杞子、猪油各100克，猪瘦肉150克，熟青笋50克。将猪瘦肉切丝；青笋切丝；枸杞子洗净待用。烧热锅，用冷油滑锅倒出，再放入猪油，将肉丝、笋丝同时下锅划散，烹黄酒，加白糖、酱油、盐、味精调味，再放入枸杞子翻炒几下，淋上香油，起锅即成。佐餐食用。有滋补肝肾之功效。

(2)菠菜炒生鱼片：生鱼片200克，菠菜250克，蒜茸、姜花、葱段各备少许。将菠菜去根，洗净，略切几段，放入沸水中焯过，捞起滤去水分；生鱼片用少许味精、盐稍浸渍。起油锅，先下蒜茸、姜花、葱段爆香，入生鱼片，烹黄酒，略炒，再下菠菜翻炒几下，调味勾芡即可佐餐食用。有清热除烦、养肝降压之功效。

4. 痰浊内阻型的药膳疗法　临床表现为眩晕头痛，头目昏蒙，胸脘满闷，纳呆恶心，肢体困重，体倦嗜睡，口多痰涎，舌胖质淡，苔白腻，脉弦滑。用下列茶饮。

(1)三鲜茶：取鲜荷叶、鲜藿香、鲜佩兰叶各10克。将上3物洗净、切碎，用沸水冲泡或稍煮代茶饮用，每日1剂。有和中化湿、升清降浊之功效。

(2)橘皮饮：取橘皮、杏仁、老丝瓜各10克，白糖少许。将老丝瓜、橘皮洗净，杏仁去皮一同入锅，加水适量，置武火上煮沸，再用文火煮20～30分钟，去渣，用白糖调味，代茶饮。有理气化痰、祛风通络之功效。

(3)菊槐茶:取菊花、槐花、绿茶各 3 克。将上 3 味放入瓷杯中,以沸水冲泡,密盖浸泡 5 分钟即可。每日 1 剂,不拘时频频饮服。有平肝祛风、化痰降压之功效。

5. 阴阳两虚型药膳疗法　临床表现为头昏眼花,面白少华,心悸气短,腰膝无力,夜尿频多,面部或下肢水肿,舌质淡嫩,苔薄,脉虚弦或沉细。

(1)归芪蒸鸡:炙黄芪 100 克,当归 20 克,嫩母鸡 1 只。将黄芪、当归装入纱布袋,口扎紧;将鸡放入沸水锅内氽透、捞出,用凉水冲洗干净。将药袋装入鸡腹,鸡置于蒸盆内,加入葱、姜、盐、黄酒、陈皮、胡椒粉及适量清水,上笼隔水蒸约 1 小时,食时弃去药袋,调味即成。佐餐食用,分 3 次食完。有温中补气、益血填精之功效。

(2)丝瓜豆腐瘦肉汤:猪瘦肉 60 克,丝瓜 250 克,嫩豆腐 2 块,葱花适量。将丝瓜去皮,切成厚片;豆腐切块;猪瘦肉切成薄片,加食盐、糖、芡粉拌匀。在锅内加清水适量,武火煮沸,先下豆腐煮沸后,再放入丝瓜、肉片,稍煮,至丝瓜、肉片刚熟,加葱花等调味即可。佐餐食用。有益气血、清虚热之功效。

(3)首乌巴戟兔肉汤:取兔肉 500 克,制何首乌、巴戟天、花生各 30 克,生姜 4 片。兔肉洗净,切块,用开水氽去血水。把上物全部放入锅内,加清水适量,武火煮沸后,文火煮 2～3 小时,调味即可。随量饮汤食肉。有温补肝肾、养血益精之功效。

(五)高血压病的茶疗方

1. 为什么说饮茶能降压 茶叶有降压功效。近年来,国内许多学者研究证明,茶叶中的茶多酚、茶色素、茶多糖、茶皂素、氨基丁酸、茶氨酸、咖啡碱、维生素 C 等成分具有抑制脂质过氧化,抗凝,促纤溶,抗血小板凝集,降血压,降血脂,防治动脉粥样硬化,保护心肌等作用。从而可调节血液中的多种指标,改善心脑血管系统,有助于对心脑血管疾病的防治。

"茶为万病之药"。这是唐代医药学家陈藏器对茶的多功能保健作用的高度评价。中医学认为,茶叶味苦、甘,性凉,入心、肝、脾、肺经。苦能泻下、燥湿、降逆;甘能补益缓和;凉能清热、泻火、解毒。李时珍在《本草纲目》中说:"茶体轻浮,采摘之时,芽蘖初萌,正得春生之气。味虽苦而气则薄,乃阴中之阳,可升可降。"这些特性说明了茶具有能攻能补,又能入五脏发挥着较全面的功效。

茶叶中的咖啡碱和儿茶素类能使血管壁松弛,通过血管扩张而使血压下降。日本曾采用一种新加工工艺,将鲜茶叶放在氮气条件下处理 6 小时,使茶叶形成大量氧基丁酸,根据临床实验,对降血压有明显效果。茶叶中的芳香苷(芦丁)具有维护毛细血管正常抵抗力和增强血管壁韧性的功效。茶叶中的儿茶素类化合物和茶黄素,降压作用较明显,且能显著抑制血管紧张素转换酶活性。茶多酚主要通过络合酶的金属辅基锌离子,从而控制血管紧张素转换酶的活性,使升压作用的血管紧张素活化过程受阻,达到降压目的。对于离体大鼠后肢血管,茶多酚还可使其灌注量增加，具有血管扩张作用。俄罗斯医学专家通过临床试验证明，用高浓度的茶叶中的儿茶素可以降低血压，同时多喝绿茶对易患脑卒中和血管淤塞的人是有益的，因为它可以使血管保持弹性，消除血管痉挛，具有防止血管破裂的功能。

2. 哪些茶有降血压作用 现介绍几种夏季茶疗降血压的方法：

(1)荷叶茶：荷叶的浸剂和煎剂，可扩张血管、清热解暑、降血压，还是减肥良药。取适量的鲜荷叶，清洗干净，切成碎末，加开水冲泡，放凉后饮用。

(2)莲心茶：莲心，即莲子中间青绿的胚芽，其味极苦。取莲心 12 克，开水冲泡饮用，除能降血压外，还能清热、安神、强心。

(3)玉米须茶：玉米须有很好的降压、利尿、止血、止泻和健胃等功能。每次取玉米须 25 克，开水冲泡饮用。一日数次。适于治疗因肾炎引起的水肿和高血压，疗效明显而稳定。

(4)枸杞茶：枸杞子除了可降低血压、胆固醇和防止动脉硬化外，还具有补肝益肾、润燥明目等作用。一般每日用量 9 克，开水冲泡饮用。

(5)决明子茶：决明子具有除风散热、清肝明目、利水通便的功效，适用于患高血压病、便秘的人。每日服用 15～30 克，炒黄、水煮，待凉后饮用。

(6)茉莉花茶：茉莉花具有疏风清热、明目解毒的功效，适用于高血压病、冠心病患者。每日服用 10～20 克，水煮或开水泡服均可。

(7)山楂茶：山楂具有消食健胃、生津止渴、活血散瘀等功效，适用于高血压病、冠心病等患者。每日服用15～30克，加水适量，熬煎浓汤，待凉后饮用。

3. 饮茶应注意些什么

(1)茶宜淡不宜浓

①浓茶能增加心脏的收缩，加快心率，过量的茶水会使这种作用加剧，导致心跳加快，使病人发生胸闷、心悸、气短等不正常现象，重症者甚至导致危险问题。

②浓茶可以导致贫血。不少人认为饱餐后喝浓茶，可起到提神除乏，解酒的功效，对消除饱胀感也有一定作用。但喝茶切忌过浓，不宜空腹喝浓茶，不宜饭后饮浓茶。因为人体所必需的铁、蛋白质、维生素等物质，通常在日常饮食中摄取，而茶叶中含有大量的鞣酸，饱餐后食物尚在胃中，此时喝浓茶和食物相混，鞣酸和铁结合形成一种不溶性物质，阻碍对铁的吸收，如果经常饭后喝浓茶，可造成人体缺铁，如果人体长期缺铁，可引发缺铁性贫血。

(2)夜间临睡前不喝茶：茶中咖啡因有兴奋大脑皮质的作用，为保证休息，冠心病病人睡前不宜饮茶。

(3)饮茶数量及品类：应根据体质和口感适当选用：李时珍晚年谈及饮茶的体会时说："早年气盛，每以新苗，必至数碗，轻汗发而肌骨清，颇觉愉快；中年胃气稍损，饮之即觉为害，不痞呕恶，即腹冷洞泄。"可见饮茶一定要根据个体身体状况确定。

专家提示：李时珍的"每以新茗"和后来的"为害觉得怎么样"，都是指绿茶。就茶的品种和性能而言，绿茶未经发酵，各种自然有作用成分保存较多，对人体产生的各种作用也最强。青茶、花茶半发酵、红茶全发酵，作用较弱。冠心病病人究竟选用哪类茶，除考虑平时嗜好外，主要根据饮后感受及对病情的影响进行选择。

（六）高血压病病人如何减肥

1. 高血压病病人为什么要减肥

（1）肥胖为何易患高血压病

①肥胖者体内脂肪组织和脂肪组织内微血管大量增加，循环血量相对增加。在正常心率的情况下，为满足机体的需要，心脏每搏输出量也要相应增加，心脏长期负担过重可以发生左心室肥厚，血压升高。

②肥胖患者体内去甲肾上腺素水平增高，导致周围小血管收缩，周围血管阻力增高，导致血压升高。

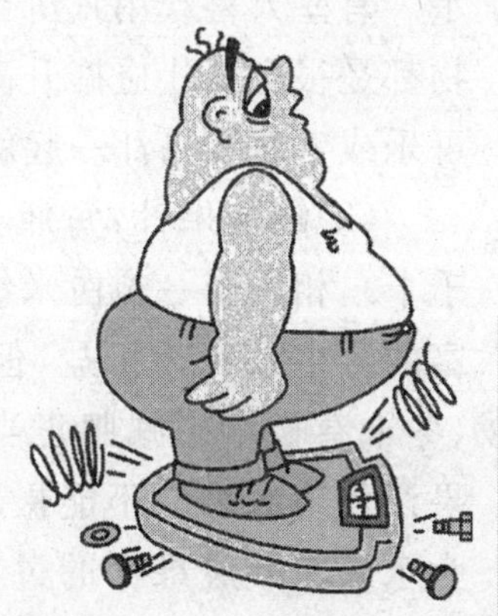

③肥胖患者体内高胰岛素血症，胰岛素使肾小管对钠的重吸收增加而致体内钠潴留，循环血量增加；胰岛素使交感神经系统兴奋，在直接使血容量和末梢血管阻力增加的同时，引起肾素-血管紧张素-醛固酮系统的活性增高，钠回收增加，导致体内水钠潴留；胰岛素可促进细胞膜钠、钾离子交换，使细胞内 pH 值增高导致细胞壁水肿，血管平滑肌收缩增加而导致血压升高。

这是北京中医减肥医院专家对“肥胖易得高血压病的原因”的介绍总结。

（2）减肥能够降低高血压：体重每减少 1 千克，血压就下降约1毫米汞柱。荷兰瓦格宁根大学的研究人员，通过分析过去25项研究中的4 874份病人的数据，测定了体重对血压的影响。研究报告称，患者通过饮食控制和增加运动等方式，每减重5千克，其血压便会下降约4毫米汞柱。那些减重>5千克的患者，其血压下降幅度，大大高于减重<5千克者。平均减重>5千克，其血压下降幅度在5～6个毫米汞柱。

2. 忌食引起肥胖的食品

(1)月饼：一个双黄莲蓉月饼热能约为3 347.2千焦(800千卡)，相当于3碗饭。美味的月饼绝对是头号身材杀手。有些人喜欢用月饼当早餐，月饼和白粥一起喝，两种食物都是很容易让血糖升高，促进脂肪囤积；另有些人喜欢用可乐或者瓶装果汁一起就着月饼吃，更是胖上加胖。

(2)罐装果汁：每瓶500毫升，热能1 066.92千焦(255千卡)，相当于一碗白米饭。明明知道蔬菜水果含有许多丰富的维生素和无机盐，但就是懒得吃水果。既然没吃水果(冬末春初苹果减肥正当时)，就用果汁来代替吧。可是用果汁代替水果并不能摄取足够的无机盐和维生素，这是因为水果在做成果汁的过程中，许多无机盐和维生素都已经流失。仅剩的维生素C，也会因为光照的因素而减少。如果仔细看罐装果汁上的标示，就可以发现，大部分果汁都是浓缩还原，而且加了许多的糖。所以，如果您认为喝果汁比较营养而天天来上一罐，果汁里的高糖分会让您在一年之后增加12千克体重。建议：为了身材，为了健康，多吃新鲜蔬菜水果。

(3)普通可乐：一杯可乐375毫升，热能702.9千焦(168

千卡）。可乐是大家最常喝的饮料，吃汉堡薯条的时候当然要配可乐；聚餐的时候要喝可乐，就连在家上网也不忘打开一罐可乐。就算不和食物搭配，许多人也养成了一天喝一杯可乐的习惯。这是因为可乐里的咖啡因和特殊配方，容易让人上瘾。虽然现在市面上已经有低卡可乐，还是有许多人不能适应代糖的特殊味道。如果您已经不能一天没有可乐，那么最好多做一点运动来消耗多余的热能。因为一天一罐，就可以让您在一年后发胖 8 千克。更可怕的是，喝下的可乐不但不会让你有饱腹感，可乐的重口味还会让您吃下更多食物。不只是可乐，其他的汽水等也应少喝为妙。建议：如果真的无法放弃可乐，最好选择使用代糖的低卡可乐。

(4)啤酒：一瓶啤酒 600 毫升，热能 1 046 千焦(250 千卡)，成年男子晚餐喝 3 瓶啤酒相当于多吃了一顿晚饭。朋友一起聚餐或是在唱歌的时候，啤酒更是免不了的助兴角色。不过，一天只喝一罐啤酒，一年之后却会换来 7 千克的体重。这也就是为什么啤酒会有“液体面包”的称呼，而且常喝啤酒的人也会换来一个沉甸甸的“啤酒肚”。啤酒里面除了热能之外，几乎不含任何的营养素，所以除了让人发胖之外，对健康没有任何帮助。建议：如果想减肥，聚餐时少喝一些啤酒。更不要养成每天喝啤酒的习惯，也不要在睡前喝啤酒，因为啤酒有利尿的作用，睡前喝就会造成大量的水分聚积在体内，也会造成夜晚尿频现象。

(5)巧克力饼干：每天吃 6 片，热能 1 263.6 千焦(302 千卡)，比一碗饭热能还要多。对于选择居家休息度假的咪咪来说，免不了要吃上很多零食，巧克力饼干是众多人最喜爱的食物之一。我相信,你绝对不会只吃6片就停手了,一定会大吃特吃。不过您知道巧克力饼干里头到底有哪些东西呢?那就是:大量的糖和很多的油脂。如果您每天下午,都用巧克力饼干来满足嘴馋的渴望,只需要半年的时间,就会胖7千克,如果这样持续一年,就会有14千克的肉跟着您一起移动。美味的背后却是高热能的陷阱,而且高油和高糖的食物还会让人快速老化。建议:在家准备一些低热能的纤维饼干,代替高热能的巧克力饼干,控制好量,尽量多吃一些水果代替。

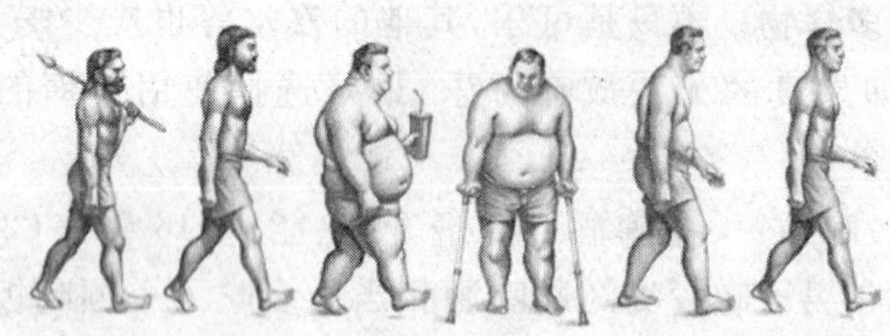

(6)瓜子、花生、开心果等坚果:一小袋开心果300克,热量6 485.2千焦(1 550千卡),几乎满足了你一整天的热能需求!1克糖类或1克蛋白质只产生16.736千焦(4千卡)热能,而1克脂肪能产37.656千焦(9千卡)热能,所以多吃一点脂肪等于多吃很多的糖类或蛋白质。植物油比同等重量的肥肉所含的脂肪要多,因为肥肉中除了脂肪外还含有水分、蛋白质、纤维组织。有人说:"我不吃肥肉,只吃素油,可以避免肥胖。"实质上是一种误解,瓜子、花生、核桃、松子、榛子、夏果等,这些硬果类食物的成分几乎一半是脂肪。有人爱吃这些零食,等于吃了很多脂肪。建议:少量吃坚果食物如花生,有利于减肥。但是每天不要超过10粒。如果没有把握控制好自己,你还是少置这些零食在家里为妙。

(7)方便面:一包方便面(100 克)的热能是 196.648 千焦(470 千卡)。几乎相当于两碗饭。假日居家很多人懒得做饭,饿了就泡碗方便面吃了事。殊不知方便面是纯热能食品,没有任何营养,盐分过高,含损肝的防腐剂、香精。建议:先把方便面放在小锅里添水煮开,然后把水倒掉,再加上开水。这样吃可以减少热能的摄入。但无论怎样,方便面尽量少吃为好。

专家指出:健康减肥十分重要。最佳蔬菜:番薯、芦笋、圆白菜、花椰菜、芹菜、茄子、甜菜、胡萝卜、荠菜、芥蓝、金针菇、雪菜、大白菜。最佳水果:木瓜、草莓、橘子、柑子、猕猴桃、芒果、杏、柿子、西瓜。最佳肉食:鱼肉、猪瘦肉、牛瘦肉。最佳食油:玉米油、橄榄油、芝麻油。

3. 为什么现代人肥胖者多 很多肥胖者请求专家帮助减肥,在叙述过自己的发胖历程后,专家常说,是你不健康的生活方式导致了肥胖。但是,不少人心存疑惑、质疑,为什么生活方式很容易致胖呢,回答如下:

(1)节奏快压力大,是现代生活方式的特点:作为职场办公人员来说,最容易引发肥胖的原因:第一,工作时间不规律,很容易导致吃饭时间不固定,长久下来,胃肠功能不调,造成身体虚弱、机体消耗热能能力差,最终导致消化系统紊乱而肥胖。第二,绝大多数现代人的工作方式,都是面对着电脑坐着工作,坐车或者开车上下班,再加上没有时间运动,血液循环的速度变慢,气血循环不畅,造成气滞血瘀的结果,最后还是肥胖。第三,有些人夏天在冷空调的办公室、冬天在暖气很足的地方工作,导致阳气不足,人体的阴阳平衡遭到破坏,进而影响整体的内分泌功能、机体的代谢能力,最终导致了肥胖。第四,有些女性,工作压力大、饮食不规律,甚至有过过度减肥的经历,极易造成气血虚亏。对这种类型的人来说,越减越肥、越减身体状况越差。

(2)易胖体质,让您雪上加霜:华康中医减肥专家王春容主任介绍说,为什么有的人怎么吃都长不胖,而有的人却抱怨"喝凉水都长肉",问题的关键在于体质不同。中医认为,每个个体都有不同体质,每种体质都有不同的特点。根据肥胖成因的不同,可分为以下类型:脾虚湿阻型、胃热湿阻型、气滞血虚型、阴虚内热型、脾肾阳虚型5种。这种肥胖引发的因素,通常与脏腑功能的失调有很大的关系,因此不健康的身体功能,加上不健康的生活方式,让你身体发生肥胖的可能性大大增加。中医教你从根源上告别肥胖。对于常规的减肥方式,如节食、运动、减肥药等,往往都不能从根源上解决肥胖问题,即使减肥成功,也极易发生反弹。中医减肥通过针灸、埋线、耳穴的经络调节,通过火疗、拔罐的代谢调节,通过中药的体质调节,三位一体达到减肥的最终目的。

4. 高血压肥胖有哪些危害 众所周知,高血压状态下不仅对全身大、中、小血管超负荷,对心、脑、肾造成持久性损害,而且容易造成代谢紊乱。肥胖是人体脂肪代谢异常的体表标志。多余的脂肪堆积,体重增加,呈现不健康状态。脂肪堆积在肝内过多,成为大家熟知的脂肪肝,肝功能异常;脂肪堆积在大中小血管壁上,造成血管弹性减退,心脏射血时的周围阻力增加,心脏工作负担加重。而肥胖时,过多剩余脂肪堆积在心脏外层心包膜上,加重了心脏的收缩，限制了正常的腰围、臀围比例（国外男性<1.0，女性<0.85是健康状态）。选美时腰围与臀围的比例是0.7，腰围过大不仅外形不雅，而且由于腰围大于臀围，人体成为苹果型，膈肌抬高，心脏横位，胸腔缩小，轻微活动就有心悸、气短不适。因此，高血压合并肥胖时，男性腰围在>101.4厘米，女性腰围>87.6厘米，就要坚决减肥，每月减重1千克，直至达到生理健康体重及腰围。减肥可使血压下降，预防高血压并发症的发生。

5. 高血压病苹果减肥法

（1）苹果减肥的方法：①连续3天只吃苹果，不吃其他水果和食物。②可以按照三餐的时间吃苹果，或是肚子饿就吃，吃饱为止。③不管什么种类的苹果都可以，不过最好是红苹果。青苹果比较酸，会刺激肠胃。④苹果要吃新鲜的，要洗净削皮，避免农药残存。⑤3天内，口渴时可以喝开水或没有刺激性的茶水，如薄荷茶、麦茶、红花茶、鱼腥草茶等。⑥减肥期间，肠胃会很敏感，要避免喝有咖啡因的饮料，如红茶、咖啡、绿茶、乌龙茶等，以免肠胃不适。⑦在苹果减肥期间，如果出现便秘问题，可以在第三天晚上，喝一两汤匙的橄榄油润肠，促进体内积蓄的毒素排泄。

（2）3天后的饮食要点：3天的苹果减肥结束后，因为远离了刺激性食物，你的肠胃会很柔嫩，味觉也很敏感，胃会变小。第四天开始，你的饮食要慢慢恢复，不能一下子就吃很多食物，尤其不要吃零食。恢复饮食的头3天，最好先从喝粥、吃豆腐开始。

专家提醒：减肥后恢复饮食时，食物要清淡而不过量，只有这样，减肥效果才会持续。苹果减肥等于身体消化系统的大扫除。如果你真的很胖，想要做一次苹果减肥就恢复身材是不可能的。最好每一两个月就进行1次，直到减至理想体重为止。

(3)苹果减肥五大理由：①因为食物摄取量减少，肠胃消化器官得以休养。节食期间，借着少吃或定期减肥，可让消化系统休息，恢复本来的功能和正常操作。②苹果减肥提高了肾脏或肠胃功能，排出体内废气，净化血液。能把体内的瘀血(老旧残污血液)、宿便(老旧粪便)、水毒(造成水肿的原因)排出，身体变得更健康。③苹果减肥使人体摄入的热能减少，不足部分就需要体内积蓄的脂肪供给。体内的多余脂肪被消耗掉，人体自然变瘦。④肥胖者几乎都是因过食而使胃部扩张，无法控制食欲。苹果减肥法能使胃部收缩，减肥后食欲变得容易控制，味觉变正常，不会喜欢刺激性食物或油腻食物。⑤苹果减肥可以促进血液内白细胞的生成，提高人体的抵抗力和免疫力，促进神经和内分泌功能，有助美容养颜。

三、高血压病个体化运动调养

(一)运动降压的原因、目的、步骤和禁忌

1. 运动能降血压的原因 ①运动会降低安静时胰岛素的浓度，导致肾小管对钠(盐)的回收率减少，因而降低血压。②运动会减低交感神经对小动脉的刺激。③运动会加速血液循环，冲洗血管壁，进而改善血压。④运动可以舒缓压力，使血压下降。⑤运动可以控制体重、预防糖尿病及高

胆固醇，减少冠心病或脑卒中的危险因素。

2. 高血压病运动的目的 ①调整大脑皮质的兴奋与抑制过程及改善机体主要系统的神经调节功能。②降低毛细血管、微动脉及小动脉的张力，调节血液循环，降低血压。③降低血黏度，提高血液流变性，改善微循环，增强物质代谢的氧化还原和组织内的营养过程。④增强机体和血液循环的代偿功能，改善和恢复患者的一般全身状况。⑤减轻应激反应，稳定情绪，抑制心身紧张，消除焦虑状态。

3. 高血压病运动三步骤 ①热身运动，如伸展操、散步等，5～10 分钟。②有氧运动，如骑自行车、游泳、慢跑、跳绳等，20～30 分钟。从事体力劳动、肥胖及患有糖尿病者可以适当减小运动量。③恢复运动，如散步或者呼吸调节运动，约 10 分钟。这样可以缓和运动后的心率及减少运动伤害的发生。

4. 运动的注意事项 ①适度运动，勿过量或太强太累，要采取循序渐进的方式来增加活动量。运动的最大心率＝(200－年龄)×84％，最小心率＝(200－年龄)×70％，运动心率应在两者之间。②在夏天，选择清晨或者黄昏进行运动较宜。③穿舒适吸汗的衣服，应选棉质衣料，应穿运动鞋。④选择安全场所，如公园、学校，勿在巷道、马路边进行运动。⑤进行运动时，切勿空腹，以免发生低血糖，应在饭后 2 小时进行运动。

5. 运动的禁忌 ①生病或不舒服时应停止运动。②饥饿时或饭后 1 小时内不宜做运动。③运动不可立即停止，要遵守运动程序，如有任何不适现象，应立即停止。④肾衰竭、心力衰竭者不宜运动。

(二)适合高血压病的运动有哪些

1. 步行是高血压病运动之王 WHO发文“世界上最好的运动是步行,提倡开展健身操、健身步运动”。美国著名作家勃利·勃莱格(90岁)说:“运动是健身之王。”一日十里路,百日千里行;若要防衰老,天天走不停;老骥志千里,走路百炼宗;千里复千里,大功定告成。全国名老中医朱良春主任医师,学验俱丰,蜚声医坛,饮誉海内外,今年虽84岁,仍思路敏捷,动作矫健,每日著书立说,临诊看病,涉足海内外讲学,其旺盛的精力、工作的劲头赛过中青年人。他说:“百练不如一走”“步行是运动之王”。步行是最适合高血压病患者的有氧运动了,强度很温和,简单方便,随时随地都可以走路嘛!高血压病患者可以多走走路,散散步,呼吸新鲜空气。走路或步行,可按每分钟70～90步开始,每小时步行3～4千米的速度,持续10分钟。主要适用于无运动习惯的高血压病患者,作为一种适应性锻炼过程。以后可逐渐加快步速或在坡地上行走。国内应用医疗步行(平地行走加上下小山坡)治疗高血压病取得较好疗效。方法:

第一条:1 600米平路,用15分钟走完800米,中途休息3分钟。

第二条:2 000米平路,用18分钟走完1 000米,中途休息3～5分钟。

第三条:2 000米路程,中有两段各长100米,斜度5°～10°的短坡,用20～25分钟步行1 000米,休息3～5分钟,继续用7～8分钟,走完500米平路,休息3分钟,然后用20～30分钟上山,中间可适当休息。上山后休息5～10分钟,然后下山。

因地制宜，因人制宜，必须坚持循序渐进，每次活动不应出现不适反应。如感体力有余，可用延长距离，加快步速等来增加运动量，也可用走路、慢跑交替进行。

2. 高血压病可以慢跑吗 慢跑，又称健身跑，它与散步、行走一样，既不需要任何体育设施，又不需要特殊的技术指导，是人们最常用的防病健身方法之一，是近年来流行于世界各地的锻炼项目。有人统计，在美国，每 4 个人中就有一个人坚持每天慢跑 5 千米的；美国前总统卡特，他从 34 岁开始慢跑，当选总统后，每天仍坚持沿白宫周围慢跑 1 500～3 000 米，他还参加过纽约市的马拉松比赛，成为世界上第一位参加马拉松比赛的总统。

医学研究指出，慢跑时的供氧量比静止时要多 8～10 倍。它能使心脏和血管得到良性刺激，可有效地增强心肺功能和耐力；通过适当的慢跑，可增强腿力，对全身肌肉，尤其对下肢关节、肌肉有明显的锻炼效果，还能减轻体重、降低血脂，有助于降低血压；慢跑，还可提高机体代谢功能，调节大脑皮质功能，使人精神愉快，促进胃肠蠕动，增强消化功能，改善或消除高血压病患者的头晕、头痛、失眠等症状。所以，慢跑疗法也是高血压病患者常用的一种祛病保健方法。对于一、二期高血压病患者及临界高血压患者，尤其是中、青年患

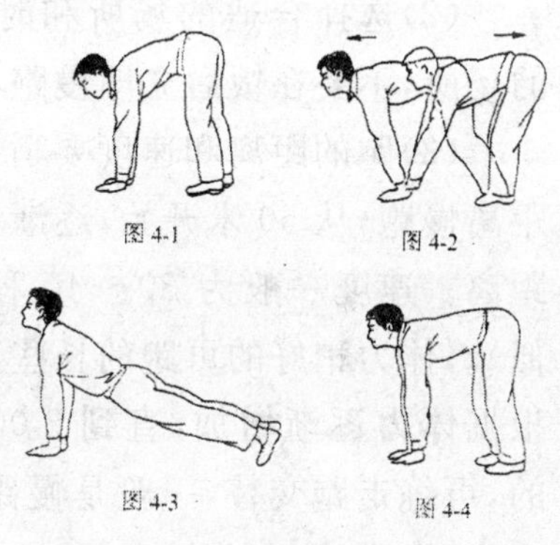
图 4-1 图 4-2 图 4-3 图 4-4

者，慢跑肯定是一种有效的自然疗法。但对于年老的高血压病患者及伴有心脑肾并发症的高血压病患者，一般不提倡慢跑运动。

3. 高血压病慢跑注意事项 慢跑是一种有氧运动，有益于提高老年人的心脏功能，增强肺部呼吸能力，还可以预防多种疾病，例如：冠心病、高血压病等老年疾病。但是，老年人慢跑要注意一些问题，不可盲目。

(1)慢跑前不忘两件事：①检查身体。参加慢跑的老年人要先检查身体，看看自己是否适合跑步。医生认可后，则可积极参加，长期坚持。②慢跑前减一些衣裤，做3～5分钟的准备活动，如活动一下脚、踝、膝关节，伸展一下肢体或做片刻徒手操之后，由步行逐渐过渡到慢跑。

(2)选择合适的场所和时间：选择空气新鲜、道路平坦的场所，不要在饭后立即慢跑，也不宜慢跑后立即进食。

(3)跑的距离和速度要适当：体弱的老年人要先进行短距离慢跑，从50米开始，逐渐增至100米、200米，以致更长距离。速度一般为30～40秒跑100米(运动量与快走相似)。体力稍好的可跑的长些，从300米或500米开始，然后根据体力逐渐增加，直到3 000～5 000米。心肺功能稍差的，可练走跑交替，一般是慢跑30秒，步行60秒，这样反复进行20次约30分钟。

(4)慢跑锻炼要掌握合适的心率：可用“170－年龄＝最高心率”的公式来掌握，跑完后测出的脉搏应低于最高心率。一般60岁的人跑完后的合适心率为96～112次/分；65岁93～109次/分；70岁90～100次/分；80岁84～98次/分。

(5)要掌握正确的姿势：即两手微微握拳，上臂和前臂弯曲成90°左右，上身略向前倾，全身肌肉放松，两臂自然前后摆动，两脚落地应轻，一般应前脚掌先落地，并用前脚掌向后蹬地，以产生向上向前的反作用，有节奏地向前慢跑。慢跑时，最好用鼻呼吸，如果用鼻呼吸不能满足需要时，也可口鼻并用，但嘴巴不要张得过大，应用舌尖顶住上腭，以减少冷空气对气管的刺激；呼吸的频率可随心所欲，因人而异，但不要人为地屏气。

(6)跑时呼吸要自然均匀：慢跑时心情顺畅自如，呼吸深长而不憋气。呼吸与跑的步子节奏协调，若出现上气不接下气，说明跑速过快身体不适应，应减速调整呼吸。跑的步子宜小，不要足跟先着地。尽量要有弹性和轻松些；鞋内要有海绵垫；跑前应活动膝、踝关节，跑后注意勿受凉，避免在穿堂风处休息。

(7)慢跑后可做些整理活动：及时用毛巾擦干汗，并穿好衣服；慢跑结束后，如要洗澡，可在休息15分钟后进行。

专家提醒：高血压病病人锻炼后应有良好感觉，吃得香，睡得好。若感到疲乏无力，心绪不快，食欲缺乏，睡得不好，应减小运动量或去医院检查。慢跑时若出现胸闷、胸痛、心悸、头晕、眼花等不适感时，应立即停止跑步，就地休息，以防意外，并请医生检查。

4. 太极拳是高血压病运动之冠 这项运动最适合有高血压病的老年人了。虽然太极拳看起来很柔和，其实柔中带刚，静中有动，柔和中带有力量，很能锻炼老年人身体，对心脑血管系统、呼吸系统及消化系统都有好处。

由于太极拳动作柔和，肌肉放松且多为大幅度活动，思绪宁静从而有助于降低血压。高血压病患者练完一套简化太极拳后，收缩压可下降 1.3～2.7 千帕(10～20 毫米汞柱)，长期练习太极拳的老人，安静时收缩压的平均值，约比同年龄组老人低 2.7 千帕(20 毫米汞柱)左右。高血压病患者打太极拳时，最重要的是注意一个"松"字，肌肉放松能反射性地引起血管"放松"，从而促使血压下降。此外，打太极拳时要用意念引导动作，使思想高度集中，心境守静，这有助于消除高血压患者的紧张、激动、神经敏感等症状。

5. 健身功是高血压病最适合的运动 上海市高血压病研究所经研究发现，健身功是通过促使紊乱的大脑皮质功能改善，增强和调节人体内脏生理功能而发挥降压作用的，其中大量的实验(呼吸、肌肉、听觉、心电图和脑电图等)也证实了健身功可降低血压、稳定血压和巩固疗效。研究发现，高血压病患者练习健身功，可使血压降低 10 毫米汞柱左右，这可大大降低脑卒中的发生率；对于早期高血压病患者，则大多可避免病情发展，或减少降压药的使用量。

(1)姿势

①卧式。患者取仰卧位，垫上枕头，头部较躯体高 15°左右，以使身体舒适，呼吸自然通畅。闭合眼口，自然伸展四肢，使全身骨骼肌肉放松。此式对年老体弱、患有多种慢性消耗性疾病和习惯睡前练功者较适宜。也可采用侧卧式，练功要求与卧式相同。

②坐式。患者端坐椅子上，头部与上身保持端正，头颈不后仰前俯。胸部自然垂直，腰部不弯不挺，沉肩垂肘，双手掌分放于大腿上，肘关节自然弯曲，以感舒适为宜。双下肢自然分开，膝关节自然屈曲成 90°。双脚平行轻踏地面，

与双肩距离相等。大多数高血压病患者可采用此式。此式对身体虚弱者较适宜。

③立式。患者头部和上半部姿势同坐式,双臂向前伸展,肘部弯成环抱树干状,略比肩部低,肩关节自然外展,微垂肩但不要耸肩。双手掌相对,距离与肩宽相等,高低与乳头同平,手掌微弯曲成半握球状。双腿自然分开,距离与肩宽相等,足尖稍内收,站成一圆形,并使双膝关节向前微弯曲。身体自然垂直下沉,仿似欲坐凳上。此式对体壮肥胖或肝阳上亢型高血压病患者较适宜。

(2)意识

①放松法。患者集中精神,排除杂念,自然呼吸。然后有意识地使身体各部位放松(从头部开始到四肢循序放松,如按头部→颈部→肩部→双上肢→手掌手指→胸部→腹部→双下肢→足趾顺序,在呼气时配合下述默念法)。

②默念法。患者呼气时不断默念"我在放松,我在放松……"或者"我在入静,我在入静……"以使精神集中,杂念排除,全身关节肌肉松弛,心情轻松愉快。

③随息法。患者先使全身骨骼肌肉放松,并有意识使随呼吸起伏,意识与呼吸运动相结合,通过自然、宁静、舒缓和均匀的意识呼吸调整来排除杂念,达到身心合一。

④意守法。意守即有意识地把精神集中在丹田(一般位于小腹正中),故称"意守丹田"。此法如与气沉丹田(通过腹式呼吸,使"气"下沉到"丹田")相结合,更可起到明显的降压效果。

(3)呼吸:调整呼吸为气功治疗高血压病最为关键的一环。呼吸是否调整好,对治疗是否有效或疗效的高低起到关键的作用,其中"意守丹田"或"气沉丹田"步骤应做好。而要做好这一关键步骤,则在于使意识诱导与呼吸运动完美结合。其要点是:呼吸时舌尖略贴上腭(注意不要故意用力),用鼻呼吸,并有意识地使呼气过程渐渐减慢、延长,直至有"气"沉"丹田"之感。患者初练时不可急于追求上述感觉,而应顺其自然,以免适得其反,事倍功半。气功疗法治疗高血压病简便易行,疗效肯定。

(4)注意事项

①练功前。一要休息15～30分钟,停止工作、学习和有意识的思维活动,并使情绪稳定。二要将纽扣、衣领、腰带、鞋带和过于紧束的内衣放松。三要不饥也不过饱,排空二便。四要注意保暖和避免过于炎热,尽量选择安静之地练功。五是每次练功时间不超过30分钟,每天1～2次,早晨或睡前练习。

②练功时。一要放松,即轻松不紧张,不仅全身关节肌肉放松,而且精神也要放松。二要安静,除环境外,还指精神集中和排除杂念。三要自然,不但指姿势要自然,而且呼吸也要自然。四要下降,指有意识地引气下行,气沉丹田或意守丹田。五要协调,指姿势、呼吸和意识相互配合。其中,放松和安静是关键。

③放松。以放松功较好,也可酌用站桩功、强壮功和动功等。练功原则强调"松""静""降"。配合意念和简单的动作。意念的部位宜低于心脏位置,如丹田、涌泉穴等。呼吸宜用顺呼吸法,不宜采用停闭呼吸法。要适当延长呼气,以提高迷走神经的兴奋性。动作宜采用大幅度的有松有紧,有张有弛的上下肢及躯干的交替和联合运动,切忌持续性

紧张的长时间等长收缩运动。

④次数。气功练习每天至少 1 次，每次 30～45 分钟。据报道，一次练功后可使收缩压下降 2.1～2.4 千帕，舒张压也有下降。一般在练功 2 周左右见效。有报告，一组用药物治疗血压仍未能很好控制的病例，加用气功后血压得到有效控制。在巩固期加用气功更为有效，常可使维持用药量减少 1/3～1/2，并使血压维持平稳。

6. 高血压病患者可以外出旅游吗 专家介绍说，高血压病患者可以外出旅游。旅游前应做一次体检，了解清楚自己的身体状况。如果血压控制得好，则旅游的安全性就高。下列患者最好不要旅游：重度高血压病或已有并发症、中重度心功能不全、频繁发作心律失常等。

(1)旅行方式目的地选择：高血压病患者不适合参加行程密集的旅行团。挑选旅行方式、线路时应遵循以下 3 点。①首选自助游。随团出游一般时间安排很紧，体力消耗大，容易打乱高血压病患者的作息时间，造成血压波动，引起心、脑等急性病发作的风险。相比之下，自助游灵活度高、日程安排自由，更适合高血压病患者。②避免上高原。高血压病患者到达海拔高的地区，比正常人更容易出现缺氧胸闷、心率加快、血压增高等高原反应，因此不建议选择此类景区。③少坐长途车。旅游时应选择

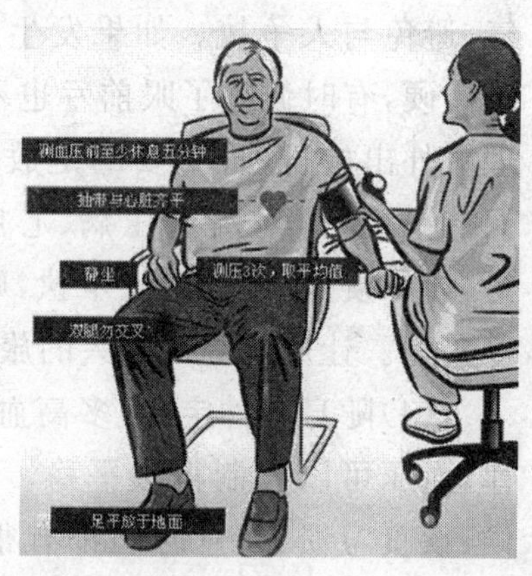

安全平稳的交通工具，一般以火车、飞机为宜。有人乘车会发生呕吐等，导致血压升高，故乘车前不宜吃得太饱，出发前半小时应服用晕车药。

(2)饮食有5忌：在外吃喝要管好嘴，牢记这5忌：忌油、忌咸、忌烟、忌酒、忌不新鲜。少吃咸菜、腌制食品，以免盐分摄入过多升高血压。在饭店吃饭时，可以向服务员要一杯水，把油腻、咸辣的菜涮涮后再吃。少点炒菜、多点些蒸菜。平时尽量多喝水，保证一天1.5升的饮水。还要注意食物是否新鲜、卫生，避免肠胃炎和腹泻。此外，高血压病患者如果有烟酒癖好，在旅行中要减量，千万不要趁旅行之兴不加节制。

(3)吃得眼前亏：旅行中一定要做到心态平和、不发脾气、避免与人争执。如果发生突发事件，要机智应对，不能硬碰硬，有时候吃了眼前亏也不要太生气，事后再想办法处理。外出旅行，最重要的是放松心态。心情愉悦能使血压保持平稳，这对高血压病、心脑血管病人是一剂良药。但是，如果发生纠纷、与人争执，则会使血压升高，引发脑卒中等急症。让原本高高兴兴的旅行，成为一场悲剧。

(4)随身三件宝：很多高血压病患者平日里因为生活规律，血压可以控制得很平稳。但在旅行中，当生活环境、气候、饮食习惯、作息时间都有很大改变时，高血压病的心脑血管并发症便会偷偷来袭。所以在旅行前要做好充分的准备。①血压计。备好一台小型血压计，可以随时测量血压。每天按时服用降压药，把血压控制在130/85毫米汞柱以下，可降低旅途中发生严重心脑血管疾病的几率。②应急药。一旦发生胸部不适，可以立即舌下含化硝酸甘油等药物，缓解不适症状。③厚外套。秋季天气已经转凉，早晚温度低，对于高血压病患者，这时的血压波动非常大，容易发生心脑血管意外，因此备好一件厚外套非常必要。

（5）高血压病病人旅游注意事项

①注意气候变化。春秋时节气候宜人，不大会因寒冷而诱发脑卒中，也不会因为太热而招致不适。外出旅游前应做一次体检，病情稳定旅游才安全。

②不宜旅游者。中重度心功能不全者、常频繁发作心绞痛者、血压波动大者、有严重心律失常者等。

③交通工具选择。一般以火车、飞机为宜。有人乘车会发生晕车症状如恶心、呕吐等，会导致血压升高，故乘车前不宜吃得太饱，出发前半小时应服用预防晕车药。

④旅途注意保暖。切忌感冒受凉，饮食不宜过分油腻（油炸食品），不宜过饱，晚上应当早睡、睡好，以消除疲劳，恢复体力。

⑤最好有人陪同。特别是老年高血压病患者，一定要带上降压药，保持血压稳定。旅途中有何不适，应及时处理。

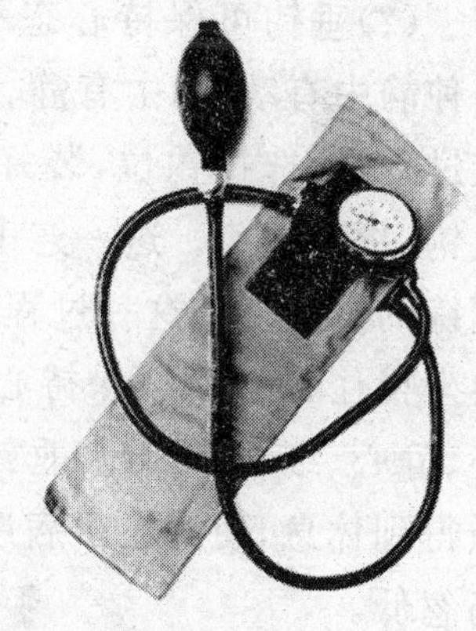

⑥提醒特别注意。应根据体力适可而止，以平地徒步为宜，距离不宜太远，应尽量避免登高、爬坡，感到疲劳或出现症状应立即休息，切忌逞能拼命登高，游兴大发流连忘返而过于疲劳。

7. 高血压病患者垂钓好不好　张伟退休就患上了高血

压病，与此同时，他参加了市钓鱼协会的垂钓活动。多年来，钓鱼技术没有什么长进，高血压病却得到了控制，血压稳定在＜141/90毫米汞柱。他说："在实践中我体会到，垂钓活动对治疗高血压病有4方面的作用。"

(1)垂钓可呼吸野外新鲜空气，促进血液的正常循环：野外垂钓，具有沐浴阳光雨露，呼吸新鲜空气，远离城市污染等优点。在江、河、湖、塘边的清新环境中，空气里含有大量的负离子。据专家测定，城市室内每立方厘米的空气中，仅含有负离子40～50个，室外也只有100～200个。而城郊的江、河、湖、塘边，空气中的负离子含量就多得多。特别是在湖边、海边或瀑布区的空气中负离子可高达20 000个以上。负离子被人体吸收后，能同身体内的血红蛋白及钾、钠、镁等正离子结合，就可使血液中的氧增多，携带的营养物质增多，从而使人的机体功能得到改善，尤其可使高血压、脑动脉血管硬化等在负离子的作用下得到治疗。

(2)垂钓可保持心态平衡，防止血压忽高忽低：垂钓是一种静中有动、动中有静、动静兼备的身体锻炼。垂钓的一般过程是：选择钓位，装好钓具，安好饵料，抛甩钓竿，候鱼上钩，提竿抄鱼。这一连串的动静结合过程，好像一种气功训练的过程。在这一过程中，要克服不上鱼时的急躁情绪，要坐得住、静得下，保持心境平和、情绪安然。垂钓需要耐心、静心、细心。因此，垂钓可以调身、调心、调息，使大脑皮质得到休息，使高血压病患者保持良好的心态，防止血压忽高忽低。

(3)垂钓的抛竿、提竿、抄鱼等动作可预防脑出血：尤其是预防右脑半球出血，在垂钓活动中，经常用手操竿、抄鱼，可以增强大脑的协调功能。我是左撇子，经常用左手操竿钓鱼，这就增强了我的左手与大脑右半球的协调能力。医学研究证明：人的左半部（左手、左腿）是受大脑的右半球所指挥、所控制、所协调；右半部受大脑左半球指挥、控制、协调。当人们多用左手时又能反作用于人的大脑的右半球，多用右手又可反作用于大脑的左半球。医学研究证明，人的大脑出血最容易发生在血管比较脆弱的右脑半球。因此，人们经常多用、多动左手，可以保持血压平稳，预防大脑出血，尤其是可预防大脑右半球出血。

(4)垂钓可促使人们注意天气变化：在垂钓活动中，人们特别注意天气的变化和季节的变化，以保持血压平稳。所谓“躲酷暑，避寒冷”，这既是垂钓活动的座右铭，更是治疗高血压病的座右铭。因为严寒的冬季引起血管收缩，会引起血压上升；酷热的夏季，引起血管扩张，也会对高血压病患者不利。因此，老年人注意“躲酷暑，避寒冷”，才能保持血压平稳。总之，在长期治疗高血压病过程中，我得益于垂钓活动。垂钓促进了高血压病的治疗，垂钓促进了我血压的稳定。

8. 为什么高血压病患者不提倡爬山

(1)散步式登山对轻症高血压病有益：音协主席杨慕振65岁，身体硬朗，谈及有何健身诀窍时，他说：一是心境豁达，二是登山。1991年我得了高血压病，每天吃药全身觉得乏力，可我食欲又很好，体重一增加，血压就随之增高，由于工作忙，锻炼时间少且时断时续，高血压病一直治不好。1997年我退休后，听人说登山可治高血压病，我加入登山大军。过了1个多月，出现头晕，我怀疑药量太大导致血压太低，因而把每次服药剂量由 1 片减为半片。但过了 2 个月，吃半片药还觉得头晕，请教医生后，将服药次数由每天 3 次减为 2 次，每次仍为半片药。过了 3 个月，一天只服一次半片药即可。现在，夏天几乎不用吃药，冬天一周吃一两次药就行，血压很正常。没想到，登山把我多年的高血压病给治好了。现在只要一天不爬山，我心里就闷得慌，即使下雨也要撑伞爬山。在南平像我这样下雨也要爬山的可没几个。杨老特别提醒老年朋友，在登山时要量力而行，循序渐进。他说："我是散步式登山，就是爬山时走走停停，不要一口气冲到山顶，每人身体情况不同，运动量大小可根据心率来计算，公式为 170(或 180)减去年龄的得数为运动时心跳的高限。"杨慕振 65 岁，180 减去 65 为 115，这 115 下如何掌握呢？杨老是搞音乐创作的，他说选一首歌，如《思念》的每分钟正常节拍数就是 115 下，打着节拍哼着歌散步登山效果很好。

(2)下述 4 类人不宜爬山：爬山运动是一个耗氧量极大的运动，不是所有人都适宜的，而且普通人都要把握一个度。特别是 4 类人不宜爬山。

一是有心肌病或风湿性心脏病的年轻人不宜爬山：在以往的病例中，年轻的猝死者多有扩张性或肥厚性心肌病，因此有心肌病或风湿性心脏病的病人不应爬山。

二是不常锻炼的中年人不宜参与大运动量的登山活动：中年人是一个非凡的群体，担负着工作和家庭两副重担，又夹在老人和孩子之间。中年人在事业生活上繁忙，体质、心理承受力、免疫及内分泌等功能却日益下降，再加上工作繁忙，无暇顾及身体健康，他们容易患各种疾病，而且不易初期发现和治疗。平时他们又很少锻炼，忽然去爬山，自觉比老年人灵敏、体力好，登山速度往往较快。活动激增，体力负荷忽然加大，非常容易引发心肺疾病。

三是体质不好的老年人及心脑血管疾病病人不宜爬山：老年人体内各个器官功能均在衰退，而且他们大都不同程度地得了一些慢性疾病。爬山是一项耗氧量很大的运动，预备爬山的老年人一定要先进行一些强度不大的运动，以便有一个适应的过程。到了一定年龄的人都属于冠心病的高发人群，已经患上高血压病、冠心病的人，特别是慢性冠状动脉供血不足的人是不宜爬山的。爬山的同时人体高度紧张，交感神经兴奋，心脏输出量增加，情绪亢奋这一切都可以导致血压增高、心脏不适，如果合并有冠心病甚至诱发心绞痛。所以为了慎重起见建议不去爬山。

四是有慢性疾病病人不宜爬山：不论什么年龄段的人，除了得了心脏病及高血压病的人不宜爬山之外，还有一些慢性疾病病人也不宜爬山。这些慢性疾病包涵关节病、慢性肾炎、肾病、血液病、慢性气管炎、肺心病、糖尿病伴有痛风、红斑狼疮、皮肌炎等风湿性疾病、肝硬化等。慢性疾病病人即使爬山也要慢爬，不要强求登到山顶。

（三）为什么提倡适量运动

1. 适量运动的定义和指标

(1)定义：适量运动是指运动者根据个人的身体状况、场地、器材和气候条件，选择适合自己的运动项目，使运动负荷不超过人体的承受能力。运动后感觉舒服，不疲劳，不会造成过度疲劳或者气喘；以不影响一天的工作、生活为宜。如果运动后，一天感到疲劳、劳累、腰酸腿痛、什么也不想干了，那就是运动过量了。运动过量最大的问题就是容易造成免疫力的下降，从而导致疾病的发生，运动过后，会出现上火、咽喉肿痛、浑身无力、精力不集中等现象。这样不但达不到锻炼的目的，反而会损伤身体。反之，运动不足也达不到锻炼的目的。养生专家认为，人的运动量应以每天不少于1小时为宜。适量运动是保持脑力和体力协调，预防、消除疲劳，防止亚健康、延年益寿的一个重要因素。切忌在疲劳到极点时参加运动，此时运动对人体有害无益。对待运动的科学态度是"贵在坚持，贵在适度"。就是说，运动不能一曝十寒，运动必须持之以恒，不可中途而废，即使不能每天锻炼，但每周也要锻炼3～5次并坚持下去。为了不引起骨关节的损伤和高能量消耗，中老年人通常不宜进行爆发力很强的短时间运动，而应选择低强度的长时间的运动。

(2)指标：①以运动时心率作为标准，公式计算：＜60岁的人运动时心率＝180－年龄(±10)；＞60岁的人：运动时心率＝170－年龄(±10)。如果在运动后感觉不适、疲倦或运动后15分钟心率仍未恢复到安静状态，即为运动量偏大，应及时加以调整。②体重指数(BMI)通常可以反映你当前的体重是否适合你的身高，来确定你是否需要加大运动量。对于一般人而言，体重指数维持在18.5～24.9比较理想。体重指数(BMI)的计算方式：BMI＝体重(千克)÷身高(米)的平方，(kg/m^2)。③肌耐力、肌力、柔韧性。肌耐力就是肌肉能够保证有效地收缩舒张的持久力，肌力就是肌肉在一次收缩过程中所能克服的最大外力，柔韧性是指人体一个关节或者是一系列关节所能产生的动作幅度。这 3 项指数通过适量运动应能达标。④健康的血压指数，应是合适运动的结果，既不偏高，也不偏低。

(3)好处：①预防高血压病、冠状动脉、呼吸及代谢系统疾病。②降低癌症的发生几率。③预防损伤，降低运动伤害发生几率，保持关节良好功能。④帮助达到及保持适宜体重，帮助达到及保持适宜身体成分。

2. 高血压病患者的运动处方　高血压病患者适合的运动项目有：

(1)走路：最适合高血压病患者的运动项目，是具有温和强度的有氧运动，其中最简单的就是走路，这个项目可以随时随地进行，所以建议高血压病患者务必多走路。

(2)慢跑：对脚和膝关节的负担增大，运动强度稍微增大，特别适合肥胖的高血压病患者，但是必须适合自己的身体状况来运动，不可勉强。

(3)太极拳：是比较适合中老年高血压病患者的运动项目。虽然太极拳动作舒缓柔和，但实为静中有动，柔中带刚，迟缓中含爆发，灵活中藏力量，因而能大大强化中老年人双腿的力量。常练太极拳还有助于心脑血管系统、呼吸系统及消化系统的健康，这也是太极拳深受欢迎的重要原因。此项运动的要点是，打拳时要全神贯注，注意力高度集中，眼随手转，步随身换，动作圆滑、连贯、稳健、协调，动中取静，有利于大脑的休息，能降低血压。

(4)爬行：北京出现许多爬行降压的事例，很多人表示参加爬行能够降低血压，改善心脑血管症状。爬行就是四肢着地，模仿动物爬行姿势，在草地上、地板上均可进行。

路线可以分为直线爬和转圈爬，速度可由慢至快，时间可由短至长，但因人而异。一般每日1次，每次5～10分钟，早晚均可进行。爬行能使血液循环加快，降低血压，减轻心脏负担，对于高血压病及其并发症有良好的改善效果。此外，爬行还可以刺激大脑，阻止和延缓脑细胞的退化过程。由于爬行的过程比较缓慢，身体弯着，这样降低了高血压病患者在运动过程中血压上升的概率。但是，须注意头部不宜过低。高血压病病人的运动方式还有快走、练习气功、骑自行车、做体操、游泳及打门球、乒乓球及羽毛球等。

专家提醒：这就是高血压病患者适合的运动处方。需要注意的是，高血压病患者不能参与那些需要爆发力的运动，诸如举重、短跑等。像这种剧烈的运动不适合高血压病患者，因为非常危险。

3. 高血压病个体化运动选择

(1)轻度高血压病患者适合的运动：轻度高血压病患者，是指收缩压和(或)舒张压在≥140/90毫米汞柱，≤159/99毫米汞柱的患者。此类患者如是年龄不大、无器质性器官损伤、全身情况良好，除改变不良生活方式和给予降压药物治疗外(应将血压控制在＜140/90毫米汞柱)，可适当参加运动，包括步行、慢跑、游泳、打门球、旅游等。开始时可每天运动15～30分钟，视个人体力，以后每隔2～3周逐渐增加运动量，以不产生过度疲劳为度，并尽可能持之以恒，以达到减肥、降压、有益心身健康的目的。

(2)中度高血压病患者适合的运动：中度高血压病患者，是指收缩压在160～179毫米汞柱，和(或)舒张压≥100～109毫米汞柱的患者。对于中度高血压病患者，首先应降压治疗，将血压至少控制在≤150/95 毫米汞柱。在血压降到较为安全范围内才可进行适当运动，最好能降到<140/90 毫米汞柱。因为血压过高时运动，有可能导致血压进一步升高，诱发严重并发症，如脑卒中、心绞痛、心肌梗死等。中度高血压病患者经过治疗，血压已降到安全水平后，可考虑先进行小量运动，如慢步行走、打太极拳、健身操等，适应后可逐渐加大运动量，如逐渐延长散步时间和距离，然后可改为慢跑。还可以适量进行一些如游泳、打乒乓球等自已喜欢的运动项目。但应注意的是，患者运动时一定要量力而行，切忌逞强好胜。

（3）重度高血压病患者适合的运动：重度高血压病患者，其收缩压≥180 毫米汞柱和（或）舒张压≥110 毫米汞柱。此类患者不适宜运动，应该好好休息，应尽快到医院进行诊治，尽早弄清楚高血压病原因，及时进行降压治疗。只有当患者血压基本平稳控制后，才考虑是否适当进行体育锻炼，开始时可考虑散步、室内运动，然后根据具体情况逐渐增加运动量。对于重度高血压病患者，也应将血压逐渐降到<140/90 毫米汞柱。

专家指出：对于无高危因素的高血压病患者，应将血压控制在<140/90 毫米汞柱，若能耐受还可适当降低；如果合并冠心病、慢性肾病、糖尿病等情况，应控制在<130/80 毫米汞柱。必须明白，高血压病治疗降压是关键，并尽可能达标，运动是高血压病综合治理中的一项措施，对于多数高血压病患者，运动不能完全代替必要的药物治疗。

4. 高血压病患者运动注意与禁忌

（1）禁忌运动的高血压病病人：①生病或不舒服时应停

止运动。②饥饿时或饭后1小时不宜运动。③运动中不可立即停止，要遵守运动程序的步骤。④运动中有任何不适现象，应即停止。

(2)运动需避免的6大误区：①清晨过早运动。②每周1次大量剧烈运动。③身体不胖不瘦就不锻炼。④哪个部分肥胖就锻炼哪个部分。⑤老年人爬山是最好的锻炼。⑥运动后大量喝水和冷水浴，这样会引起痉挛和感冒。

(3)高血压病运动的注意事项：①高血压病病人要做到劳逸结合，中午小睡、晚餐宜少、娱乐有节、睡前烫脚、起床宜缓。活动勿过量或太强太累，要采取循序渐进的方式来增加活动量。②注意周围环境气候，夏天避免中午艳阳高照的时间；冬天要注意保暖，防脑卒中。③穿着舒适吸汗的衣服，选棉质衣料、运动鞋等是必要的。④选择安全场所，如公园、学校运动，勿在巷道、马路边运动。⑤进行运动时，切勿空腹，以免发生低血糖，应在饭后2小时。如习惯晨练的话，注意不能贪早，要避雾，运动量不宜太大。⑥高血压病病人运动后，不应立刻洗澡，因为运动时，由于肌肉不断收缩，为适应需要，心率加快，运动后较快的心率和血流速度，仍要持续一段时间，如立刻洗热水澡，导致肌肉和皮肤的血管扩张，会使流向肌肉和皮肤的血液继续增加，使剩余的血液不足以供应重要器官，尤其是心脏和脑部的需要，这对高血压病病人来说就很危险，一旦引起心脏和脑缺氧，就有诱发心脑血管疾病急性发作的可能。因此，高血压病病人运动后应先休息片刻，再选择温水淋浴，时间要短，在5～10分钟内完成。

四、高血压病个体化自我管理

（一）社区高血压病个体化管理

不同年龄、性别、职业、经济和文化水平及社会地位的高血压病病人，广泛分散于人群中，如何进行系统、规范、科学的管理与监测，是控制高血压病的核心与关键。

1. 建立以家庭为单位的社区高血压病病人档案　家庭是社会的细胞，是最基本的社区单位。家庭环境、人际关系对高血压病的检出、治疗与控制有较大的影响。以家庭为单位的管理，是通过唤起家庭成员对病情控制的责任，改善家庭功能，强化家庭支持，来加强对高血压病的管理与控制。具体方法：可通过普查、筛查等检出高血压病个体，以家庭为单位，逐一进行分析、登记、注册、建卡，建立高血压病病人档案。

2. 建立高血压病专科门诊　在社区卫生服务中心，建立高血压病专科门诊，对前来就诊病人的症状、用药、血压控制、患病时间及联系方式等进行登记、造册，建立门诊高血压病档案，弥补普查、筛查的漏洞，进一步完善高血压病病人的资料。

3. 个体化管理对社区高血压病管理的作用　个体化管理，是在原有社区责任意识团队管理的基础上提出来的，其基本特点是团队中设置“健康管理专员”这一岗位。“健康管理专员”的工作职责，是在责任意识团队化管理的基础上，强化对患者的个体化行为干预，使之在提高对高血压病的知晓率、服药率、控制率的同时，改变不良的行为模式，以达到提高疗效的结果。

（二）高血压病病人的家庭照顾

1. 督促高血压病老年人定时测量血压，定期到医院复查。

2. 督促老年人按时服药，合理饮食，适当运动，戒烟限酒。

3. 加强与老年人的沟通和交流，减轻患病老年人的心理压力，避免精神紧张。

4. 高血压急症的家庭应急处理：如老年人突然出现面色苍白或潮红、烦躁不安、心悸、多汗、恶心、手足发抖、头痛、呕吐、视物模糊、抽搐、失语、肢体感觉运动障碍及神志障碍等症状，说明老人可能出现了高血压危象等急症，应立即去除诱因（如争吵等），就地休息，保持安静，避免刺激；尽快向急救中心求救，迅速转送至医院进行急救治疗。

五、高血压病病人个体化生活起居调养

（一）高血压病病人的生活起居十要点

1. 有规律地生活　高血压病患者生活要有规律，每天按时睡觉、按时起床，并制订出生活时间表，即使是节假日或来亲朋好友也要注意不打乱自己的“生物钟”节律，也不要因为工作、社交活动、家庭琐事等而随便破坏正常的作息

制度。

2. 工作与休息交替　应做到劳逸结合、劳逸有度，应避免过于劳累，体力劳动之后，应注意充分休息，而脑力劳动之后，应注意精神松弛。

3. 坚持适量运动　经常坚持有益于降压的体育锻炼或体力活动(如家务劳动等)，但活动量要适度，每次活动都不要太累，要尽量避免久行、久立、久坐及久卧。

4. 行动应当缓慢　病情较重的高血压病患者及患高血压病的老人行动应缓慢，不要突然改变体位，弯腰、起立，起床动作一定要缓慢，上下楼梯、上下汽车时应注意安全，要防止踩空、跌倒或绊倒等。

5. 保持大便通畅　忌大便用力及长时间蹲厕，以免血压急骤升高而致脑卒中等；同时，应尽量不用蹲坑，而使用坐便器，相对不容易发生脑血管意外。

6. 不宜多看电视　高血压病患者收看电视的时间不宜过长，不宜看惊险小说、情节惊险的电视节目及竞争激烈的体育比赛转播，并发心脏病的高血压病患者更是如此。

7. 夏天防止受凉　炎热夏天使用电风扇的时间不宜过长、风力不宜过大，也不宜对着身体直吹；使用空调时，温度不要调得太低，以免室内外温差相差过大，对稳定患者血压不利。

8. 注意气候变化　随时增减衣服，特别在刮风下雨、寒流时，应及时增加衣服，以防血压升高。

9. 出门注意安全　上班或上街时，要注意安全，尽量少到人多拥挤、车多嘈杂的地方去；血压较高和行动不便的高血压病老人，外出时最好使用拐杖，或有家人陪同。

10. 寒冷季节不旅游 一般讲，高血压病患者，秋末、春初及冬季寒冷季节，不宜安排外出旅游。一、二期高血压病患者，外出旅游距离不宜太远，行程不宜过长，日程安排不宜过紧；三期高血压病患者，原则上不能安排外出旅游。

（二）高血压病病人日常生活注意事项

1. 合理膳食 可使你不胖不瘦，胆固醇不高不低。

(1)控制能量摄入，提倡吃复合糖类、如淀粉、玉米，少吃葡萄糖、果糖及蔗糖，这类糖属于单糖，易引起血脂升高。

(2)限制脂肪的摄入。

(3)适量摄入蛋白质，如高血压合并肾功能不全时，应限制蛋白质的摄入。

(4)多吃含钾、钙丰富而含钠低的食品。少吃肉汤类，因为肉汤中含氮浸出物增加，能够促进体内尿酸增加，加重心、肝、肾脏的负担。

(5)限制盐的摄入量，每日应逐渐减至<6 克，即普通啤酒盖去掉胶垫后，一平盖食盐。这个量指的是包括烹调用盐及其他食物中所含钠折合成食盐的总量。适当的减少钠盐的摄入有助于降低血压，减少体内的钠水潴留。

(6)多吃新鲜蔬菜，水果。每天吃新鲜蔬菜不少于 8 两，水果 2～4 两。

(7)适当增加海产品摄入，如海带、紫菜、海鱼等。

2. 适量运动 运动能增加食欲，促进肠胃蠕动、预防便秘、改善睡眠。最好是做到有氧运动，才会有帮助。有氧运动同减肥一样可以降低血压，如散步、慢跑、太极拳、骑自行车和游泳都是有氧运动。

(1)运动注意：①勿过量或太强太累，要采取循序渐进的方式增加活动量。②注意周围环境气候，夏天避免中午艳阳高照的时间；冬天要注意保暖，防脑卒中。③穿着舒适吸汗的衣服，选棉质衣料、运动鞋等是必要的。④选择安全场所，如公园、学校，勿在巷道、马路边运动。⑤运动时切勿空腹，以免发生低血糖，应在饭后2小时。

(2)运动禁忌：①生病或不舒服时应停止运动。②饥饿时或饭后1小时不宜做运动。③运动中不可立即停止，要遵守运动程序的步骤。④运动中有任何不适现象，应即停止。

3. 戒烟限酒　吸烟会导致高血压。与吸烟相比，饮酒对身体的利弊就存在争议。不时出现各种报道，有的说饮少量酒有益，有的说有害，但可以肯定的一点是，大量饮酒有害，高浓度的酒精会导致动脉硬化，加重高血压病。

4. 心理平衡　紧张、易怒、情绪不稳，这是血压升高的诱因。可通过改变自己的行为方式，培养对自然环境和社会的良好适应能力，避免情绪激动及过度紧张、焦虑，遇事要冷静、沉着；当有较大的精神压力时应设法释放，向朋友、亲人倾吐，或参加轻松愉快的业余活动，将精神倾注于音乐或寄情于花卉之中，使自己生活在最佳境界中，从而维持稳定的血压。

5. 按时就医　以下情况应及时就医：①药用完了。②血压升高或过低，血压波动大。③出现眼花，头晕，恶心呕吐，视物不清，偏瘫，失语，意识障碍，呼吸困难，肢体乏力等即到医院就医。如病情危重，请求120急救中心。

（三）高血压病病人突发急症的家庭抢救

高血压病病人常因很多比较明确的诱因，而发生高血压急症，且多半在家中发生。如果家庭成员中有中老年高血压病病人，一般应配备听诊器、血压计、常用降压药和硝酸甘油制剂等心血管病急救用品，有条件的还可添置氧气袋以备急救之需。一旦发作，病人及家庭要及时采用正确的急救护方法，这可为抢救病人的生命而赢得宝贵的时间。

1. 高血压危象 因血压突然升高而发生剧烈头痛，伴有恶心、呕吐、胸闷、视力障碍、意识模糊等神经症状。此刻家人要宽慰病人，使其心身安静，嘱其卧床休息，适当给予地西泮等镇静药，并立刻采用降压方法，选用复方降压片等，还可加服利尿药，尽量将血压降到一定水平。对意识模糊的病人要给予吸氧，症状仍未减轻时，需紧急护送病人到医院急诊治疗，伴随进一步查清高血压危象的主因和诱因，预防复发。

2. 心绞痛 高血压病病人如果冠状动脉粥样硬化，能够发生心绞痛。发作多因情绪波动、劳累或过分饱餐，症状为胸部阵发性疼痛、胸部闷，可放射于颈部、左上肢，重者有面色苍白、出冷汗等，历时1～5分钟。这时家人要立刻让其安静休息，并在舌下含硝酸甘油1片，伴随给予氧吸入，症状可逐步减轻，若尚不能减轻的，需立刻备车迅速送医院急救，以防耽误病情。

3. 急性心肌梗死 起病急，常发生剧烈的心绞痛、面色苍白、出冷汗、烦躁不安、乏力甚至昏厥，症状比心绞痛重得多，病人有一种未曾经历的濒死样恐怖。此时家人必须让病人卧床休息，就是进食和大小便都不要起床，防止加重心脏的负担，可先服地西泮及镇痛、强心、止喘药等，呼唤救护车急救，切忌乘公共汽车或抱病人步行去医院，以防心肌梗死的范围扩大，甚至发生心跳骤停，危及生命。急性心肌梗死经常会发生心跳骤停的险情，家人应掌握家庭常用的心跳复苏救治方法来赢得时间，以等待医生赶来救治。

附件

《中国高血压防治指南》(简介)

(2011 年第三次修订)

全网发布:2011-06-23 02:10 发表者:李忠国

一、血压的定义与分类

(一)高血压的定义

高血压的定义为:在未用抗高血压药情况下,收缩压≥140毫米汞柱(mmHg)和(或)舒张压≥90mmHg,按血压水平将高血压分为1,2,3级。收缩压≥140mmHg和舒张压<90mmHg单列为单纯性收缩期高血压。患者既往有高血压史,目前正在用抗高血压药,血压虽然<140/90mmHg,亦应该诊断为高血压(附表1)。

附表1 血压水平的定义(单位:mmHg)

类别	收缩压	舒张压
正常血压	<120	<80
正常高值	120～139	80～89
高血压	≥140	≥90

续表

类　别	收缩压	舒张压
1级高血压(轻度)	140～159	90～99
2级高血压(中度)	160～179	100～109
3级高血压(重度)	≥180	≥110
单纯收缩期高血压	≥140	<90

若患者的收缩压与舒张压分属不同的级别时，则以较高的分级为准。单纯收缩期高血压也可按照收缩压水平分为1、2、3级。

(二)高血压的危险分层

高血压患者的治疗决策不仅根据血压水平，还要根据以下诸方面：①其他危险因素；②靶器官损害；③并存临床情况如心、脑血管病，肾病及糖尿病；④患者个人情况及经济条件等。进行危险分层计算出几项危险因素合并存在时对以后心血管事件绝对危险的影响(附表2)。

1. 按危险分层量化地估计预后　(SBP＝收缩压、DBP＝舒张压)。

附表2　高血压危险分层

其他危险因素和病史	血压(mmHg)		
	1级高血压 SBP140～159 或DBP90～99	2级高血压 SBP160～179 或DBP100～109	3级高血压 SBP≥180 或DBP≥110
Ⅰ. 无其他危险因素	低危	中危	高危
Ⅱ. 1～2个危险因素	中危	中危	很高危

续表

其他危险因素和病史	血压(mmHg)		
	1 级高血压 SBP140～159 或 DBP90～99	2 级高血压 SBP160～179 或 DBP100～109	3 级高血压 SBP≥180 或 DBP≥110
Ⅲ.≥3 个危险因素靶器官损害或糖尿病	高危	高危	很高危
Ⅳ.并存的临床情况	很高危	很高危	很高危

2. 现在增加的和强调的危险因素

(1)"腹部肥胖":突出强调了它是代谢综合征的重要体征之一。

(2)糖尿病:被列在单独一栏,主要是为了强调它作为危险因素的重要性(与非糖尿病病人相比,至少使危险增加了 1 倍)。

(3)微量白蛋白尿:也被视为靶器官损害的征象之一,而蛋白尿是肾脏疾病(并存临床情况)的表现之一。

(4)血清肌酐:轻度升高是靶器官损害的特征之一。

(5)C 反应蛋白:亦被列为危险因素。

(6)靶器官损害中:视网膜动脉普遍性或局灶性狭窄,因为这种征象在＞50 岁的人群中十分普遍,但眼底的出血和渗出及视盘水肿仍被归为并存临床情况。

3. 按危险度将患者分为以下 4 组

(1)低危组:男性年龄＜55 岁、女性年龄＜65 岁,高血压 1 级、无其他危险因素者,属低危组。典型情况下,10 年随访中患者发生主要心血管事件的危险＜15％。

(2)中危组:高血压2级或1～2级同时有1～2个危险因素,病人应否给予药物治疗,开始药物治疗前应经多长时间的观察,医生需予十分缜密的判断。典型情况下,该组患者随后10年内发生主要心血管事件的危险为15%～20%。

(3)高危组:高血压水平属1级或2级,兼有3种或更多危险因素,兼患糖尿病或靶器官损害或高血压水平属3级但无其他危险因素患者属高危组。典型情况下,他们随后10年间发生主要心血管事件的危险为20%～30%。

(4)很高危组:高血压3级同时有1种以上危险因素或兼患糖尿病或靶器官损害,或高血压1～3级并有临床相关疾病。典型情况下,随后10年间发生主要心血管事件的危险最高,达≥30%,应迅速开始最积极的治疗。

二、高血压的治疗

(一)治疗目标

治疗高血压的主要目的是最大限度地降低心血管发病和死亡的总危险。这就要求医生在治疗高血压的同时,干预患者检查出来的所有可逆性危险因素(如吸烟、高胆固醇血症或糖尿病),并适当处理病人同时存在的各种临床情况。降压目标:普通高血压患者血压降至<140/90毫米汞柱,年轻人或糖尿病及肾病患者降至<130/80毫米汞柱,老年人收缩压降至<150毫米汞柱,如能耐受,还可进一步降低。

(二)治疗策略

按低危、中危、高危或很高危分层。检查病人及全面评估其总危险谱后,判断病人属低危、中危、高危或很高危。

1. 高危及很高危病人 无论经济条件如何,必须立即开始对高血压及并存的危险因素和临床情况进行药物治疗。

2. 中危病人 先观察患者的血压及其他危险因素数周,进一步了解情况,然后决定是否开始药物治疗。

3. 低危病人 观察患者相当一段时间,然后决定是否开始药物治疗。

(三)非药物治疗

非药物治疗包括提倡健康生活方式,消除不利于心理和身体健康的行为和习惯,具体内容包括:

1. 减重 建议体重指数(kg/m^2)应控制在24以下。减重对健康的利益是巨大的,如在人群中平均体重下降5~10千克,收缩压可下降5~20毫米汞柱。高血压病患者体重减少10%,则可使胰岛素抵抗、糖尿病、高脂血症和左心室肥厚改善。

2. 采用合理膳食 根据我国情况对改善膳食结构,预防高血压提出以下建议:

(1)减少钠盐:WHO建议每人每日食盐量不超过6克。我国膳食中约80%的钠来自烹调或含盐高的腌制品,因此限盐首先要减少烹调用盐及含盐高的调料,少食各种咸菜及盐腌食品。如果北方居民减少日常用盐一半,南方居民减少 1/3,则基本接近 WHO 建议。

(2)减少膳食脂肪:补充适量优质蛋白质特别是鱼类蛋白质,有研究表明每周吃鱼 4 次以上与吃鱼最少的相比,冠心病发病率减少 28%。建议改善动物性食物结构,蛋白质占总热能 15%左右,动物蛋白占总蛋白质 20%。蛋白质质量依次为:奶、蛋;鱼、虾;鸡、鸭;猪、牛、羊肉;植物蛋白,其中豆类最好。

(3)注意补充钾和钙:中国膳食低钾、低钙,应增加含钾多含钙高的食物,如绿叶菜、鲜奶、豆类制品等。

(4)多吃蔬菜和水果:增加蔬菜或水果摄入,减少脂肪摄入。素食者比肉食者有较低的血压,其降压的作用可能基于水果、蔬菜、食物纤维和低脂肪的综合作用。人类饮食应以素食为主,适当肉量最理想。

(5)限制饮酒:尽管有研究表明非常少量饮酒可能减少冠心病发病的危险,但是饮酒和血压水平及高血压病患病率之间却呈线性相关,大量饮酒可诱发心脑血管事件发作。因此不提倡用少量饮酒预防冠心病,提倡高血压病患者应戒酒,因饮酒可增加服用降压药物的抗性。如饮酒,建议每日饮酒量应为少量,男性饮酒精不超过 30 克,即葡萄酒小于 100～150 毫升(2～3 两),或啤酒小于 250～500 毫升(半斤～1 斤),或白酒小于 25～50 毫升(0.5～1 两);女性则减半量。不提倡饮高度烈性酒。WHO 对酒的新建议是:酒,越少越好。

3. 增加体力活动 运动强度必须因人而异,按科学锻炼的要求,常用运动强度指标可用运动时最大心率达到 180(或 170)减去年龄,如 50 岁的人运动心率为 120～130 次/

分，如果求精确则采用最大心率的60%～85%作为运动适宜心率，需在医师指导下进行。运动频度一般要求每周3～5次，每次持续20～60分钟即可。

4. 减轻精神压力，保持平衡心理 长期精神压力和心情抑郁是引起高血压病和其他一些慢性病的重要原因之一。对于高血压病患者，这种精神状态常使他们较少采用健康的生活方式，如酗酒、吸烟等，并降低对抗高血压病治疗的依从性。对有精神压力和心理不平衡的人，应减轻精神压力和改变心态，要正确对待自己、他人和社会，积极参加社会和集体活动。

（四）高血压病的药物治疗

1. 药物治疗意义 降低血压使其达到相应病人的目标水平，通过降压治疗使高血压病病人的心血管发病和死亡总危险降低。降压药治疗高血压病患者，可使脑卒中相对危险减少42%，冠脉事件减少14%，总死亡减少14%。降压治疗对我国脑血管病患者二级预防有益，可明显降低脑卒中再发危险。

2. 降压药物治疗原则

①采用较小的有效剂量以获得可能有的疗效而使不良反应最小，如有效而不满意，可逐步增加剂量以获得最佳疗效。

②为了有效地防止靶器官损害，要求每天24小时内血压稳定于目标范围内，如此可以防止从夜间较低血压到清晨血压突然升高而致猝死、脑卒中或心脏病发作。要达到此目的，最好使用一天1次给药而有持续24小时作用的药

物。此类药物还可增加治疗的依从性。

③为使降压效果增大而不增加不良反应，用低剂量单药治疗疗效不满意的可以采用2种或多种降压药物联合治疗。事实上，2级以上高血压病为达到目标血压常需降压药联合治疗。

3. 降压药的种类 当前常用于降压的药物主要有以下6类，即利尿药、β受体阻滞药(BBS)、α受体阻滞药、血管紧张素转换酶抑制药(ACEI)、血管紧张素Ⅱ受体拮抗药(ARB)、钙离子拮抗药(CCB)。